实用临床护理学

夏雪娇　等主编

中国纺织出版社

图书在版编目（CIP）数据

实用临床护理学 / 夏雪娇等主编. — 北京 ：中国
纺织出版社，2018.11 （2023.5 重印）

ISBN 978– 7– 5180– 5578– 4

Ⅰ．①实… Ⅱ．①夏… Ⅲ．①护理学 Ⅳ．①R47

中国版本图书馆 CIP 数据核字（2018）第 253532 号

责任编辑：樊雅莉　　　责任印制：王艳丽

中国纺织出版社出版发行

地址：北京市朝阳区百子湾东里 A407 号楼　邮政编码：100124

销售电话：010—67004422　传真：010—87155801

http：//www. c- textilep. com

E- mail：faxing@ c- textilep. com

中国纺织出版社天猫旗舰店

官方微博 http：//weibo. com/2119887771

大厂回族自治县益利印刷有限公司印刷　各地新华书店经销

2018 年 11 月第 1 版　　2023 年 5 月第 2 次印刷

开本：787×1092　1/16　印张：12

字数：300 千字　定价：58.00 元

凡购本书，如有缺页、倒页、脱页，由本社图书营销中心调换

前　　言

随着医学科技的进步与发展，人民生活水平的提高，人们对医护服务的要求也不断提升，对护理学科的发展而言，正是机遇与挑战并存的时刻。护理学的相关理论基础以及更多人性化的护理方法、技术层出不穷，目的是为了更好地服务患者。本编委会鉴于护理学近年来的进展，为了更好地提高临床医护人员的护理水平，特编写此书，为广大临床医护人员提供参考。

本书共六章内容，涉及临床各科常见疾病的护理，具体包括：普通外科疾病护理、急诊科疾病护理、神经内科疾病护理、神经外科疾病护理、心血管内科疾病护理及消化内科疾病护理。

书中针对涉及的每种疾病都进行了系统论述，包括疾病的介绍、护理评估、护理要点、护理目标、护理问题、护理措施、操作规范、注意事项以及对患者的健康教育等，内容丰富，重点强调临床实用价值。

本书在编写过程中，借鉴了诸多护理相关临床书籍与资料文献，在此对相关作者一并表示衷心的感谢。由于本编委会人员均身负一线护理临床工作，故编写时间仓促，难免有错误及不足之处，恳请广大读者见谅，并给予批评指正，以更好地总结经验，起到共同进步、提高临床护理水平的目的。

编者

2018 年 11 月

目　　录

第一章　普通外科疾病护理

第一节　外科感染护理

一、概述

感染是由病原体入侵、滞留与繁殖所引起的炎症反应。病原体包括病毒、细菌、真菌与寄生虫。外科感染是指需要外科手术或手法治疗的感染,包括创伤和手术并发的感染。

（一）外科感染的特点及分类

1.特点

（1）多为几种细菌引起的混合感染。

（2）常有明显的局部表现。

（3）可引起组织坏死及化脓,常需手术或换药处理。

（4）多与损伤、手术创伤和侵入性检查有关。

2.分类

（1）按病菌种类和病变性质分类:分为非特异性感染和特异性感染两大类。

1）非特异性感染:又称化脓性感染或一般性感染,较多见。如疖、痈、丹毒、急性乳腺炎、急性阑尾炎等,常见致病菌有葡萄球菌、链球菌、大肠埃希菌等。其特点是:①一菌多病,即同一种致病菌可以引起多种不同的化脓性感染,如金黄色葡萄球菌能引起疖、痈、脓肿、伤口感染等。②多菌一病,即不同的致病菌又可引起同一种疾病,如金黄色葡萄球菌、链球菌和大肠埃希菌都能引起伤口感染等。③局部有红、肿、热、痛和功能障碍的共同特征。④在预防和治疗上有共同原则。

2）特异性感染:由特殊病原菌引起,如结核病、破伤风、气性坏疽等。其特点是:①一菌一病,一种致病菌只能引起一种特定的感染性疾病。②表现和防治原则各不相同,即发病过程、临床表现和防治方法各不相同。

（2）按病程分类:可分为急性、亚急性和慢性3种。病程在3周以内者称为急性感染,超过2个月者为慢性感染,介于两者之间者称为亚急性感染。

（3）按感染的发生情况分类:可分为原发感染、继发感染、外源性感染、内源性感染、混合感染、二重感染、条件性感染和医院内感染等。

（二）发病条件与转归

1.发病条件　外科感染发生后的演变过程受诸多因素影响,主要影响因素如下。

（1）致病菌的毒力:所谓毒力是指病原体形成毒素或胞外酶的能力以及入侵、穿透和繁殖的能力。一般而言,侵入机体的致病菌种类越多、数量越大,毒力则越强。

（2）机体抵抗力:机体抵抗力强弱取决于全身因素和局部因素两个方面。

1）全身影响因素:①严重创伤或休克、大面积烧伤等。②糖尿病、尿毒症、肝硬化、严重的营养不良、贫血、低蛋白血症、白血病或白细胞过少等。③长期使用免疫抑制药、肾上腺皮质激素,接受抗癌的化疗药物或放射治疗等。④先天性或获得性免疫缺陷(艾滋病),因免疫障

碍更易发生各种感染。⑤年老体弱与婴幼儿抵抗力差,属易感人群。

2)局部影响因素:①皮肤黏膜的病变或缺损,如开放性创伤、胃肠穿孔等。②留置血管或体腔内的导管处理不当,为细菌侵入开放了通道。③管腔阻塞,如乳腺导管阻塞、乳汁淤积后发生的急性乳腺炎。④局部组织血供障碍或缺血而削弱抗菌和修复能力,如血栓闭塞性脉管炎所发生的趾(指)端干性坏疽、压疮等。

(3)未及时和正确的治疗:及时和正确治疗对控制感染的发展也起着重要的作用。

2.转归 由于上述因素的影响,外科感染的转归有以下3种。

(1)感染局限:当机体的抵抗力占优势,治疗及时有效,感染便局限化,有的自行吸收,有的形成局限性脓肿。

(2)感染转为慢性:当机体抵抗力与致病菌的毒力处于相持状态时,感染病灶可被局限,形成溃疡、瘘窦或硬结,由瘢痕纤维组织包围,不易愈合,炎症持续存在而转为慢性。由于病灶内仍有致病菌,在机体抵抗力降低时,感染可以重新急性发作。

(3)感染扩散:致病菌的毒力超过机体抵抗力,感染不能局限,可迅速向四周扩散或进入淋巴系统、血液循环,引起严重的全身性感染,甚至危及生命。

二、一般化脓性感染的护理

(一)护理评估

1.常见致病菌及其特点 见表1-1。

表1-1 外科感染常见的化脓性致病菌及特点

致病菌	致病特点	脓液特点	敏感抗生素
金黄色葡萄球菌	革兰染色阳性,常寄生在人的鼻、咽部、皮肤,产生溶血素、杀白细胞素和血浆凝固酶等,引起疖、痈、脓肿、骨髓炎、伤口感染等	黄色、稠厚、量少、不臭。能引起全身性感染,感染易局限化,常形成转移性脓肿	苯唑西林、氨基糖苷类、头孢类等
链球菌	革兰染色阳性,存在于口、鼻、咽和肠腔内。溶血性链球菌能产生溶血素和透明质酸酶、链激酶等,引起淋巴管炎、急性蜂窝织炎、脓毒症等	淡红色、稀薄、量大	青霉素类、头孢类等
大肠埃希菌	革兰染色阴性,大量存在于肠道内,它的单独致病力并不强。常和其他致病菌一起造成混合感染,如阑尾炎脓肿、急性胆囊炎等	混和感染产生的脓液稠厚、灰白色、有恶臭或粪臭味	氨基糖苷类、头孢类
铜绿假单胞菌(绿脓杆菌)	革兰染色阴性,常存在于肠道内和皮肤上。它对大多数抗菌药物不敏感,故成为继发感染的重要致病菌,特别是大面积烧伤的创面感染。有时能引起严重的脓毒症	淡绿色,有特殊的甜腥味	多黏菌素类、氨基糖苷类、头孢类等
变型杆菌	革兰染色阴性,存在于肠道和前尿道,为尿路感染、急性腹膜炎和大面积烧伤感染的致病菌之一。对大多数抗菌药物有耐药性	脓液具有特殊的恶臭味	氨基糖苷类、青霉素类等
克雷伯菌、肠杆菌、沙雷菌属	革兰染色阴性,存在于肠道内,常为医院内感染的致病菌	条件致病菌	头孢类、大环内酯类、青霉素类
无芽胞厌氧菌,主要是脆弱类杆菌	革兰染色阴性的专性厌氧菌。存在于口腔、胃肠道和女性生殖道内的正常菌株,常与其他需氧菌和厌氧菌一起形成混合感染,如腹膜炎	恶臭,产气	头孢类、硝基咪唑类(甲硝唑、替硝唑)等

2.身体状况

(1)局部表现:红、肿、热、痛和功能障碍是化脓性感染的典型症状。病变范围小或位置较深者,局部症状可不明显;病变浅表、范围较大者局部症状较突出;体表病变形成脓肿时触诊可有波动感;慢性感染也有局部肿胀或硬结肿块,但疼痛大多不明显。特异性感染,如气性坏疽则表现为局部剧痛,进行性肿胀,皮下积气;结核病患者可发生寒性脓肿;真菌感染者局部可发生溃疡、脓肿、瘘管。某些器官感染时,可出现该器官受损的相应症状,如胆道感染或肝脓肿时,患者可出现腹痛和黄疸。

(2)全身表现:轻重不一,感染轻微的可无全身症状;感染较重的常有发热、头痛、全身不适、乏力、食欲缺乏等;严重者可发生体液代谢紊乱、营养不良、贫血、低蛋白血症,甚至可发生感染性休克和多器官功能障碍等。

3.辅助检查

(1)血常规:一般均有白细胞计数增高、中性粒细胞比例升高,严重者可出现核左移现象。

(2)生化检查:检查肝、肾功能等,营养不良者需检查血清蛋白。

(3)细菌培养:可根据情况取分泌物、血、尿、痰、脓液等进行细菌培养和药敏试验,必要时可重复进行。

(4)X线检查:了解有无肺部、骨骼感染,有无胸腔、腹腔积液积脓等。

(5)B超检查:有助于探测体内有无积液,如深部脓肿。

(6)CT、MRI检查:有助于实质性脏器病变的诊断,如肝脓肿。

(7)其他检查:如内镜检查、局部穿刺检查等。

(二)护理问题

1.体温过高 与感染扩散有关。

2.疼痛 与局部炎性介质刺激、组织水肿有关。

3.皮肤组织完整性受损 与细菌感染引起的病理性组织破坏有关。

4.营养失调(低于机体需要量) 与营养摄入不足和机体消耗增加有关。

5.潜在并发症 感染性休克、坠积性肺炎、血栓性静脉炎等。

6.焦虑和恐惧 与对该疾病的病情变化及其治疗效果不了解有关。

(三)治疗原则

及时消除感染因素和毒性物质(脓液、坏死组织等),积极控制感染,增强机体的抗感染能力以及促使组织修复。具体措施包括局部和全身疗法两个方面,一般轻症感染者仅用局部疗法便可治愈,但对重症感染则需局部治疗和全身治疗两者并用,必要时手术治疗。

1.局部治疗

(1)保护患部:患部休息、避免受挤压。局部制动、抬高,必要时加以固定。

(2)物理疗法:可酌情采用热敷、红外线、超短波等治疗。

(3)外用药物:有改善局部血液循环、散瘀消肿、加速感染局限化以及促使肉芽组织生长等作用,常用药物有:新鲜蒲公英、马齿苋、败酱草等捣烂外敷;50%硫酸镁溶液湿敷;金黄散、鱼石脂软膏等外敷。

(4)局部封闭或注药:如急性乳腺炎可采用普鲁卡因加抗菌药物溶液,于病灶周围和乳房后封闭;对于寒性脓肿者,可于局部潜行穿刺抽脓后注入异烟肼或链霉素等抗结核药物。

(5)手术疗法:如切开引流术,病灶切除术,病灶清除术等。

2.全身治疗　主要包括抗感染治疗和支持疗法。

(1)抗感染治疗:严格掌握抗菌药物的应用指征,正确合理使用有效的抗菌药物;正确掌握抗菌药物的给药方法及使用时间;严重感染的患者可给予胎盘球蛋白、丙种球蛋白或康复期血清肌内注射,以增加免疫功能。

(2)支持疗法:保证患者有充分的休息和睡眠,维持良好的精神状态;维持体液平衡;加强营养支持,必要时可采用肠外营养支持,以弥补体内能量的不足和蛋白质的过多消耗;有贫血、低蛋白血症或全身性消耗者,应予少量多次输新鲜血。

(四)护理措施

1.局部疗法护理　早期可热敷、理疗、中药外敷,促进血液循环,有利于感染的吸收或局限化;局部制动、抬高患肢,促进静脉回流,减轻肿胀和疼痛;脓肿形成后及时行手术切开引流,脓液送细菌培养,做好创口换药护理。

2.全身疗法护理　用于感染较重,尤其是全身中毒症状明显者。

(1)支持疗法护理:鼓励患者多饮水,给予高蛋白质、高热量、高维生素、易消化饮食,静脉补液,必要时少量多次输新鲜血液、人血白蛋白等,提高机体的免疫力。

(2)药物治疗护理:合理使用有效抗生素,对严重感染者应早期、足量、联合、有效应用,最好依据血液细菌培养和药物敏感试验结果选用抗菌药物,并注意观察药物的不良反应。

(3)病情观察:密切观察患者的局部症状和生命体征变化,注意有无感染扩散或转移性脓肿,观察神志、精神状态,注意尿量、尿色等;必要时抽血送细菌培养。

(4)对症护理:如高热者给予降温,疼痛剧烈者可适当应用镇痛药,并做好其他方面的基础护理。

(5)心理护理:关心、体贴患者,向患者及家属解释病情发展的变化过程,稳定其情绪,使患者获得心理支持和安慰,积极配合治疗。

(五)健康指导

指导患者注意个人卫生,保持皮肤清洁,加强营养,坚持锻炼,增强机体免疫力,及时正确处理创伤,预防感染发生。

三、全身化脓性感染护理

病原菌侵入人体血液循环,并生长繁殖,产生毒素,引起严重的全身感染症状或中毒反应,称为全身化脓性感染。目前常见的是脓毒症和菌血症。脓毒症是指有全身性炎症反应表现,如体温、循环、呼吸等明显改变的外科感染的统称;菌血症是脓毒症中的一种,不仅有明显的全身感染表现,血液培养还能检出病原菌。

全身化脓性感染常继发于严重创伤后的感染、各种化脓性感染的加重、体内长期静脉置管,不适当地应用抗生素、糖皮质激素等。常见的致病菌有:革兰染色阴性菌,如大肠埃希菌、拟杆菌、铜绿假单胞菌、变形杆菌等;革兰染色阳性球菌,如金黄色葡萄球菌、表皮葡萄球菌、肠球菌等;此外还有厌氧菌及真菌导致的感染。

脓毒症的表现主要取决于致病菌种类的不同,但也有些共同表现。

(一)共同表现

(1)起病急,进展快,病情危重,体温可骤然升高至 40～41℃,或降至正常以下。

(2)头痛、头晕、恶心、呕吐、腹胀、腹泻、神志淡漠、脉搏细速、呼吸急促,甚至昏迷。

（3）肝、脾肿大，严重时出现肺、肝、肾等多器官功能损害甚至衰竭。

（4）白细胞计数明显增高或降低，核左移，甚至出现中毒颗粒。

（二）不同致病菌所致脓毒症的特点

1. 革兰染色阴性菌脓毒症　多见于胆道、尿路、肠道和大面积烧伤感染时，一般表现以突然寒战开始，体温呈间歇热，严重时可出现"三低"现象（低体温、低白细胞、低血压），发生感染性休克者多见，休克发生早，持续时间长，易并发器官衰竭。

2. 革兰染色阳性球菌脓毒症　一般无寒战，体温呈稽留热或弛张热，患者可出现头痛、头晕、乏力、恶心、呕吐、关节酸痛、面色苍白或面色潮红，四肢温暖，可有皮疹和转移性脓肿，休克发生的时间较晚，感染性休克出现少见。

3. 真菌性脓毒症　常发生在原有细菌感染经广谱抗生素治疗的基础上，因此发生时间较晚，其表现类似于革兰阴性杆菌脓毒症，患者突然发生寒战、高热，病情常迅速恶化，出现神志淡漠、嗜睡、血压下降、休克。

（三）辅助检查

（1）白细胞计数明显增高，一般为（20～30）×10^9/L 及以上，或白细胞计数降低，核左移，出现中毒颗粒。

（2）可有不同程度的酸中毒、氮质血症、溶血，尿中出现蛋白、血细胞、酮体等，体液代谢失衡和肝、肾功能受损征象。

（3）寒战、高热时抽血进行细菌培养，阳性率较高。

（四）护理问题

1. 体温过高　与致病菌毒素吸收入血液有关。

2. 营养失调（低于机体需要量）　与机体代谢量增高有关。

3. 恐惧　与病情突然变化及不断进展有关。

4. 有体液不足的危险　与丢失过多及摄入不足有关。

5. 潜在并发症　感染性休克、颅内感染、呼吸衰竭、肾衰竭等。

（五）治疗原则

积极处理原发感染病灶，早期、联合、足量应用抗生素，有条件者依据细菌培养和药敏试验，指导选用抗生素，剂量宜偏大，疗程足够长；同时加强支持疗法，提供高热量、易消化的饮食，适当补给能量及维生素，补充血容量；贫血者可少量多次输入新鲜血，以纠正低蛋白血症等综合治疗。

（六）护理措施

1. 严密观察病情变化　应进行生命体征的监测，观察患者的血压、脉搏、呼吸、血氧饱和度以及心电图的变化，如病情有变化应及时报告并配合医师处理，以免延误治疗。

2. 纠正休克　出现感染性休克时应首先给予纠正，使用高浓度氧气或人工辅助呼吸，使血氧饱和度维持在95%左右，并及时开通多个静脉通路，给予输血、输液及抗休克药物。

3. 保持呼吸道通畅　协助患者翻身、叩背咳痰、深呼吸，如痰液黏稠可给予雾化吸入，以使痰液稀释而排出。床头常规备用吸痰装置，必要时负压吸出痰液。

4. 保持体液平衡　监测 24h 出入量，并详细记录患者的尿液、呕吐物和腹泻的次数、量、性状及颜色。保持有效的静脉输液通道，单位时间内给予足够的液体量，以纠正水、电解质的失衡。

5.观察药物疗效　遵照医嘱使用各类药物,及时观察药物疗效及不良反应。

6.高热患者护理　高热患者应卧床休息、限制活动,以降低新陈代谢,减少产热;降低室内温度;当体温超过38.5℃时,应采用物理降温措施,体温过高时甚至可结合应用冬眠药物,以加强降温的效果。对有意识障碍的患者要有专人护理。

7.加强支持疗法　鼓励患者进食高蛋白质、高热量、含丰富维生素、高糖类、低脂肪饮食,必要时可给予鼻饲或全胃肠道外静脉营养。

（七）健康教育

（1）向患者讲解疾病的病因、症状、治疗方法及预后,使其充分了解病情,缓解焦虑情绪。

（2）注意劳动保护,避免损伤,对已有损伤者,要采取措施防止感染。

（3）指导患者对一切明显的感染病灶应及时就医,防止感染进一步发展,对于隐匿的病灶应尽早查明并做适当的处理。

（4）经常锻炼身体,增强体质,提高抗病能力。

四、破伤风患者的护理

破伤风是由破伤风梭菌侵入机体伤口内,并生长繁殖、产生大量毒素所引起的一种急性特异性感染。破伤风梭菌广泛存在于泥土和人畜粪便中,是一种革兰染色阳性的厌氧性芽胞梭菌,其菌体易被消灭,但芽胞的抵抗能力很强。破伤风梭菌及其毒素都不能侵入正常的皮肤和黏膜,破伤风发病因素主要有3个方面:①破伤风梭菌直接侵入伤口。②机体抵抗力下降。③局部伤口因深而窄、引流不畅,为破伤风梭菌提供一个缺氧的环境,有利于厌氧菌的生长,如锈钉伤、木刺伤、烧伤、动物咬伤、新生儿断脐时的感染等。

破伤风是一种毒血症。破伤风梭菌只在伤口的局部生长繁殖,产生的外毒素才是造成破伤风的原因。破伤风梭菌外毒素有痉挛毒素和溶血毒素两种,前者是引起症状的主要毒素,对神经有特殊的亲和力,能引起肌痉挛,也能兴奋交感神经,导致大汗、血压不稳定和心率增快等;后者则能引起局部组织坏死和心肌损害。

（一）护理评估

1.健康史

（1）主要了解患者有无开放性损伤史,尤其是有无木刺、锈钉的刺伤史;伤口处理经过;新生儿断脐经过等。

（2）了解破伤风预防接种史。

（3）新生儿是否有脐带消毒不严等情况。

2.身体状况

（1）潜伏期:破伤风的潜伏期平均为6～12d,亦有短于24h或长达20～30d,甚至数月,也可发生在摘除存留体内多年的异物如子弹头或弹片后发病。新生儿破伤风一般在断脐带后7d左右发病,故俗称"七天风"。一般来说,潜伏期时间越短,症状越严重,病死率越高。

（2）前驱期:多有周身乏力、头晕、失眠、头痛、咬肌紧张酸胀、烦躁不安、打呵欠、反射亢进等症状,一般持续12～24h。

（3）发作期:典型表现是肌肉强直性痉挛和阵发性抽搐。最初是咬肌,以后顺次为面肌、颈项肌、背腹肌、四肢肌群、膈肌和肋间肌。患者开始感到咀嚼不便,张口困难,随后有牙关紧闭;面部表情肌群呈阵发性痉挛,使患者具有独特的"苦笑"表情;颈项肌痉挛时,出现颈项强直,头略向后仰,不能做点头动作;背腹肌同时收缩,但背肌力量较强,出现腰部前凸,头及足后屈,形成"角弓反张";四肢肌收缩时,因屈肌比伸肌有力,肢体可出现屈膝、弯肘、半握拳等姿态,强烈的肌痉挛,有时可使肌肉断裂,甚至发生骨折。在持续紧张收缩的基础上,任何轻微刺激,如光线、声响、疼痛、震动或触碰患者身体,均能诱发全身肌群的痉挛和抽搐。每次发作持续数秒至数分钟,患者面色发绀,呼吸急促,口吐白沫,磨牙,头频频后仰,四肢抽搐不止,全身大汗淋漓,非常痛苦。发作越频繁,间歇期越短,病情越严重,病死率越高。抽搐发作期间,患者神志始终清楚,因而表情十分痛苦恐惧。一般无高热,若出现高热往往提示有肺部感染的可能。病程一般为3～4周,痉挛发作通常在3d内达高峰,5～7d保持稳定,10d后症状逐渐减轻。

破伤风患者可发生骨折、舌咬伤、尿潴留和呼吸停止、窒息、肺部感染、酸中毒、循环衰竭等并发症。

3.心理-社会状况 由于疾病的反复发作,患者十分痛苦,非常恐惧和悲观;因需隔离治疗,患者常有孤独和自卑感。

4.辅助检查 在伤口渗出物中,涂片检查可发现有破伤风梭菌;可有水、电解质平衡紊乱,二氧化碳结合力降低;若合并有肺部感染时,可见血白细胞计数增多、中性粒细胞比例增高。

(二)护理问题

1.有窒息的危险 与膈肌、喉肌、呼吸肌持续痉挛和黏痰堵塞呼吸道有关,是患者死亡的主要原因。

2.皮肤的完整性受损 与外伤有关。

3.疼痛 与肌肉强直性痉挛和阵发性抽搐有关。

4.恐惧 与反复抽搐引起的痛苦、病情危重、担忧疾病预后有关。

5.营养失调(低于机体需要量) 与痉挛消耗和不能进食有关。

6.潜在并发症 水、电解质和酸碱平衡紊乱,骨折,舌咬伤,尿潴留,肺部感染和心力衰竭等。

(三)治疗原则

破伤风是一种极为严重的疾病,病死率高,因此要采取积极的综合治疗措施。

1.消除毒素来源 在良好麻醉、控制痉挛的基础上进行彻底的清创术。清除坏死组织,敞开伤口,充分引流,局部可用3%过氧化氢溶液冲洗和湿敷。

2.中和游离毒素 尽早使用破伤风抗毒素(TAT)中和血液中的游离毒素。首次剂量1万～6万U,加入5%葡萄糖注射液500～1000mL内静脉缓慢滴注,使用机体免疫球蛋白,早期应用有效,一般只做深部肌内注射1次,剂量为3000～6000U。

3.控制痉挛 是治疗的重要环节。根据病情给予镇静、解痉药物,对病情较轻者,可使用一般镇静药,如地西泮、苯巴比妥钠、10%水合氯醛;对病情严重者可给予冬眠合剂Ⅰ号(氯丙嗪50mg、异丙嗪50mg、哌替啶100mg),用药过程中要严密观察呼吸、血压、脉搏和神志的变化。对抽搐频繁且上述药物不能控制者,可在气管切开及控制呼吸的条件下,遵医嘱使用硫喷妥钠和肌松剂。

4.应用抗菌药物 青霉素可抑制破伤风梭菌,剂量80万～120万U,肌内注射或静脉滴注,每4～6h 1次;同时合用甲硝唑,每日2.5g,分次口服或静脉滴注,持续5～7d。

5. 防治并发症 ①补充液体纠正水、电解质代谢失调及酸中毒。②选用合适的抗菌药物预防其他继发感染,如肺炎等。③保持呼吸道通畅,病床旁应常规备有吸引器、人工呼吸器和氧气、气管切开包等,以便急救;对抽搐频繁而又不易用药物控制的患者,应及早做气管切开术,必要时行人工辅助呼吸,以降低因窒息而导致的病死率。

6. 预防措施 破伤风治疗较困难,但预防简单、易行、效果好。

(1)正确处理伤口:所有伤口都应及时彻底清创,清除破伤风梭菌,改善局部血液循环是预防的关键。如发现接生消毒不严时,须用 3% 过氧化氢溶液洗涤脐部,然后涂以碘酊消毒。

(2)人工免疫:包括主动免疫和被动免疫。①主动免疫:注射破伤风类毒素。"基础注射"共需皮下注射类毒素 3 次:第 1 次 0.5mL,以后每次 1mL,两次注射之间须间隔 4~6 周,第二年再注射 1mL 作为"强化注射",以后每 5~10 年重复强化注射 1mL,即可达到保护作用。②被动免疫:是伤后预防破伤风最有效、最可靠的方法。伤后 12h 内注射破伤风抗毒素(TAT)1500U,超过 12h 剂量加倍,儿童与成年人剂量相同。有条件者可使用机体破伤风免疫球蛋白,其预防剂量为 250~500U,肌内注射。

(四)护理措施

1. 一般护理 患者需安置单独隔离病室,室内保持安静,安装深色窗帘,以免强光刺激,室内温度 15~20℃,湿度约 60%。医护人员说话应轻声、走路应轻快、动作应轻柔,各种治疗及护理操作尽可能安排在使用镇静药 30min 后集中进行,尽量减少外界对患者的不良刺激,以避免诱发痉挛和抽搐。

2. 专人护理 密切观察病情、生命体征变化,详细记录抽搐发作持续时间和间隔时间及用药效果。在每次发作后要注意观察,保持静脉输液通路的通畅。

3. 严格执行消毒隔离制度 医护人员接触患者应穿隔离衣、戴帽子和口罩;谢绝探视患者;患者的用品、排泄物及接触过的所有物品均应消毒,更换下的伤口敷料应予以焚烧,以防止病菌的传播和交叉感染。

4. 伤口护理 伤口未愈者,应配合医师彻底清创,同时用 3% 过氧化氢或 1:5000 高锰酸钾冲洗和湿敷,以消除无氧环境。

5. 保持呼吸道通畅 对抽搐频繁、药物不易控制的严重患者,应及早行气管切开,以改善通气,必要时进行人工辅助呼吸。紧急情况下,可行环甲膜粗针头穿刺,并给予吸氧,保证呼吸道通畅。气管切开者按气管切开护理常规护理。

6. 维持体液和营养平衡 遵医嘱给予补液,纠正水、电解质紊乱及酸中毒。给予患者高热量、高蛋白质、高维生素、易消化的食物,不能进食者,在痉挛控制后给予鼻饲,必要时可行胃肠外营养。

7. 观察药物疗效 遵医嘱及时、准确给予破伤风抗毒素(TAT),中和血液中的游离毒素,TAT 注射前应做皮试;给予镇静、解痉药物,控制痉挛的发作。在治疗的过程中要注意观察药物疗效,以便及时调整。

8. 保护患者,防止受伤 患者发作期应专人护理,可使用带护栏的病床,采用保护性措施如使用约束带加以固定,以防止痉挛发作时患者坠床或自伤;关节部位放置软垫保护关节,防止肌腱断裂或骨折;应用合适的牙垫,避免痉挛发作时咬伤舌。

9. 人工冬眠的护理 应用人工冬眠的过程中,做好各项生命体征的监测,随时调整冬眠药物的用量,使患者处于浅睡眠状态。

10.心理护理 患者由于张口困难,可能难以表达自己的内心活动,此时应通过其眼神、形体动作来了解其心理反应和感受,给予心理上的支持和鼓励,减轻和消除患者的孤独感和恐惧感,稳定患者的情绪,提高治疗的信心。

(五)健康教育

破伤风治疗比较困难,因此防治重点应放在预防方面。做好教育宣传工作,让人们对破伤风有清楚的认识,凡有外伤发生时一定要及时正确地处理伤口,伤后常规注射 TAT;加强劳动保护,注意安全生产;指导农村育龄妇女选择到正规医院去生育、引产、刮宫,以免引起产妇及新生儿发生破伤风;儿童应定期接受破伤风类毒素或百白破三联疫苗预防注射,以获得主动免疫。

第二节 损伤的护理

一、概述

外界各种致伤因素作用于机体所造成的组织破坏和生理功能障碍,称为损伤。

(一)病因及分类

按致伤因素的不同,损伤可以分为 4 类。

1.机械性损伤 指机械性致伤因子所造成的损伤,又称为创伤。如暴力撞击、重物挤压、刀割、过度牵拉、枪弹伤等,是临床损伤中最常见的类型。

2.物理性损伤 主要是物理性致伤因子导致的损伤。包括烧伤、冻伤、电击伤、放射线或激光辐射伤等。

3.化学性损伤 是由化学物质所导致的损伤,如强酸、强碱、黄磷、军用毒气等所造成的损伤。

4.生物性损伤 以狂犬、毒蛇、毒虫咬伤等为代表。

(二)损伤修复过程及影响因素

1.损伤修复过程 损伤的修复是由伤后的细胞增生,充填连接或代替缺损的组织。组织愈合是极其复杂的生物过程,一般分为 3 个阶段。

(1)局部炎症期:受伤后伤口和组织裂隙首先被血凝块充填,继而发生炎症,有纤维蛋白附在其间。其目的是止血、封闭创面、减轻损伤。

(2)细胞增生期:创伤性炎症出现不久,即可有新生的细胞出现在局部组织。伤后 6h 左右,创伤边缘出现成纤维细胞;24～48h 血管内皮细胞增生,逐渐形成新生的毛细血管。血凝块及坏死组织为成纤维细胞、内皮细胞和新生毛细血管构成的肉芽组织所代替,充填组织裂隙。成纤维细胞不断产生胶原纤维,肉芽增强形成瘢痕组织,同时伤口边缘向心收缩,皮肤或黏膜被新生上皮覆盖,达到初步愈合。

(3)组织塑形期:经过细胞增生,损伤处组织达到初步愈合,然而所形成的新生组织如瘢痕组织、骨痂等,在数量和质量方面,并非完全符合生理需要。随着机体的康复以及主动活动的增加,新生组织不断重新调整,过剩的瘢痕被吸收,余下的软化;而骨痂可在运动应力的作用下,一部分被吸收,而新骨的坚强性并不减弱或更增强。

2.影响损伤修复的因素

(1)全身因素:包括:①营养不良,如某些氨基酸、维生素、微量元素缺乏,严重的低蛋白血症等。②慢性消耗性疾病,如糖尿病、肝硬化、恶性肿瘤等。③药物,如长期使用肾上腺皮质激素和抗癌药物。④供氧不足,如休克、贫血、缺氧等。

(2)局部因素:伤口感染、血肿、有异物或坏死组织、伤口受压或缝合不良造成局部血供障碍、伤口内引流物使用不当、局部制动不良等,均可影响伤口愈合。

二、损伤的护理

损伤患者中最常见的是机械性损伤(创伤),系机械性暴力作用机体造成的组织破坏和功能障碍。目前随着交通事故的高发以及工伤事故、自然灾害、战伤和打架斗殴等的发生,导致创伤的发生率增高,致死率、伤残率也增高,已引起人们的高度重视。

(一)病因和分类

1. 依据损伤部位皮肤或黏膜是否完整分类

(1)闭合性损伤:创伤部位的皮肤或黏膜完整,但有可能合并深层组织及脏器的损伤如内脏破裂和内出血,包括以下几种。①挫伤:钝性暴力作用造成软组织损伤。表现为局部青紫、瘀斑、肿胀、疼痛;内脏挫伤则出现相应症状,如昏迷(脑挫伤)、咯血(肺挫伤)、血尿(肾挫伤)等。②扭伤:关节部位受到过大的牵拉所致,如过度屈伸、旋转,可造成关节囊、韧带、肌腱等损伤或完全撕裂,可出现皮肤青紫、局部肿胀、关节活动障碍等。③挤压伤:肌肉丰富部位(肢体)长时间受重物挤压所致。一旦解除压迫,受压部位明显肿胀,肌细胞缺血坏死、崩解,可伴有肌红蛋白尿、高钾血症及急性肾衰,称挤压综合征,常危及生命。胸部短暂强力挤压后,可发生创伤性窒息。④冲击伤(爆震伤):为高压高速冲击波所致,体表常多完整无损,但可导致耳、胸、腹内器官和脑的受损,可引起耳聋、肺不张、血气胸、肝脾破裂、脑水肿等。

(2)开放性损伤:指创伤部位皮肤或黏膜破损,有伤口或出血,如果发生在颅脑、胸腔、腹腔、关节等处时则是指体腔或骨折断面与体外相通,有外出血,并且感染机会增加,包括以下几种。①擦伤:皮肤被粗糙物摩擦造成的表皮剥脱,创面常有少量渗血、渗液和轻度的炎症反应。②切(割)伤:由锐性暴力造成。创伤边缘整齐,损伤深浅不一,严重者可深及神经、血管、肌腱。③裂伤:由钝性暴力冲击导致的组织破裂。创缘不规则,皮肤及深层组织断裂。④刺伤:系尖锐器具穿入组织所致。伤口狭窄,伤道深,可伤及体腔、内脏,宜于厌氧菌生长,由于伤情隐蔽,可造成严重后果。⑤撕脱伤:人体部分皮肤受到强力牵拉所致。如机体某部位卷入旋转的机器或车辆,使皮肤、皮下组织,甚至深肌膜、肌肉、肌腱等剥脱分离,造成严重组织损伤,伤口不规则,创面大,出血多,污染严重。⑥火器伤:子弹或弹片等击中人体所致。伤口污染重,伤道明显,常有异物存留。

2. 依据受伤部位、组织器官分类 一般可以依据身体损伤部位分为肢体伤、胸部伤、腹部伤、颅脑伤等。诊治时还需要进一步区分受伤的组织器官,如软组织损伤、骨折、脱位、内脏破裂等。若同一致伤因素造成两个或两个系统以上的组织或器官的严重创伤为多发伤,若为两种或两种以上原因引起的创伤为复合伤。

3. 依据伤情的轻重分类 即根据创伤部位组织器官的破坏程度以及其对全身的影响大小区分。①轻伤:一般的局部软组织伤,暂时失去作业能力,仍可坚持工作,不影响生命者。②中等伤:如四肢长骨骨折、广泛软组织损伤、一般的腹腔脏器伤等。一段时间内丧失作业能力及生活能力。③重伤:严重休克和内脏伤,呼吸、循环、意识等重要生理功能发生障碍。

(二)身体状况

创伤的类型不同,临床特点也各有不同,其共有表现如下。

1. 局部表现

(1)疼痛:其程度与创伤部位、轻重、范围、炎症反应强弱有关。疼痛最明显处,常是致伤部位。机体活动时加剧,制动时减轻,一般在伤后24h最重,2～3d逐渐缓解,若不缓解甚至加重表示可能并发感染。严重创伤或并发深度休克等情况下患者常不疼痛,应给予特别注意。

(2)肿胀:由于创伤处组织出血、渗出所致。部位较浅者表现皮下瘀斑或血肿,组织疏松和血管丰富的部位肿胀尤为显著。肢体挤压伤所致肿胀范围较大,皮肤张力高,应密切监测周径和肢体远端血供情况,防止肢端坏死。由创伤性炎症所致肿胀一般在2～3周后消退。

(3)功能障碍:疼痛可限制损伤部位活动,组织结构破坏可直接造成功能障碍。如骨折造成肢体不能正常运动,腹部损伤可致肠穿孔、腹膜炎,引起腹胀、肠麻痹等,有些功能障碍甚至危及患者生命,如窒息、张力性气胸导致呼吸衰竭。

(4)伤口或创面。

2. 全身表现　轻伤者无明显全身症状,重度损伤可导致机体全身应激性反应的发生,创伤越重,全身反应越重。应激反应可导致机体创伤性炎症反应,可有发热,体温一般在38℃左右,若超过38.5℃则应考虑可能继发感染;同时创伤后释放的炎性介质和疼痛、精神紧张等均可导致食欲缺乏、乏力、心率加快、血压增高或下降、呼吸加深加快等,进一步发展患者可出现神志淡漠、烦躁不安、脉搏细弱、血压下降、尿量减少等创伤性休克的表现。

3. 并发症

(1)感染:开放性损伤由于有伤口、组织破损、局部细菌污染,同时伤口内渗液、血凝块、失活组织或异物等,导致感染发生的概率增高,以化脓性感染最常见。闭合性损伤若合并内脏损伤如胃肠道或呼吸道破裂亦可继发感染,加以创伤造成机体免疫功能下降,感染就更容易发生。此外,创伤后还可能发生破伤风、气性坏疽等。

(2)创伤性休克:由于机体受到严重暴力作用,剧烈疼痛和重要脏器损伤,在此基础上,破损组织失血、失液,造成低血容量性休克,均可导致有效循环血量减少以及微循环障碍。是重度损伤死亡的主要原因。

(3)器官功能障碍:为严重创伤的全身性反应或并发休克、感染后所发生,如急性肾衰竭、急性呼吸窘迫综合征、应激性溃疡、中枢神经系统衰竭等。

(三)心理-社会状况

创伤发生的原因不同,伤情的轻重差异较大。应了解患者及家属对疾病的认识程度,有无不良的心理状态及其程度,因为直接关系到患者的预后。对重症患者,由于病情危重,并发症较多,加之监护仪器多,易使患者及家属产生焦虑、恐惧心理。

(四)辅助检查

应根据患者的全身情况有针对性地选择检查项目,切忌面面俱到,贻误抢救时机。

1. 实验室检查　包括血、尿、粪三大常规,血气分析,血电解质检查,尿量和尿素氮测定等,以了解患者机体状况。

2. 穿刺检查　胸腔、腹腔穿刺可观察体腔内有无气体或出血,以判断内脏器官有无损伤。

3. 影像学检查　X线检查可为诊断骨折、胸腹部伤、有无异物存留提供依据;超声检查帮助诊断胸腹腔的积液和腹内实质性脏器的损伤；CT 检查可辅助诊断颅脑损伤和某些腹腔内实质性器官、腹膜后损伤；MRI 有助于诊断颅脑、脊柱、脊髓等的损伤。

（五）护理问题

1.疼痛　与受伤处局部组织充血、肿胀、结构破坏有关。

2.皮肤完整性受损　与开放性损伤造成皮肤或深层组织完整性破坏有关。

3.体液不足　与出血、组织液丢失有关。

4.恐惧、焦虑　与严重损伤面临身体和生活问题，忧虑伤残等因素有关。

5.潜在并发症　休克、感染、挤压综合征、ARDS、肢体伤残等。

（六）治疗原则

1.全身疗法　积极抗休克，保护器官功能，加强营养支持，防治继发感染。

2.局部疗法　①闭合性损伤如无内脏合并伤，多不需特殊处理，可自行恢复。②对开放性损伤，应尽早施行清创术，使污染伤口变为清洁伤口，争取一期愈合。③伤口已有感染者，应积极控制感染，及早应用抗生素，加强换药，促其尽早二期愈合。④合并内脏损伤者，按脏器损伤处理。

（七）护理措施

1.急救　首先要抢救生命，必须优先处理呼吸和心搏骤停、窒息、大出血、休克、开放性或张力性气胸等危重病症，以保全患者的生命。遵循保存生命第一，恢复功能第二，顾全解剖完整性第三的原则，具体措施如下。

（1）复苏：呼吸、心搏骤停者争分夺秒行心肺复苏。

（2）保持呼吸道通畅：是抢救或预防窒息的重要措施。应及时清除口腔及气道内异物、凝血块、分泌物等；必要时头部侧向，抬起下颌，立即进行口咽吸引，或将舌牵出固定；对开放性气胸用厚层敷料封闭胸壁伤口；张力性气胸用粗针头胸腔穿刺排气减压或进行胸腔闭式引流；有条件时做气管切开或气管插管接呼吸机维持呼吸等。

（3）有效止血，维持循环功能：对于创伤外出血根据情况可用直接压迫法、指压法、加压包扎法、填塞压迫法、屈肢加垫法、止血带止血等。对内脏大出血者要紧急手术处理，并应用输液、输血等措施恢复循环血容量，改善心功能。

（4）包扎伤口：可用无菌敷料、干净布料或三角巾包扎，以减轻疼痛、减少出血、减轻再损伤，避免创伤组织因过久时间暴露，继续污染，从而降低伤口继发感染的机会。

（5）固定骨折：骨折患者或者怀疑骨折者可用夹板或代用品，也可用躯体或健肢以中立位固定伤肢，要超关节可靠固定，注意肢体远端血供。开放性骨折患者若骨折端外露，一般现场不予回纳。对疑有脊柱骨折的患者，应以平托法或滚动法将其轻放，平卧在硬板上，防止脊髓损伤。良好的固定能减轻疼痛，避免搬动时骨折断端移位，继发神经血管损伤。

（6）转送：遵守"先救命后转送"的原则，经有效的紧急抢救后，尽量采用救护车或可使患者平卧的交通工具将患者安全地转送到有治疗条件的医疗机构。转送过程中应保持适当体位，尽量避免颠簸，保证有效输液，给予镇静、镇痛；严密监测生命体征，进行创伤评估。

2.软组织闭合性创伤的护理

（1）局部制动：抬高患肢 15°～30°，有利于伤处静脉、淋巴液回流，减轻肿胀疼痛，避免继发出血和加重损伤。

（2）局部处理：一般软组织创伤，早期局部冷敷，以减少渗血和肿胀，24～48h 热敷、理疗，以利于血肿的吸收,炎症消退;若血肿较大,可在无菌操作下穿刺抽吸,再加压包扎。

(3)酌情外敷中西药物:如消炎镇痛药、红花油等,以利于缓解疼痛,消除肿胀,促进功能恢复。

(4)病情观察:对于伤情较重者,应密切观察生命体征的变化,观察患者神志,注意有无深部脏器组织的损伤;对于挤压伤的患者还应观察尿量、颜色、尿比重的表现,注意有无急性肾衰竭的发生。

3.开放性损伤的护理

(1)术前准备:依据手术要求做好必要的术前准备工作,如备皮、药物敏感试验、输液,必要时备血、配血,配合医师在麻醉下施行清创术。

(2)术后护理:密切观察生命体征的变化,警惕有无活动性出血情况的发生;观察局部伤口的情况,注意有无感染的征象,同时注意观察患肢末梢的血液循环状况,若发现肢端苍白、动脉搏动减弱,应立即报告医师及时处理。遵照医嘱,对患者加强营养,纠正水、电解质及酸碱平衡失调,促进创伤的愈合。

4.心理护理　安慰患者,稳定其情绪,若患者可能残疾或容貌受损,护理人员及家属更应多与患者沟通,积极进行心理疏导,减轻其心理负担,增强战胜疾病的信心。

(八)健康教育

(1)教育患者及社区人群注意交通安全和劳动防护,遵守社会公德,建立良好的人际关系,避免损伤的发生。

(2)外伤后及时到医院就诊,开放性损伤应及早接受清创术并注射破伤风抗毒素。

(3)指导患者积极进行功能锻炼,防止肌肉萎缩、关节僵硬等并发症,促进组织器官的功能恢复。

三、烧伤的护理

烧伤在日常生活和战争时期均为常见病、多发病,严重烧伤可导致全身各个系统出现复杂的病理生理变化,抢救不及时可危及生命。

(一)病因

烧伤是由热力、化学物品、电流、放射线等作用于人体所引起的损伤。临床上以热力烧伤多见,如火焰、高温气体、液体、固体等,约占烧伤的80%。由电、化学物质所致的损伤,也属于烧伤范畴,但由于其有某些特性,故称为电烧伤或化学烧伤。本节将主要论述热力烧伤。

(二)病理生理

皮肤受热后出现的局部和全身病理变化,取决于热源的温度,受热的面积、深度及受热的时间。

1.局部变化　轻度烧伤局部组织毛细血管扩张充血,通透性增加,炎性渗出,局部出现水肿,表现为水疱或创面渗出。严重烧伤使表面皮肤组织蛋白凝固、炭化形成焦痂。

2.全身反应　如果烧伤面积较大、位置较深,使机体防御屏障受损,毛细血管通透性增高,由于大量渗出而导致血容量减少,严重者发生休克。大面积烧伤还易形成化脓性感染及脓毒血症,毒素及坏死组织吸收会引起肺、肾、心、肝、胃肠等器官发生功能障碍。

(三)身体状况

烧伤的面积和深度决定了烧伤的病情轻重,伤情的判断是评估烧伤病情的最基本要求。

1.烧伤面积的估算　人体体表面积按100%计算,烧伤面积的估算有两种方法。

(1)中国新九分法:为了方便记忆,将人体体表面积划分为11个9%的等份,另加1%,构成 100%的体表面积(图 1-1),即头面颈部=1×9%;双上肢 2×9%;躯干部 3×9%;双下肢 5×9%;会阴部 1%,共为 11×9%+1%。具体方法见表 1-2。

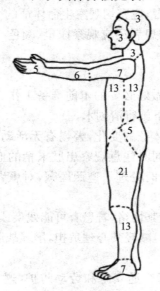

图 1-1　中国新九分法

表 1-2　中国新九分法

部位	成人面积(%)	儿童面积(%)
头颈	9×1=9(发部 3、面部 3、颈部 3)	9+(12-年龄)
双上肢	9×2=18(双手 5、双前臂 6、双上臂 7)	9×2
躯干	9×3=27(腹侧 13、背侧 13、会阴 1)	9×3
双下肢	9×5+1=46(臀部 5、双大腿 21、双小腿 13、双足 7)	46-(12-年龄)

(2)手掌法:患者五指并拢,其一只手掌面积约占体表面积的 1%,应用于散在的小面积或面积不规则的烧伤。

2.烧伤深度的估计　一般按国际通用的三度四分法分类,是依据热力损伤组织的层次,分为一度、浅二度(大水疱)、深二度(小水疱)、三度(焦痂)烧伤。一度、浅二度烧伤一般称为浅度烧伤;深二度和三度烧伤则属深度烧伤。各类烧伤的局部表现特点见表 1-3。

表 1-3　各类烧伤的局部表现

深度	局部体征	局部感觉	愈合过程
一度	局部红斑、轻度红、肿,干燥,无水疱	灼痛感	3~5d痊愈,无瘢痕
浅二度	剧痛,水疱较大,去疱皮后创面潮湿、鲜红,水肿明显	剧痛、感觉过敏	若无感染,2 周愈合,无瘢痕
深二度	小水疱,基底苍白、水肿,干燥后可见网状栓塞血管	痛觉迟钝	若无感染,3~4 周愈合,有轻度瘢痕,色素沉着
三度	无水疱,蜡白、焦黄或炭化,干后可见树枝状栓塞血管	痛觉消失	3~5 周焦痂脱落,需植皮才能愈合,有瘢痕

3.烧伤程度分类　主要根据烧伤面积、深度,结合有无吸入性损伤及合并症情况进行如下分类。

轻度烧伤:二度烧伤面积<10%。

中度烧伤:二度烧伤面积11%～30%,或三度<10%。

重度烧伤:总面积31%～50%,或三度烧伤面积达11%～20%;或二度、三度烧伤面积虽不足,但伴呼吸道烧伤或伴复合伤及休克等并发症。

特重烧伤:烧伤总面积>50%或三度烧伤>20%;或已有严重并发症。

4.临床分期 小面积烧伤的全身反应多不明显,主要是局部表现。大面积深度烧伤局部和全身反应均很严重,其临床经过可分为3个阶段。

(1)急性体液渗出期(休克期):大面积烧伤后1～2h,由于剧烈疼痛和恐惧,常引起神经源性休克;接着大量血浆样液体从创面血管内渗出,形成水疱,或聚集在组织间隙。体液渗出多自烧伤后2～3h开始,伤后6～8h渗出速度最快,36～48h渗出量达高峰,导致有效循环血量急剧下降,继而可发生低血容量性休克。因此,烧伤面积越大,体液丢失越多,则休克出现得越早,病情越严重。

(2)感染期:48h后,烧伤创面开始重吸收,感染就成为主要矛盾,直至创面愈合。伤后3～5d,由于皮肤的屏障功能被破坏使细菌入侵,创面渗液及坏死组织又是细菌的良好培养基,而严重烧伤导致机体抵抗力下降,因此形成急性感染的高峰;至伤后2～3周,由于组织烧伤严重,创面经历凝固性坏死、广泛的组织溶解,会导致全身感染又进入一个高峰期,引起全身中毒反应的发生。表现为寒战、高热,体温突然异常,甚至超过40℃或<36℃,呼吸浅促或呼吸困难,脉搏快弱,食欲明显减退,严重时患者出现精神症状如烦躁、谵妄、幻觉、淡漠等,创面坏死、退缩、萎陷,脓多腥臭。严重烧伤引起的全身感染是烧伤患者死亡的主要原因。

(3)修复期:伤后5～8d起至创面愈合,随着炎症反应的发生,组织修复也已开始。浅度烧伤能自行愈合;深二度创面靠残存的上皮岛融合修复;三度烧伤创面依靠皮肤移植修复。

(四)心理-社会状况

了解患者对伤情的认识程度,了解患者及家属对治疗和康复知识的掌握程度,有无不良的心理状态,因严重烧伤患者起病急、病情危重、并发症较多,以及伤后毁容、残肢等影响,易使患者及家属产生焦虑、恐惧心理。

(五)护理问题

1.体液不足 与烧伤体液丢失、循环血容量不足有关。

2.皮肤完整性受损 与创面烧伤,皮肤失去屏障作用有关。

3.有感染的危险 与皮肤组织破损,创面污染有关。

4.疼痛 与烧伤创面、组织感染有关。

5.营养失调(低于机体需要量) 与机体能量消耗增加,摄入不足有关。

6.自我形象紊乱 与烧伤毁容、肢体功能受损有关。

7.潜在并发症 如休克、窒息、全身继发感染、急性肾衰竭、瘢痕和畸形等。

(六)治疗原则

1.现场急救 烧伤患者在现场如能得到及时救治,适时转运,能有效减轻损伤程度,为进一步治疗创造有利条件。急救原则包括以下几点。

(1)迅速脱离致热源:尽快将伤员从火灾现场抢救出来。对于火焰烧伤者应尽快灭火,脱去燃烧衣物,就地翻滚或跳入水池来熄灭火焰,忌奔跑呼叫,以免风助火势,烧伤头面部及呼吸道;然后,立即用冷水浸泡伤肢或冷湿敷烧伤处,以减轻疼痛和防止热力继续深入。如为烫伤,衣服被开水浸透时,可用剪刀剪开或撕开脱去,切勿强行拉扯,以免剥脱烫伤的皮肤。

(2)保持呼吸道通畅:迅速处理危及伤者生命的窒息,火焰烧伤常伴有呼吸道损伤,应特别注意,要及时切开气管(勿等待呼吸困难表现明显),吸氧。已昏迷的烧伤患者也要注意呼吸道通畅。有呼吸道烧伤者途中可能发生窒息,须在转送前做气管切开。

(3)保护创面:现场创面处理只求不再污染、不再损伤,衣裤不可强行脱去,可用剪刀剪开,用清洁的布单、衣服等覆盖或简易包扎,避免弄破水疱,转送医院处理。创面忌用有碍观察或处理的有色物质如酱油、甲紫、动物油等涂抹,以免增加病情判断的困难。

(4)预防休克:可口服烧伤饮料或淡盐水,有条件者及早输液。有大出血、骨折者做相应处理。

(5)镇痛:对于剧烈疼痛、情绪激动、烦躁不安患者,应适当肌内注射地西泮 10mg、哌替啶 50mg 等镇静镇痛;但若有颅脑损伤、呼吸道烧伤和小儿患者忌用吗啡制剂,以免造成呼吸功能抑制。

(6)转送:大面积烧伤患者必须建立静脉输液通道,及时将其转送至有治疗条件的医疗机构治疗,把握好转送时机,已发生休克者应先纠正休克再转送,并派有经验的医务人员护送。

2.治疗要点　妥善处理烧伤创面,预防和清除外源性污染,促进创面愈合;对于中度以上的烧伤,应积极防治低血容量性休克,预防局部和全身性感染的发生;防治器官并发症的发生。

(七)休克期护理

大面积深度烧伤由于创面渗出可引起低血容量性休克,液体疗法是抗休克的重要措施。必须及时、足量、快速地通过静脉补充液体,使伤者平稳度过休克期。

1.补液量计算　我国常用的烧伤补液方案是:烧伤补液量＝烧伤失液量＋每日基础水分。烧伤失液量第 1 个 24h 患者每千克体重每 1% 烧伤面积应补液:成人 1.5mL、儿童 1.8mL、婴幼儿 2.0mL。其补液公式为:

烧伤补液量(mL)＝烧伤面积×体重×1.5(儿童 1.8,婴幼儿 2.0)＋基础水分(成年人为 2000mL,儿童 70～100mL/kg,婴幼儿 100～150mL/kg)。

2.液体种类及分配　晶体液与胶体液的比例一般为 2：1,特重度烧伤为 1：1。晶体液首选平衡盐溶液,其次为等渗盐水;胶体液首选血浆,也可用血浆代用品或全血,三度烧伤多选用新鲜血。

由于烧伤后第 1 个 8h 渗出最快,故当日输入晶体和胶体液总量的 1/2 要在第 1 个 8h 输完,其余量在第 2 个、第 3 个 8h 输入,基础水分应在 24h 内均匀输入;第 2 个 24h 的补液量,晶体液和胶体液是第 1 日的 1/2,基础水分不变。第 3 日因创面渗液回吸收,静脉补液量减少或口服补液。

3.观察指标

(1)尿量:肾功能正常者,尿量是判断血容量是否充足的简便而可靠的指标,所以大面积烧伤患者应常规留置导尿管进行观察。成人尿量每小时应大于 30mL,有血红蛋白尿时应大于 50mL,但儿童、老年人及心血管疾病患者,输液应适当限量。

(2)其他指标:患者安静、外周静脉充盈良好、肢端温暖、成人脉搏在 120/min(小儿在 140/min)以下、心音强而有力、收缩压在 90mmHg 以上、中心静脉压在正常范围,说明补液计划正确,血容量基本恢复正常。

（八）创面护理

预防和处理局部感染,是烧伤患者治疗成败的关键。

1.早期清创护理

（1）小面积烧伤:在临床最常见,主要为局部处理。烧伤后立即用冷水冲洗或浸泡,可减轻组织损伤。一度烧伤伤后在创面涂以京万红软膏、烧伤软膏等,保持创面清洁;浅二度烧伤水疱未破者,可用无菌注射针头作多处刺破以利引流,使表皮紧贴创面覆盖,以保护创面,避免污染。水疱已破并有移位者应剪除表皮,涂以烧伤软膏,用无菌敷料覆盖,应用抗生素及酌情使用镇痛药,常规使用破伤风抗毒素。

（2）大面积烧伤:应于休克控制后麻醉下清创。步骤如下:①在良好的镇痛及无菌条件下,先剃净创面周围毛发,剪短指(趾)甲,用大量无菌盐水或肥皂水清洗正常皮肤,去除油污。②清创顺序一般按头部、四肢、胸腹部、背部和会阴部顺序进行,可用碘伏或1:1000苯扎溴铵溶液消毒皮肤和创面。③对浅二度水疱,小的不予处理,大的可在其低位剪开引流。如已破损、污染者应剪除,以防感染。④深二度水疱感染机会大,应全部剪除;三度焦痂上面的坏死组织亦应剪除,然后根据情况,采用包扎或暴露疗法。⑤清创时必须注意,大创面上残留的小片正常皮肤或皮岛一定注意保护,不要清除,对大面积烧伤患者来说,这是修复期皮肤再生的重要来源。

2.包扎疗法护理　适用于四肢、躯干和小面积烧伤的门诊患者。其具有保护创面、减少污染、吸收渗液、减轻水肿、对病室环境要求较低等优点;缺点是在炎热季节患者不易耐受,消耗大量敷料,患者更换敷料时比较痛苦。具体方法如下:先用一层凡士林纱布或几层药液纱布覆盖创面作为内敷料,再加2~3cm干纱布或棉垫作为外敷料,敷料面应超过伤缘5cm,然后以绷带从伤肢远端开始,向上适当加压包扎(勿过紧)。烧伤的手指必须分开包扎,关节置于功能位,肢体应抬高,注意观察肢体末端血液循环状况。随后,密切观察患者体温、白细胞变化,以及创面情况,有无疼痛加剧、有无臭味、有无敷料浸透等,以决定是否需要换药。

3.暴露疗法护理　将创面暴露于温暖而干燥的环境中,适用于特殊部位(如头面部、颈部、会阴部烧伤)及特殊感染(如绿脓杆菌、真菌)的创面。优点是便于创面观察,保持创面干燥,减少致病菌生长、繁殖,对深度烧伤能够抑制焦痂液化与糜烂;缺点是要求病房消毒隔离,寒冷季节尤其需要保暖,不利于转院。浅二度烧伤外涂中药烧伤药物,深二度和三度烧伤创面可涂磺胺嘧啶银等药物,保持创面干燥。也可采用半暴露疗法,即应用单层的抗生素药液纱布或凡士林纱布敷于创面,使其自然干燥。采用暴露疗法时要注意病室消毒隔离,室内保暖(28~30℃)及保湿,严格无菌操作,接触患者创面的被服均需灭菌,严防交叉感染。创面切忌受压过久,定期更换体位及翻身。

翻身床是烧伤病房治疗大面积烧伤的重要设备,使用前应认真检查各部件是否牢靠,备齐所需物品,向患者说明使用翻身床的意义和方法,由两人共同协作完成。使用翻身床可使烧伤创面充分暴露,避免长时间受压发生压疮,减轻患者翻身带来的痛苦。患者可在翻身床上进食、大小便以及进行手术,但病情危重、休克、呼吸道烧伤、心力衰竭、昏迷者忌用。

4.浸润疗法的护理　适用于大面积烧伤后期残余创面以及部分感染创面,有全身浸润和局部浸润两种。可以清洁创面,促进坏死组织及焦痂的分离,有利于肉芽组织的生长,便于肢体的功能锻炼。具体方法是用温水加精盐配制,以高锰酸钾或苯扎溴铵消毒,水温38℃左右,时间约为30min,以患者感觉舒适为宜,浸润同时可进行创面处理,浴后保温。

5. 焦痂的护理　深二度和三度烧伤创面有一层坚硬的凝固坏死组织,类似皮革,称为焦痂。早期可暂时保护创面,减少细菌侵入和创面渗出,但溶解脱落前,容易并发痂下感染。因此,焦痂宜暴露,每 4 h 涂碘酊或碘伏 1 次,保持干燥,不受压。根据病情应早期采取手术切痂、削痂和植皮,做好植皮手术前后的护理工作。

6. 感染创面的护理　及时清除脓液及坏死组织,根据局部感染特征或细菌培养和药物敏感试验选择外用药物,或采用湿敷、半暴露、浸润疗法清洁创面,待感染基本控制,肉芽组织生长良好,及时植皮使创面愈合。

(九)病情观察及生活护理

1. 密切观察病情变化　密切观察患者意识、生命体征的变化,同时注意创面的局部情况,若创面水肿、渗出较多,肉芽组织颜色变黯、创缘红肿,或上皮停止生长,原来干燥的焦痂变得湿润、糜烂,创面有出血点等均为感染的表现,应及时报告医师。

2. 生活护理　烧伤后患者丢失大量蛋白质,消耗增加,饮食上应加强营养素的摄入,补充高蛋白质、高热量以及多种维生素,提高免疫力;纠正不良的舒适体位,固定肢体于功能位,必要时使用烧伤专用翻身床或气垫床。

(十)烧伤病室管理

烧伤病房应清洁、舒适,具备必要的消毒隔离条件,恒定的温度、湿度,一般情况下病室温度为 28～32℃,相对湿度以 40％为宜;同时还应具有必要的抢救设施,便于治疗和抢救工作。严重烧伤患者应住单间病房,要有专门的医护人员,严格执行消毒隔离措施,减少交叉感染。

(十一)特殊部位烧伤的护理

1. 呼吸道烧伤　保持呼吸道通畅,必要时气管切开;床旁备急救物品,及时吸氧,密切观察病情,做好气管造口的护理,积极预防肺部感染的发生。

2. 头面部烧伤　由于头面部血管和神经丰富,且组织疏松,故烧伤后水肿渗出明显,易合并眼、耳、鼻及上呼吸道等部位烧伤,表现为面部肿胀变形、眼睑外翻、呼吸困难等,多采用暴露疗法。患者除休克外应取半卧位,做好五官护理,及时用棉签拭去眼、鼻、耳分泌物,保持清洁,双眼应用抗生素眼药水或眼药膏,避免角膜干燥发生溃疡;耳郭保持干燥,避免受压;注意口腔护理,应定时用生理盐水棉球湿润口腔黏膜,防止口腔溃疡及感染发生。

3. 会阴部烧伤　应将大腿外展,使创面充分暴露,保持局部清洁干燥,避免大小便污染,每次便后清洗肛门、会阴部,创面附近用 0.1％苯扎溴铵消毒,每晚会阴部清洁一次。

(十二)心理护理

根据患者不同的心理状态,采取相应的措施。对于害怕疼痛或有疼痛性反应,恐惧、压抑反应者,应鼓励患者表达情感,帮助寻找消除恐惧及悲伤情绪的方法,增强其自信心;对于伤残或容貌受损者,应以真诚的态度加强与患者的沟通交流,使其精神放松,不断提高自理能力,早日回归社会。

(十三)健康教育

普及烧伤的预防和急救知识。指导患者注意创面愈合后的保护,保持清洁,避免应用刺激性大的肥皂或接触过热的水,可用润滑剂局部涂搽。与患者及家属共同制订康复计划,指导患者进行正确的功能锻炼,争取最大限度地恢复躯体、肢体功能。鼓励患者参与社会活动,促进身心健康发展。

四、伤口护理

损伤后的伤口通常根据细菌污染的程度分为3类：①清洁伤口：指未被细菌污染的伤口，一般指无菌手术切口（如甲状腺切除术、腹股沟疝修补手术等），缝合后可一期愈合。②污染伤口：指伤口有细菌污染，而尚未发展成感染。一般指创伤后6~8h的伤口，可采用清创术进行处理。③感染伤口：指伤口污染严重、细菌毒力强，或是已经感染甚至化脓的伤口，一般指创伤以后6~8h的伤口，需换药进行处理。

伤口愈合分期：①一期愈合：伤口边缘整齐，缺损少，两侧创缘对合严密，无感染发生，称一期愈合。如无菌手术切口或经清创缝合伤口的愈合。②二期愈合：伤口大、组织缺损多、创缘不整或分离较远、污染严重或感染的伤口，必须由大量的肉芽组织生长填充后，新生上皮才能覆盖创面，愈合所需时间长，留有明显瘢痕，称二期愈合，如脓肿切开引流的脓腔愈合。

（一）清创术

清创术又称扩创术，是处理开放性损伤的一种基本方法。通过清创，可以使污染伤口转变为清洁伤口，将开放性创伤转变为闭合性创伤，预防伤口感染的发生，使之一期愈合。

1.清创目的　将污染的伤口，经过清洗、消毒、清理伤口内异物、去除失活组织、仔细严密止血等措施，使之变为清洁伤口，以利于组织修复，从而促进伤口愈合。

2.清创时机　清创手术时间越早，伤口愈合效果越好，清创术应尽可能争取在伤后6~8h实行，因为在此时间内细菌仅停留在伤口表面，尚未大量生长繁殖或侵入深部组织，这时是施行清创术的最佳时机。但时间并非绝对指标，还需考虑其他因素影响，如伤口组织破坏及污染的严重程度，局部血液灌流情况，全身状况，环境温度、湿度等。如伤口污染轻，清创时限可延长至伤后12h。头部血液供应丰富，抗感染及愈合能力强，如伤口无明显污染，即使伤后的2~3d也可进行清创缝合。而对关节腔、血管、神经及内脏等重要组织，如无明显感染，时间虽长，原则上也应清创缝合。污染十分严重、环境温度高、受伤部位血液循环差，即使伤后4~6h进行清创也可能发生感染。

3.清创手术前的护理

（1）充分掌握患者病情，若有休克，通常待休克控制、全身情况稳定后再清创；若有大出血，须在快速扩容的同时，进行紧急清创止血。

（2）了解伤情，判断伤口局部有无重要血管、神经、肌腱和骨骼损伤。

（3）若有活动性大出血者应先紧急止血。

（4）必要的实验室检查和其他方面检查。

（5）早期应用有效广谱抗生素，对未做破伤风预防注射者，给予肌内注射破伤风抗毒素1500U。

4.操作步骤　根据患者的伤情、损伤部位、伤口大小和形状，选用适当的麻醉及体位，使患者舒适，且易于暴露伤口以及伤口冲洗。具体方法依创伤部位、程度可有不同，但均包括以下主要步骤（图1-2）。

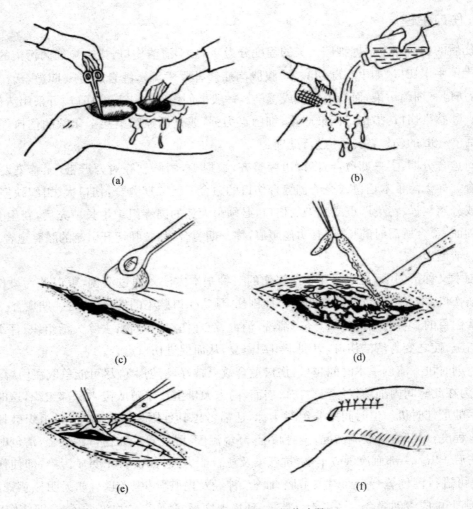

(a) (b)

(c) (d)

(e) (f)

图 1-2　清创术的主要操作步骤

(a)清洗伤口周围皮肤　(b)生理盐水反复冲洗伤口　(c)伤口周围皮肤消毒　(d)清除失活组织　(e)依次缝合各层组织　(f)放置引流条

(1)麻醉:根据损伤程度和部位选择合适的麻醉方式。

(2)清洗去污:无菌敷料覆盖伤口,剪除伤口周围毛发。若有油垢可用汽油或乙醚擦除。用软毛刷或卵圆钳夹取纱布块,蘸取肥皂水刷洗周围皮肤,再以无菌生理盐水冲洗干净。

(3)检查伤口:除去伤口敷料,暴露伤口,检查创腔。

(4)冲洗:用无菌纱布拭干伤口及周围皮肤。揭除伤口纱布,用大量生理盐水冲洗伤口,可按生理盐水→过氧化氢→生理盐水顺序,连续冲洗 3 遍,冲走异物、血凝块和离散的坏死组织等。对不能冲掉的浅层异物,可用无齿镊夹出。

(5)消毒铺巾:更换无菌手套,用碘伏依次由内向外消毒伤口周围皮肤,注意不要使消毒液流入伤口内。消毒后铺无菌巾。

(6)伤口清创:仔细检查伤口,去除血凝块及异物,切(剪)除失活或游离的组织,结扎活动性出血点,术中注意严格止血,随时用无菌生理盐水冲洗伤口。为了方便伤口深部的处理,可适当扩大伤口并逐层切开组织,充分显露创腔底部。伤口清创直至出现比较清洁和血液循环较好的组织为止。修剪创口边缘皮肤,一般将创缘皮肤切除2~3mm。对颜面部、手指、关节附近的组织,不宜切除过多,以免影响缝合和术后功能恢复。尽可能保留和修复重要的血管、神经和肌腱,较大游离骨片清洗后仍应放置原位。清创完毕,再次用生理盐水冲洗伤口。通过清理的伤口应颜色鲜红,与手术切口几乎无异。

(7)缝合伤口:重新消毒铺巾,更换手术单、器械及术者手套。按组织层次依次缝合伤口,注意不要残留死腔,避免术后腔内积血发生感染。根据清创后的伤口情况,可在伤口低位或另戳口留置适当引流物,如胶皮膜引流条或乳胶引流管等。如伤口沾染严重而清创后仍有可能感染者,伤口只宜部分缝合,只缝合深层组织,并置乳胶片引流,观察2~4d,无感染征象再缝合皮下组织和皮肤(延期缝合)。

(8)包扎伤口:伤口加盖无菌敷料后,用胶布按与伤口轴线相垂直的方向粘贴,应注意松紧适度和妥善固定引流物。

5.手术后护理

(1)伤口护理:保持敷料清洁,及时换药,患肢适当制动和抬高,以利于静脉血回流,减轻水肿,促进伤口愈合。

(2)病情观察:密切观察伤口渗液及引流情况,记录引流液的颜色、性状和量,引流物应在术后24~48h及时拔出;如发现感染,应立即拆除缝线,敞开伤口换药,以利于引流。对大面积软组织损伤、骨折和血管修复,尤其要注意观察患肢末梢血供情况。

(3)预防感染:根据病情继续给予抗生素以预防感染,术前未注射过破伤风抗毒素者,应补充注射破伤风抗毒素1500~3000U。

(4)营养支持:加强营养,给予高蛋白质、高热量、高维生素饮食,维持体液平衡,促进伤口愈合。

(5)功能锻炼:鼓励并协助患者在病情允许情况下尽量进行早期活动,加强肢体功能锻炼,促进功能恢复。

(6)其他:密切观察全身状况,预防及治疗并发症。

6.注意事项

(1)开放性损伤发生后清创应尽早施行,实施越早伤口愈合越好。

(2)严格执行无菌操作规程,认真进行清洗和消毒。

(3)除大出血外,一般不应在缚止血带情况下清创,应彻底止血,以免术后形成伤口血肿。

(二)换药

换药又称更换敷料,是指对创伤、手术后和其他伤口进行敷料的更换,促使伤口愈合和防止并发症的一种方法,也是处理感染伤口的基本措施。其目的是了解伤口情况,引流伤口分泌物,除去坏死组织,控制感染,促进肉芽组织生长,防止附加损伤和污染,保护伤口,使伤口尽快愈合。

1.换药室设备及物品 换药室的器械、物品配备应全面、完善,并便于取拿和使用。

(1)基本设备:包括换药台或换药车、换药床,药品敷料柜,吸引器,立式灯,污物桶,吸氧及抢救设备等。

(2)常用器械:大、小弯盘,方盘,换药碗,持物钳,有齿和无齿镊,大小直钳和弯钳,组织剪和拆线剪,探针,刮匙,一次性注射器等。

(3)换药用品:各种无菌敷料、纱垫、棉球、棉签、乳胶手套、各类绷带、胶布等。

(4)药品类:麻醉药品及换药常用药物,见表1-4。

表1-4　换药适应证及常用药品

适应证	常用药品及溶液
皮肤消毒	0.5%碘伏(PVP)、75%乙醇、2.5%碘酊
一般创面	生理盐水、凡士林纱布
脓腔及创面冲洗	生理盐水、3%过氧化氢、0.1%氯己定(洗必泰)
水肿肉芽	3%~5%氯化钠、30%硫酸镁
铜绿假单胞菌感染	1%苯氧乙醇、0.5%乙酸、1%~2%磺胺嘧啶银
厌氧菌感染	3%过氧化氢、0.05%高锰酸钾、优琐儿
慢性溃疡	碘仿、20%鞣酸
真菌感染	碘甘油、克霉唑
局部炎症早期	10%~20%鱼石脂软膏、镇痛消炎膏

2.换药室管理　换药室应设在病房一端,宽敞明亮,有完善的卫生消毒设施,严格执行消毒及无菌操作规章制度,清洁区与污染区严格分开,防止发生医院内交叉感染。由专人负责管理,保持环境清洁,每日通风,紫外线消毒,并定期进行药物熏蒸消毒及细菌培养。药品、器械供应齐全,保证无菌效果,标明有效期。

3.换药原则

(1)必须遵守无菌操作原则,防止医院内交叉感染的发生。

(2)换药顺序:首先换清洁伤口,再换污染伤口,最后换感染伤口,特异性感染伤口应由专人负责换药。

(3)换药时间:根据伤口情况和分泌物多少而定。清洁伤口一般在缝合后每3d换药1次,若伤口清洁,可延长至伤口拆线时再度换药;如果伤口分泌物少,可以每1~2d换药1次;如果伤口脓液较多,气味较大,就应每天换药1~2次。如敷料脱落、污染,被渗液渗透等应及时换药。

4.换药步骤

(1)换药前的准备:换药原则上应在换药室进行,对于行动不便的患者,可安排在病房进行,但应于晨间护理半小时后进行。

1)换药者准备:了解换药目的,按无菌操作原则穿戴衣帽;特殊换药时要穿隔离衣,戴帽子、口罩,清洗双手,戴无菌手套。

2)患者准备:首先向患者做好解释工作,取得配合,协助患者采取适当体位,显露创面,便于操作。

3)物品准备:提前了解所需换药伤口的种类,以准备所需物品。一般换药需准备无菌治疗碗(盘)、镊子、剪刀、消毒棉球、凡士林纱条、敷料、绷带、棉签、胶布等。

(2)操作步骤

1)揭除伤口污染敷料:用手揭除外层敷料,内面用无菌镊子去除,揭除方向与伤口长轴平行,污染敷料置于污物碗内。最内层的敷料,如果干燥并与创面粘贴紧密,可用生理盐水棉球浸湿软化,使敷料与创面分离,防止损伤新生的肉芽组织和上皮组织。如有少量渗血,用无菌棉球压迫片刻。

2)观察处理伤口,更换引流物:用双手各执一把无菌镊子,一把镊子接触伤口,另一把镊子夹取无菌消毒棉球及敷料,两把镊子注意不可混用,操作中两者不能接触。伤口周围皮肤用碘伏棉球消毒,如为清洁伤口以切口为中心由内向外擦拭两遍,再用生理盐水棉球轻蘸创面分泌物,检查伤口有无感染发生,如有引流条及时更换。然后依据伤口情况,采取不同的处理方法。

3)覆盖无菌敷料并固定:应用无菌纱布敷盖伤口,分泌物多时可加棉垫,用胶布固定。胶布的粘贴应以适当的宽度、长度,方向与肢体或躯体的长轴垂直,根据情况使用绷带或胸、腹带包扎。

（3）不同伤口的处理

1)脓肿伤口的处理:先以碘伏或乙醇棉球由外向内擦拭消毒伤口周围皮肤,再以生理盐水棉球,吸去创口内的分泌物及脓液。伤口较深时可用镊子、止血钳夹住棉球或敷料,伸入脓腔,清除脓液。伤口较深且脓液多时,可用生理盐水或优琐儿溶液冲洗伤口,清除坏死组织。目前也有使用0.1%碘伏溶液冲洗脓腔,对组织刺激性小,杀菌力强。还可根据伤口情况和药敏试验,酌情使用抗生素液反复冲洗伤口,直至伤口清洁,再放置引流物,保持引流通畅。

2)肉芽组织创面的处理:健康的肉芽组织颜色鲜红,质地坚实,呈颗粒状,分布均匀,分泌物少,触之易出血,处理时先用生理盐水棉球轻蘸除去分泌物,外敷凡士林纱布即可;若肉芽组织生长过快,高出伤口边缘,影响周围上皮生长,可用剪刀去除或用硝酸银烧灼多余肉芽组织,再用生理盐水湿敷;肉芽组织水肿者,表现为创面淡红、质地松软、表面光滑、触之不出血,应用无菌3%～5%高渗盐水湿敷消肿;若创面脓性分泌物较多,换药时清洗伤口,可用呋喃西林等药液纱条湿敷,引流脓液,促进肉芽组织生长,炎症吸收。

3)缝合伤口的处理:如无感染,可常规消毒,按期拆线,更换敷料。伤口的拆线时间依伤口的部位、局部血液供应、患者的年龄和营养状况所决定。一般情况下头、面和颈部手术3～5d拆线;胸部、背部和上腹部手术7～10d拆线;下腹部和会阴部手术5～7d拆线;四肢手术10～12d拆线;近关节处伤口及减张缝合伤口14d拆线。年老、体弱以及营养不良者,应适当延期拆线或间断拆线。

拆线方法:碘伏消毒,用无齿镊子提起线结,使埋入皮肤内的缝线露出少许,以剪刀尖靠近皮肤剪断缝线,向伤口方向将缝线抽出,不可反方向提拉,防止切口裂开,再用乙醇棉球消毒切口,覆盖无菌纱布,胶布固定。

拆线后切口记录方法:无菌切口记录为"Ⅰ"类切口,如疝气修补术、甲状腺瘤切除术;可能污染切口记录为"Ⅱ"类切口,如胃大部切除术、肠部分切除术;污染切口记录为"Ⅲ"类切口,如化脓性阑尾炎切除术、胃穿孔修补术等。

切口愈合分为三级:①甲级愈合,用"甲"表示。是指切口愈合良好,无不良反应的一期愈合。②乙级愈合,用"乙"表示。是指切口处有炎性红肿、硬结、血肿、积液等,但以后被吸收,未形成脓肿。③丙级愈合,用"丙"表示。是指伤口已化脓,需开放引流和换药后才能愈合的伤口。

按照上述切口分类和愈合分级的方法拆线后应及时观察记录伤口的情况。如疝修补术后切口愈合良好,则记录为"Ⅰ/甲";胃大部切除术后切口出现红肿、硬结,但随后被吸收愈合,没有出现化脓情况,则记录为"Ⅱ/乙",余类推。

（4）换药后护理:换药完毕,帮助患者取舒适安全卧位,穿好衣服,整理床单,盖好被子。

更换下来的各种敷料集中于弯盘，倒入污物桶，不得随处扔弃，防止发生医院内感染。及时清洗换药所用的物品，灭菌消毒，特殊感染换下的敷料应集中焚烧，器械应做特殊灭菌处理。每次换药完毕后要随时进行整理，并做好换药记录。注意观察伤口的敷料有无松脱，若为肢体伤口应观察肢端血液循环状况。

第二章 急诊科疾病护理

第一节 急诊常用救护技术

急危重患者的病情复杂,变化迅速,在短时间内确诊难度大,因此,急诊医护人员除了具备各临床专科的一般知识和操作技能外,更要掌握各种急救技术,如建立人工气道技术、动静脉血管穿刺技术等,以便对患者实施及时有效的救护。

一、人工气道技术

人工气道(artificial airway)是指通过各种辅助设备及特殊技术在生理气道与空气或其他气源之间建立的气体通道,以保证气道通畅,维持有效通气。常见建立人工气道的技术有气管插管术、气管切开术、环甲膜切开术等。

(一)气管插管术

气管插管术(endotracheal intubation)是指将特制的气管导管经口腔或鼻腔通过声门直接插入气管内的技术。其目的是清除呼吸道分泌物或异物,解除呼吸道阻塞,进行有效人工呼吸,增加肺泡有效通气量,减少气道阻力及死腔,为气道雾化或湿化提供条件。根据插管途径可分为经口腔插管和经鼻腔插管。根据插管时是否使用喉镜显露声门,分为明视插管和盲探插管。本部分主要介绍临床急救中最常用的经口明视插管术。

1.适应证

(1)呼吸、心搏骤停,需紧急建立人工气道,行心肺脑复苏者。

(2)呼吸功能不全或呼吸困难综合征、呼吸功能衰竭,需有创机械通气给氧的患者。

(3)不能自行咳出呼吸道分泌物,需行气管内吸引。

(4)上呼吸道损伤、狭窄、阻塞,气道食管瘘等影响正常通气。

(5)因诊断和治疗需要,在短时间内要反复插入支气管镜。

(6)外科手术和麻醉,如需长时间麻醉的手术、低温麻醉及控制性低血压手术等。

(7)各种原因引起的痉挛而导致窒息。

(8)其他,如婴幼儿气管切开前需行气管插管定位。

2.禁忌证 气管插管术无绝对的禁忌证。但患者有下列情况时,应谨慎考虑操作。

(1)喉头急性炎症、喉头严重水肿或黏膜下血肿、急性喉炎、会厌炎。

(2)鼻息肉、鼻咽部血管瘤、主动脉瘤压迫气管。

(3)面部骨折、颈椎骨折或脱位不能经口气管插管。

(4)严重凝血功能障碍。

(5)下呼吸道分泌物潴留所致呼吸困难,难以通过插管缓解者。

3.操作方法

(1)用物准备:备气管插管包或插管盘,内有喉镜、气管导管、导管管芯、血管钳、开口器等。根据患者情况选择相应的喉镜、导管。此外准备牙垫、10mL 注射器、插管弯钳、局麻药、喷雾器、胶布、听诊器、吸氧设备(呼吸机)、消毒凡士林纱布、吸引器、吸痰管等。在气管导管前端涂上润滑油备用。

（2）患者准备：患者标准体位：取仰卧位，头后仰但勿过度，使口、咽、气管基本处于一条轴线。对于有高度呕吐危险的患者，插管时可取半坐位或头高脚低位。患者修正体位：如喉头暴露不好，可在肩背部垫一小枕，或助手协助使患者头尽量后仰。对呼吸困难或呼吸骤停患者，插管前使用简易呼吸器给予纯氧进行充分通气，并监护血氧饱和度、心电图和血压，充分吸痰。

（3）操作步骤

①体位摆放。②置入喉镜：操作者左手持喉镜，从右嘴角斜行置入。镜片抵咽喉部后转至正中位，将舌体推向左侧，此时可见暴露声门的第一个标志悬雍垂，然后顺舌背将喉镜片稍作深入至舌根，稍稍上提喉镜，即可看到暴露声门的第二个标志会厌的边缘。如图 2-1 所示。③暴露视野：看到会厌边缘后，如用弯形喉镜片，可稍作深入，使喉镜片前端置入会厌与舌根交界处，然后上提喉镜，即可看到声门；用直喉镜片时，需将喉镜片前端插至会厌下方，上提喉镜，直接提起会厌，暴露声门，充分吸引视野处分泌物。④插入导管：右手持气管导管，对准声门，在吸气末，顺势轻柔地插入导管过声门1cm左右，迅速拔除管芯，导管继续旋转深入气管，导管插入气管内的深度成人为 4～6cm，小儿 2～3cm。⑤确认导管在气管内：轻压胸廓，导管口感觉有气流逸出；连接简易呼吸器人工通气，胸廓有起伏，同时听诊两肺呼吸音对称，听诊上腹部无气过水声。有条件可检测二氧化碳浓度量化波形图确认气管插管位置是否正确，确认后安置牙垫，退出喉镜。⑥固定：将导管和牙垫用长胶布固定，并与患者面部固定，连接呼吸器进行呼吸支持。⑦整理用物，记录。

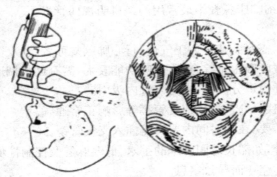

图 2-1　暴露悬雍垂、会厌

4. 注意事项

（1）插管前应先行人工呼吸、吸纯氧；插管时，尽量使喉部充分暴露，视野清楚，动作轻柔、准确，以免造成黏膜损伤；动作迅速，勿使缺氧时间过长而致心搏骤停等不良反应。

（2）暴露声门的过程中注意以左手腕为支撑点，而不能以上门齿作为支撑点。

（3）提高插管准确率，以减少胃扩张引起的误吸，30～45s内插管未成功应先给予纯氧气吸入后再重复插管步骤。

（4）导管插入深度适宜。太浅易脱出，太深易插入右总支气管，造成仅单侧肺通气，影响通气效果。置管的深度，自门齿起计算，男性约 22～24cm，女性 20～22cm。气管导管顶端距气管隆嵴大约 2cm。小儿可参照公式：插管深度(cm)＝年龄/2＋12。妥善固定导管，记录导管置入长度。

(5)插管后如发生呛咳,可静脉注射小剂量的利多卡因或肌松药,并继以控制呼吸。如果系导管触及隆突而引起,则将气管导管退出至气管的中段部位。

(6)插管留置时间不宜过长,超过72 h病情仍不见改善者,应考虑行气管切开术。

5.护理

(1)环境适宜:病室空气新鲜,定时通风,保持室温22～24℃,相对湿度60%。

(2)合适体位:根据病情取合适体位,需翻身或改变体位时,应同时转动头颅和上身,避免活动导致套管刺激气道或套管脱出引发呼吸困难。对于烦躁、谵妄、昏迷等意识不清或障碍的患者应使用保护性约束,松紧适宜,并做好局部皮肤的观察。

(3)固定导管:妥善固定气管导管,做好标记;定期检查气管插管的深度,每班记录一次。避免导管随呼吸运动上下滑动而滑出,同时还应防止咬口的脱落。

(4)保持气道湿润:遵医嘱予以气道给药、雾化吸入以及持续湿化,气道湿化液应24 h更换一次。

(5)插管后随时检查导管是否通畅,有无扭曲:吸痰时尽量注意无菌操作,并且每次吸痰时间不应大于15s。必要时,先予吸纯氧后再吸引,以免加重缺氧。

(6)保持气道插管局部清洁:固定气管插管的胶布或者衬带如被污染应立即更换。

(7)做好口腔护理:每天1～3次。在进行口腔护理前必须测量口插管的深度以及检测气囊压力。

(8)使用呼吸机者按呼吸机护理常规。

(9)心理护理:关心、体贴患者,给予精神安慰,预防患者因烦躁而自己将套管意外拔出,必要时行保护性约束。

(10)拔管后护理:应注意观察患者对拔管的反应,保持呼吸道通畅。重症患者拔管后1 h复查动脉血气变化。

(二)气管切开术

气管切开术(tracheostomy)是指切开颈段气管前壁,插入气管套管,建立新的通道进行人工通气的一种技术。它可以维持气管通畅,减少气道阻力和呼吸道解剖死腔,保证有效通气量。气管切开术分常规气管切开术、经皮气管切开术。气管切开术较费时,因此不宜在紧急状况下使用。

1.适应证

(1)各种原因造成的上呼吸道阻塞导致呼吸困难

1)喉阻塞:任何原因(如喉部炎症、肿瘤、外伤、异物或瘢痕性狭窄等)引起的Ⅲ度喉阻塞,呼吸困难明显,而病因又不能很快解除者,应及时行气管切开术。

2)双侧声带外展麻痹、喉及声门下瘢痕狭窄。

3)气管外伤伴软组织肿胀或骨折。

(2)各种原因造成的下呼吸道阻塞致呼吸困难者

1)神经系统疾病如脊髓灰质炎、多发性神经根炎、重症肌无力等导致的呼吸肌麻痹。

2)脑卒中、脑肿瘤、脑脓肿、头颅外伤所致的昏迷,以及各类中毒引起的痉挛、麻痹及昏迷。

3)由颅脑病变、呼吸道烧伤、严重胸部外伤、昏迷、神经系统病变等各种原因引起的下呼吸道分泌物潴留。

(3)预防性气道切开:对于某些头颈部(口腔、鼻咽、喉或颈部)大手术进行全麻,防止血液流入下呼吸道,保持术后呼吸道通畅,须做预防性气管切开术;颈部外伤,为了减少感染,促进伤口愈合;破伤风容易发生喉痉挛,气管切开以防止窒息。

(4)需长期进行人工通气者。

(5)其他:某些行气管内麻醉手术而不能经口鼻插管者,呼吸道异物不能经喉取出者等。

2.禁忌证

(1)气管切开部位存在炎症。

(2)颈部恶性肿瘤。

(3)解剖标志难以辨别、下呼吸道占位而致的呼吸道梗阻者。

(4)甲状腺增生肥大。

(5)气管切开部位曾行手术(如甲状腺切除术等)。

(6)严重出血性疾病。

(7)小儿禁用。

3.操作方法

(1)常规气管切开术

1)用物准备:气管切开手术包、不同型号气管套管、局麻药物、手套、消毒液、吸引器、吸痰管、吸氧装备以及必备的抢救药品等。检查用物性能是否良好。

2)患者准备:患者一般取仰卧位,背肩部垫高,头后仰保持正中位,使下颌、喉结、胸骨切迹在同一直线上,气管向前突出,使气管上提并与皮肤接近,充分暴露。如图2-2所示。如呼吸困难严重不能平卧时,可采用半卧位,头颈部保持中位线;小孩可由助手协助固定头部。气管切开前先吸纯氧并监护血氧饱和度、心电图和血压;充分吸痰。

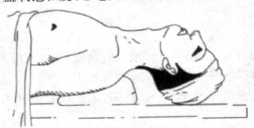

图 2-2 气管切开术患者准备体位

3)操作步骤

①体位摆放。②消毒、铺巾、局部麻醉:下颌骨下缘至上胸部皮肤常规消毒,戴无菌手套,铺洞巾;颈部皮肤常规消毒,戴手套,铺洞巾。用局麻药物于气管切开处行颈前皮下浸润麻醉,昏迷者可免。③暴露气管、定位:用左手拇指和示指固定喉部,自环状软骨下缘至胸骨上凹处上 1～1.5cm 处,沿颈前正中线切开皮肤和皮下组织(切口长度约 4～5cm),用止血钳自白线处分离两侧胸骨舌骨肌及胸骨甲状肌,并用拉钩将分离的肌肉牵向两侧,暴露气管前壁及甲状腺峡部。过程中注意止血。④气管切口:用刀尖挑开第 2、第 3 或第 3、第 4 气管环,用止血钳撑开气管切口,吸出气管内分泌物及血液。⑤置入气管套管:置入口径恰当、带有管芯的气管套管,快速拔除导芯,放入内管套。⑥固定套管:用手固定气管套管,避免患者用力咳嗽使套管脱出。气管套管插入后,将系带固定于颈后部,松紧以放入一指为宜。为防脱出,可在切口上端缝合 1～2 针加以固定。最后,用一块剪口纱布垫入伤口和套管之间,再用一块单

层的无菌湿纱布盖在套管口外。⑦整理用物,记录。

（2）经皮气管切开术　经皮气管切开术（percutaneous tracheostomy）是在 Seldinger 经皮穿刺插管术基础上发展起来的一种新的气管切开术,具有简便、快捷、安全、微创等优点,已部分取代常规气管切开术。

1）用物准备:一次性 Portex 成套器械盒,包括手术刀片、洞巾、穿刺套管针、注射器、导丝、扩张器、特制的尖端带孔的气管扩张钳及气管套管。此外还有局麻药物、消毒药物、注射器等。检查经皮气管切开包中的器械性能是否良好。

2）患者准备:同常规气管切开术。

3）操作步骤

①确定插管部位。②皮肤消毒、铺巾,麻醉。③在选定插管部位作一长约 1.5～2cm 的横行或纵行直切口,皮下组织可用小指或气管扩张钳钝性分离,再次确认选定的插入位置是否位于颈部正中线上。④用注射器接穿刺套管针并抽吸生理盐水,沿中线穿刺回抽见气泡,确认进入气管内。拔出针芯,送入穿刺套管。沿穿刺套管送入导丝,导丝进入约 10cm,抽出穿刺套管。导丝进入气管后常会引起患者一定程度的反射性咳嗽。⑤气管前壁扩张:先用扩张器沿导丝扩开气管前组织及气管前壁,再用气管扩张钳顺导丝分别扩张气管前组织及气管前壁,拔出扩张钳。气管前壁扩张后气体可从皮肤切口溢出。⑥置入气管套管:沿导丝将气管套管送入气管,拔出管芯和导丝,吸引管插入气管套管,吸净气管套管及气管内的分泌物及血性液体,确保呼吸道畅通,证实气管通畅后,注射器注入少量气体使套囊充盈。若患者带有气管插管,此时予以拔除。以缚带将气管套管的两外缘牢固地缚于颈部,以防脱出。缚带松紧要适度。⑦固定气管套管,连接氧气装备,包扎伤口。⑧处理用物,记录。

4.注意事项

（1）术前:①勿过量使用镇静剂,以免加重呼吸抑制。②床边备好氧气、吸引器、急救药品、气管切开包等,以及另一同号气管套管备用。

（2）术中:①切开气管时切忌用力过猛,以防穿透气管后壁进入食管,造成气管食管瘘。②在分离过程中,切口两侧拉钩的力量应均匀,并经常用手指触摸环状软骨和气管环,以便手术始终沿气管前中线进行,防止损伤颈部两侧大血管及甲状腺,以免引起较大出血。③气管切开部位不得高于第 2 气管环或低于第 5 气管环,否则日后可引起环状软骨炎及喉狭窄等后遗症。④在切开气管时应注意同时切开气管及气管前筋膜,二者的切口应一致,不便分离,以免引起纵隔气肿。⑤气管套管要固定牢靠,太松套管易脱出,太紧影响局部血液循环。

（3）术后:①气管切开患者的给氧,不可将氧气导管直接插入内套管内,而需用"丁"字型管或氧罩。②防脱管窒息:套管一旦脱出,应立即将患者置于气管切开术的体位,用事先备妥的止血钳等器械在良好的照明下分开气管切口,将套管重新置入。③保持气管套管通畅:手术初观察切口出血情况,随时清除套管内、气管内及口腔内分泌物。④维持下呼吸道通畅:湿化空气,室内应保持适当的温度和湿度,以防止分泌物干结堵管,从而减少下呼吸道感染的机会。用 1～2 层生理盐水纱布覆盖套管口,湿化防尘,定时通过气管套管滴入少许无菌生理盐水、糜蛋白酶溶液等,以稀释痰液,便于咳出。⑤防止伤口感染:每班至少更换消毒剪口纱布和伤口消毒一次。经常检查创口周围皮肤有无感染或湿疹。

5.护理

（1）环境:将患者置于安静、清洁、空气新鲜的病室内,室温保持在 18～22℃,湿度保持

50%～60%。

（2）术后体位：保持颈部伸展位，保证气管套管在气管内的居中位置，防止套管移位、闭塞或脱出而造成窒息。

（3）妥善固定：固定带在颈部的松紧以容纳1指为宜，防止套管脱出。气管切开的当天要注意观察有无皮下气肿、出血等并发症。

（4）加强口腔护理：保持口腔清洁，对保留气管插管12 h以上的患者，每天进行口腔护理3次。

（5）充分湿化：保证足够的液体入量，每日保持在2500～3000 mL；气管套管口覆盖湿纱布；室内使用加湿器，防止分泌物稠厚结痂而影响通气。

（6）预防感染：翻身、叩背、震动排痰等促进患者排痰，减少肺部感染。

（7）拔管护理：如原发病已愈、炎症消退、呼吸道分泌物不多，便可考虑拔管，拔管时间一般在术后1周以上。拔管前1～3d试堵管以锻炼患者呼吸功能。从堵管1/3、1/2到全堵管口，全程必须进行生命体征和SpO_2的监测，如全堵24～48 h后患者呼吸平稳、发音正常，即可拔管。如果患者脱机后呼吸功能已经恢复，有足够的咳嗽力量，也可采用不堵管直接拔管的方法，拔管后继续观察呼吸情况24～48 h。拔管后，用蝶形胶布拉紧伤口两侧皮肤黏合，切口内可不填塞引流物。外敷纱布，每日换药1次，1周左右即可痊愈。如不愈合，可考虑缝合。拔管后床边仍需备气管切开包，以便病情反复时急救。

（8）心理护理：关心、体贴患者，给予精神安慰，患者经气管切开后不能发音，采用书面交谈或动作表示，预防患者因烦躁而自己将套管意外拔出，必要时行保护性约束。

（三）环甲膜穿刺术与环甲膜切开术

1.环甲膜穿刺术　环甲膜位于甲状软骨和环状软骨之间，前仅有柔软的甲状腺，并无坚硬遮挡组织，后通气管，它仅为一层薄膜，周围无要害部位，因此利于穿刺。环甲膜穿刺术（cricothyroid membrane puncture）是在确切的气道建立之前，借助刀、穿刺针或其他任何锐器穿刺环甲膜，迅速建立一个新的临时呼吸通道，是临床上帮助患者进行有效气体交换，快速缓解患者呼吸困难或窒息，简便快捷而有效的一项急救技术。

（1）适应证

1）各种原因引起的急性上呼吸道完全或不完全阻塞的患者。

2）行气管切开术但缺乏必要器械时或气管插管有禁忌的患者。

3）牙关紧闭经鼻插管失败的患者。

4）需气管内给药的患者。

5）喉头水肿及颈部或面颌部外伤致气道阻塞需立即通气急救者。

6）常规气管切开术可能加重病情者（如呼吸困难伴不稳定颈椎骨折或脱位的患者）。

（2）禁忌证：一般无绝对禁忌证。但如果遇到以下情况时，要谨慎选用环甲膜穿刺术。

1）已明确呼吸道阻塞发生在环甲膜水平以下。

2）凝血功能明显障碍。

3）3岁以下的小儿。

4）患有喉部急性疾病、声门下有炎症或新生物。

5）气管内插管时间过长。

（3）操作方法

1）用物准备：环甲膜穿刺针或粗针头、注射器、T型管、吸氧装置、消毒液。

2）患者准备：取仰卧位或斜坡卧位，头部保持正中，颈部充分后仰，一般无须局麻。

3）操作步骤：①体位摆放。②消毒、定位、穿刺：常规消毒环甲膜前的皮肤（急危情况下可直接穿刺）。用左手摸清甲状软骨下缘与环状软骨上缘间的环甲膜。如图2-3所示。右手将通气针头在环甲膜上垂直下刺，通过皮肤、筋膜及环甲膜，有落空感时即挤压双侧胸部，发现有气体自针头逸出或用注射器很易抽出气体时，即以T型管的上臂一端与针头连接，并通过T型管的下臂接氧气瓶而输氧。也可以左手固定穿刺针头，以右示指间歇堵塞T型管上臂的另一端开口处而行人工呼吸。根据患者的需要调节人工呼吸的频率。若经针头导入支气管留置给药管，则在针头退出后，用纱布包裹并固定。③处理用物，记录。

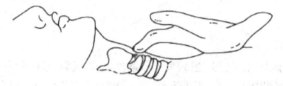

图2-3 环甲膜位置

（4）注意事项

1）环甲膜穿刺术仅仅是呼吸复苏的一种临时急救措施，穿刺针留置时间不宜过久（一般不超过24 h）。因此，待患者情况稳定后，应改作气管切开。

2）环甲膜穿刺不能偏离气管中线，以免碰到大血管，造成出血。

3）穿刺时进针不宜过深，以免损伤喉后壁黏膜；尤其在使用代用的针头时要注意不要刺入食管。

4）以消毒干棉球压迫穿刺点片刻，同时针头拔出以前应防止喉部上下运动，否则容易损伤喉部的黏膜。

5）环甲膜穿刺针头与T型管接口连接时，必须连接紧密确保不漏气。

6）若穿刺点皮肤出血，干棉球压迫的时间可适当延长。穿刺部位如有较为明显的出血时应注意止血，以免血液返流入气管内。

7）如遇血凝块或分泌物阻塞穿刺针头，可用注射器注入空气，或用少许生理盐水冲洗，以保证其通畅。

（5）护理

1）术前向患者说明施行环甲膜穿刺术的目的，消除不必要的顾虑。

2）注射药物前，必须回抽空气，确定针尖在喉腔内才能注射药物；注射药物时，嘱患者勿吞咽及咳嗽，注射速度要快，注射完毕后迅速拔出注射器及针头。

3）注入的药物应以等渗盐水配制，pH要适宜，以减少对气管黏膜的刺激。

4）术后如患者咳出带血的分泌物，嘱患者勿紧张，一般在1~2d内即消失。

5）术后可经穿刺针接氧气管给患者吸氧，缓解患者缺氧和呼吸困难。

6）环甲膜穿刺通气用的针头及T型管应作为急救常规装备而消毒备用，接口紧密不漏气。

7）心理护理：关心、体贴患者，给予精神安慰。

2. 环甲膜切开术 环甲膜切开术简便、快捷而有效，在临床上主要用于病情危急，需立即抢救的患者，待呼吸困难缓解后，再做常规气管切开术。

（1）适应证

1）因异物、颌面和喉外伤、会厌软骨炎、喉痉挛或肿瘤引起完全或不完全气道梗阻。

2）昏迷或脑外伤后咳嗽反射消失而导致呼吸道分泌物堵塞。

3）疑有颈椎骨折或老年性颈椎退行性病变需做气管切开者。

4）牙关紧闭经鼻插管反复失败的患者。

5）心脏直视手术需作胸骨正中切开，为避免因正规气管切开而引起交叉感染者。

（2）禁忌证

1）13 岁以下儿童在病情允许的情况下尽量选用正规气管切开。

2）喉肿瘤。

3）声门下狭窄。

4）进展性血肿。

5）凝血功能障碍。

（3）操作方法

1）用物准备：无菌小刀、止血钳、橡胶管，有条件可备气管切开全套用品。

2）患者准备：患者取仰卧位，背肩部垫高，头后仰，保持正中位，充分显露颈部。

3）操作步骤：①体位摆放。②消毒、戴无菌手套、铺巾（紧急情况下，该步可从简）。③定位：左手示指摸清位于甲状软骨下缘和环状软骨上缘的环甲间隙，中指和拇指固定甲状软骨翼板。④暴露环甲膜：左手示指引导下右手于环甲间隙中间作 2～4cm 长的横切口，切开皮肤和皮下组织，暴露环甲膜。⑤切开环甲膜约 1～1.5cm。用刀柄或止血钳插入环甲膜切口内横行撑开切口，顺势将气管导管或橡胶管插入气管，建立人工气道。⑥止血，固定气管导管。⑦处理用物，记录。

（4）注意事项

1）进刀时，进入声门下腔即可，不可用力过猛，以免损伤环甲关节后方的喉返神经及血管。

2）切忌损伤环状软骨，以免造成喉狭窄、发音困难等严重的喉功能障碍。

3）切口的部位应接近环状软骨的上缘，以免损伤环甲动脉吻合支。

4）环甲膜切开术属于应急手术，可能会引起喉水肿、声带损伤及声门狭窄等严重后遗症，而且橡胶管容易引起肉芽肿，因此最好在 48 h 内排除梗阻原因或改行气管切开术。

（5）护理

1）术后密切观察患者呼吸道及切口的情况。

2）保持套内通畅，一般每隔 4～6 h 清洗内套管 1 次。

3）维持下呼吸道通畅。

4）防止套管阻塞或脱出。

5）保持伤口清洁，防止感染。

6）切开时间不宜长于 48 h，若患者脱离危险，即行正规气管切开术，以防喉狭窄。

7）心理护理：关心、体贴患者，给予精神安慰。

二、创伤止血、包扎、固定、搬运

（一）止血

出血是患者创伤后的主要并发症。正常成人全身血量占体重的 7%～8%。若失血量≤10%，可能有轻度的头昏、交感神经兴奋症状或无任何反应，失血量达 20% 左右，会出现失血性休克的症状,如意识模糊,血压下降,脉搏细速,肢端厥冷等;失血量≥30%,患者会发生严重的失血性休克,若不及时抢救,短时间内可能危及患者的生命或发生严重的并发症。因此,在保证患者呼吸道通畅的情况下,应及时准确地进行止血。

1.适应证　凡是出血的伤口均需要止血。判断患者是否出血的同时还要判断出血部位、血管性质,以便选择正确有效的止血方法。

根据血管性质不同可将出血分为动脉出血、静脉出血和毛细血管出血。具体内容见表2-1。

表2-1　血管出血特点

血管类型	出血性状	颜色	出血点	危害性
动脉	快速大量涌出,呈喷射状	鲜红	易发现	可能会危及生命
静脉	持续缓慢涌出状	黯红	较易发现	危险性小于动脉出血
毛细血管	从创面呈点状或片状渗出	鲜红	不易判明	危险性一般较小

2.用物准备　无菌敷料、三角巾、绷带、纱布垫、止血带等;野外环境就地取材如干净毛巾、衣服、鞋带等。

3.操作方法

(1)指压止血法:该方法是中等或较大动脉出血最迅速的一种临时止血法。用手指或手掌、拳头甚至肘关节压迫伤口近心端的动脉,将动脉压向深部的骨骼上,阻断血液通过,迅速止血。一般只适用于头面颈部及四肢的动脉出血急救。指压止血法属于临时止血法,效果有限,应及时根据实际情况准备材料换用其他止血方法。

人体出血常见部位的指压点及方法如下。

1)头顶部出血:压迫同侧耳屏前方颧弓根部的搏动点(颞浅动脉),将动脉压向颞骨。如图2-4所示。

2)颜面部出血:压迫同侧下颌骨下缘、咬肌前缘的搏动点(面动脉),将动脉压向下颌骨。如图2-4所示。

3)颈部、面深部、头皮部出血:压迫同侧气管外侧,胸锁乳突肌前缘中点之间强搏动点(颈总动脉),将动脉用力压向第5颈椎横突处。如图2-4所示。压迫过程中密切注意观察有无晕厥反应,疑有脊柱损伤的患者,保持颈部制动。压迫颈总动脉止血应慎重,绝对禁止同时压迫双侧,以免引起脑组织缺血缺氧。

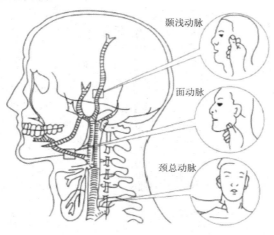

图2-4　头面部出血常见按压部位

4）头后部出血：压迫同侧耳后乳突下稍往后的搏动点（枕动脉），将动脉压向乳突。

5）肩部、腋部出血：压迫同侧锁骨上窝中部（锁骨下动脉），将动脉压向第 1 肋骨。如图 2-5 所示。

6）上臂出血：外展上肢 90°，在腋窝中点用拇指将腋动脉压向肱骨头。如图 2-5 所示。

7）前臂出血：压迫同侧肱二头肌内侧沟中部的搏动点（肱动脉），将动脉压向肱骨。如图 2-5 所示。

8）手部出血：压迫同侧手腕横纹稍上处的内、外侧搏动点（尺、桡动脉），将动脉压向尺、桡骨。如图 2-5 所示。

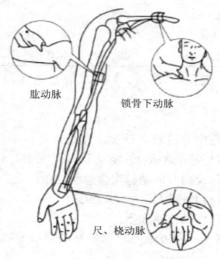

图 2-5　上肢出血常见按压部位

9）大腿出血：压迫同侧腹股沟中点稍下部的搏动点（股动脉），将动脉压向耻骨上肢。如图 2-6 所示。

10）小腿出血：在腘窝中部压迫腘动脉。如图 2-6 所示。

11）足部出血：压迫足背中部近脚腕处的搏动点（胫前动脉）和足跟内侧与内踝之间的搏动点（胫后动脉），如图 2-6 所示。

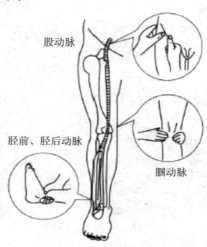

图 2-6　下肢出血常用按压部位

(2)加压包扎止血法:体表及四肢伤出血,大多数可用加压包扎和抬高肢体达到暂时止血的目的。以无菌敷料覆盖伤口,以绷带或三角巾绞紧包扎,情况紧急时可用手直接压在无菌敷料上,同时受伤部位抬高。适用于小动脉、小静脉和毛细血管的出血。如图2-7所示。

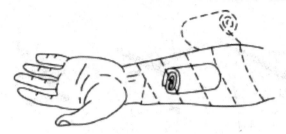

图 2-7　加压包扎止血法

(3)填塞止血法:用无菌敷料填入伤口内压紧,外加大块敷料加压包扎。此法应用范围较局限,适用于腋窝、肩部、大腿根部出血,用指压法或包扎法难以止血时使用。此外还有鼻出血中前鼻孔、后鼻孔的填塞止血。

(4)屈曲肢体加垫止血法:多用于肘或膝关节以下的出血,在无骨关节损伤时可使用。在肘窝或腘窝部放置一绷带卷,然后强屈关节,并用绷带、三角巾扎紧。此法伤员痛苦较大,有可能压迫到神经、血管,且不便于搬动伤员,不易首选,对疑有骨折或关节损伤的伤员,禁止使用。如图2-8所示。

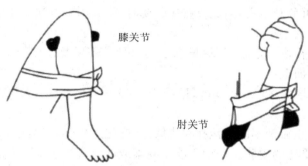

膝关节

肘关节

图 2-8　屈曲肢体加垫止血法

(5)止血带止血法:一般适用于四肢大动脉出血,或采用加压包扎后不能有效控制的大出血可选用。

1)勒紧止血法:伤口用敷料或带状布料覆盖,在伤口的近心端扎两圈,第一圈作为衬垫,第二圈压在第一圈上,勒紧止血。

2)绞紧止血法:先将三角巾或是其他现场的布料平整地绕伤口一圈,两端向前拉紧打活结,并在一头留出一小套,以小木棒、笔杆、筷子等做绞棒,插在带圈内,提起绞棒绞紧,再将木棒一头插入活结小套内,并拉紧小套固定。如图2-9所示。

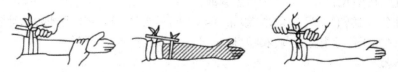

图 2-9　绞紧止血法

3)橡皮止血带止血法:在伤口近心端,加衬垫后上止血带。以左手的拇指、示指、中指持止血带的头端,将长的尾端绕肢体一圈后压住头端,再绕肢体一圈,然后用左手示指、中指夹住尾端后将止血带下拉,由另一边拉出,形成一个活结。如图 2-10 所示。

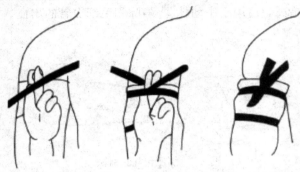

图 2-10 橡皮止血带止血法

4)充气止血带止血法:根据血压计原理设计,有压力表指示压力大小,压力均匀,效果较好,同时对受压部位的组织损伤较小。适用于四肢较大动脉的止血。除了在院外外伤止血患者应用较多以外,院内对于截肢术后的患者,也须在床旁配备动脉止血带,用于应急残端突发的大出血。将袖带绑在伤口的近心端,充气止血。

4. 注意事项 止血带止血是有效的应急措施,但使用不当会造成不良后果。过紧会压迫损害神经或软组织,过松起不到止血的作用,反而增加出血,使用时间过长会引起肌肉坏死、厌氧菌感染,严重时可危及生命,因此只有在必要时,才选用该方法。止血过程中止血带使用注意事项如下:

(1)部位准确:扎在伤口近心端,尽量靠近伤口处。需反复使用止血带止血过程中,注意不可反复扎在同一平面上。

(2)压力适当:上肢为 250~300mmHg,下肢 300~500mmHg,无压力表时以刚好使远端动脉搏动消失为度。

(3)衬垫要垫平:止血带不能直接扎在皮肤上,应先用棉垫、三角巾、毛巾或衣服等平整地垫好,防止损伤局部受压的皮肤。切记不能用绳索或铁丝直接在皮肤上加压。

(4)控制时间:上止血带的时间不能超过 5 h(冬天时间可适当延长),定时要放松,并应每30min 至 1 h 松止血带 1 次。每次 2~3min,放松过程中以指压法止血。

(5)标记明显:上止血带的患者应做明显标记,记录上止血带时间。

(二)包扎

包扎的作用主要是保护伤口、减少污染;固定敷料、药品和骨折部位;压迫止血;减轻疼痛。包扎之前要用敷料覆盖创面,包扎松紧适宜,包扎部位准确,使肢体保持功能位,打结时要避开伤口和骨隆突处。

1. 适应证 体表各部位的伤口除采用暴露疗法者,一般均需包扎。

2. 禁忌证 厌氧菌感染、犬咬伤等需暴露的伤口。

3. 物品准备 卷轴绷带、三角巾、纱布、四头带、多头带、丁字带、胶带、别针、夹子,紧急情况下就地取材(如干净手帕、毛巾、衣物、被单等)。

4. 操作步骤

(1)绷带包扎法

1)环形包扎法:最基本、最常用的方法,适用于各种包扎的起始和结束以及粗细相等部位的小伤口。所有后面介绍的包扎法都是基于环形包扎法上演变的。用绷带做环形缠绕,适用于包扎的开始与结束时和包扎粗细均匀部位如颈、腕、胸、腹等处的伤口。操作步骤:①将绷带做环形的重叠缠绕(不少于 2 周)。②下周将上周绷带完全遮盖。③将绷带末端毛边反折,用胶布或安全别针固定,或将带尾中间剪开分成两头,避开伤区打结固定(以下包扎固定均按此法)。如图 2-11 所示。

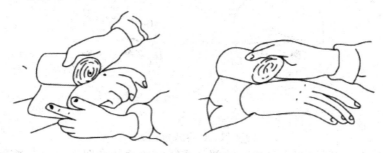

图 2-11　环形包扎法

2)螺旋形包扎法:适用于直径大小基本相同部位,如上臂、手指、躯干、大腿等。先用环形缠绕两周,然后稍微倾斜螺旋向上缠绕,每周遮盖上一周的 1/3 到 1/2,将绷带再次环形缠绕两圈,固定。如图 2-12 所示。

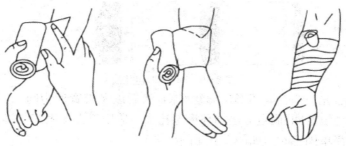

图 2-12　螺旋形包扎法

3)螺旋反折包扎法:适用于直径大小不等部位,如前臂、小腿等。注意不可在伤口上或骨隆突处反折。先用环形缠绕两周,然后稍微倾斜螺旋向上缠绕,每周均将绷带向下反折,并遮盖其上一周的 1/3 到 1/2,反折部位应成一直线。将绷带再次环形缠绕两圈,固定。如图 2-13所示。

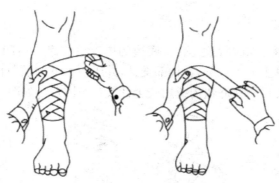

图 2-13　螺旋反折包扎法

4)回返式包扎法:适用于有顶端的部位,如指端、头顶部或截肢残端。先将绷带以环形法缠绕两圈,由助手在后部将绷带固定,反折后绷带由后部经肢体顶端或截肢残端向前,也可由助手在前部将绷带固定,再反折向后,如此反复包扎,每一来回均覆盖前一次的 1/3～1/2,直到包住整个伤处顶端,最后将绷带再环绕数圈把反折处压住固定。如图 2-14 所示。

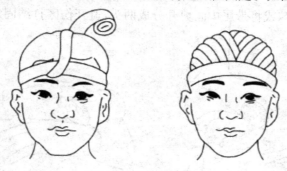

图 2-14　回返式包扎法

5)"8"字形包扎法:适用于直径不一的部位或屈曲的关节如肘部、肩部、髋部、膝盖等。在伤处上下,将绷带自下而上,自上而下,做"8"字形缠绕,每周遮盖上一周的 1/3～1/2。屈曲关节后关节远心端环形包扎两圈;右手将绷带从右下越过关节向左上绷扎,绕过后方,再右上越过关节下左下绷扎。最后环形 2 圈固定。如图 2-15 所示。

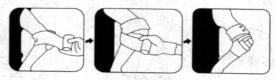

图 2-15　"8"字形包扎法

6)蛇形包扎法:先用绷带以环形法缠绕 2 圈,然后以绷带宽度为间隔,斜行上缠,互不遮盖,最后再次环形缠绕两圈,固定方法如环形包扎法。适用于夹板固定,或需由一处迅速延伸至另一处时,或作简单固定时。如图 2-16 所示。

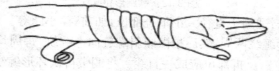

图 2-16　蛇形包扎法

(2)三角巾包扎法

1)头面部包扎法

A. 头顶部包扎法:将三角巾底边反折,底边的中点放在患者眉间上部,顶角经头顶垂向枕后,再将底边经左右耳上向后拉紧,在枕部交叉,并压住垂下的顶角再交叉绕耳上到额部拉紧打结,最后将顶角向上反折在底边内或用安全针或胶布固定。如图 2-17 所示。

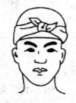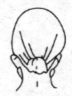

图 2-17　头顶部包扎法

B. 脑组织膨出的包扎法：遇有脑组织从伤口膨出，不可压迫包扎，要先用大块消毒湿纱布盖好，然后再用纱布卷成保护圈，套住膨出的脑组织，再用三角巾包扎。

C. 额部包扎法：将三角巾折成 3～4 指宽的带状，将中段放在覆盖伤口的敷料上，然后环绕头部，打结位置以不影响睡眠和不压住伤口为宜。

D. 下颌包扎法：三角巾折成 3～4 指宽的宽带巾。留出顶角的带子，置于枕后，两端分别经耳下绕向前，一端托住下颌，至对侧耳前与另一端交叉后再由耳前向上绕过头顶，另一端交叉后向下绕过下颌经耳后拉向头顶，然后两端和顶角的带子一起打结。多作为下颌骨骨折的临时固定。如图 2-18 所示。

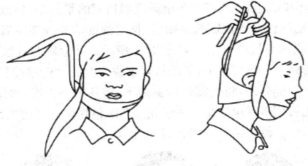

图 2-18　下颌包扎法

E. 风帽式包扎法：在顶角、底边中点各打一结，将顶角结放在额前，底边结置于耳下，然后将两边拉紧向外反折，绕向前面将下颌部包住，最后绕到耳下打结。如图 2-19 所示。

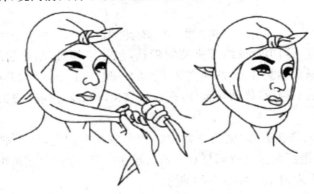

图 2-19　风帽式包扎法

F. 单侧面部包扎法：将三角巾对折双层，一手将顶角压在伤员健侧眉上，另一手将底边的一半经耳上绕到头后，用底角与顶角打结，然后将底边的另一半反折向下包盖面部，并绕颏下用底角与顶角在耳上打结。

G. 面具式包扎法：用于广泛的面部损伤或烧伤。方法是将三角巾的顶部打结后套在下颏部，罩住面部及头部拉到枕后，将底边两端交叉拉紧后到额部打结，然后在口、鼻、眼部各剪一小口。如图 2-20 所示。

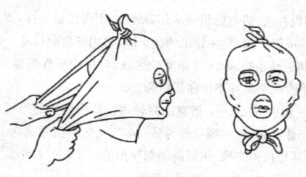

图 2-20　面具式包扎法

H. 眼部包扎法：①单眼包扎法：将三角巾折成四指宽的带状巾，斜放在眼部，将下侧较长的一端经枕后绕到额前压住上侧较短的一端后，长端继续沿着额部向后绕至健侧颞部，短端反折环绕枕部至健侧颞部与长端打结。如图 2-21 所示。②双眼包扎法：将三角巾折成四指宽的带状巾，将中央部盖在一侧伤眼上，下端从耳下绕到枕后，再经对侧耳上至眉间上方压住上端，继续绕过头部到对侧耳前，将上端反折斜向下，盖住另一伤眼，再绕耳下与另一端在对侧耳上或枕后打结，也可用带状巾作交叉法包扎。双眼包扎法还可用三角巾折叠成四指宽的带状巾横向绕头两周，于一侧打结。如图 2-21 所示。

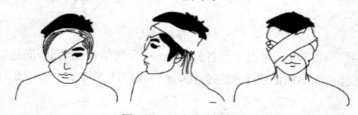

图 2-21　眼部包扎方法

J. 耳部包扎法：将三角巾折成约五指宽的带状，包扎单耳时，从枕后斜向前上绕行，将伤耳包住，另一端经前额至健侧耳上，两端交叉于头的一侧打结。包扎双耳时，将带子的中部放于枕后，两端均斜向前上绕行，将两耳包住，在前额交叉以相反方向环绕头部并打结。

2）胸背部包扎法

A. 三角巾包扎法：伤在右胸，就将三角巾的顶角放在右肩上，然后把左右底角从两腋窝拉过到背后打结。再把顶角拉过肩部与双底角结系在一起，或利用顶角小带与其打结。如果是左胸，就把顶角放在左肩上。如图 2-22 所示。

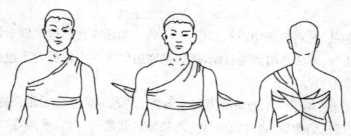

图 2-22　三角巾胸部包扎法

B. 燕尾巾包扎法：将三角巾折成鱼尾状，并在底部反折一道边，横向于胸部，两角向上，分放于两肩上并拉至颈后打结，再用顶角带子绕至对侧腋下打结。背部和胸部方法相同，只是位置相反。如图 2-23 所示。

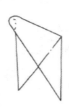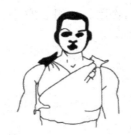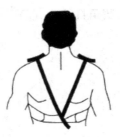

图 2-23 燕尾巾胸部包扎法

3）肩部包扎法

A. 单肩燕尾巾包扎法：将三角巾折成燕尾巾，把夹角朝上放在伤侧肩上，燕尾底边包绕上臂上部打结，两角分别经胸部和背部拉向对侧腋下打结。如图 2-24 所示。

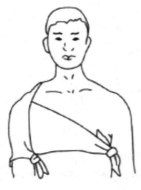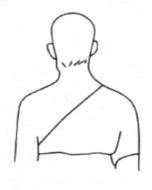

图 2-24 肩部包扎法

B. 双肩燕尾巾包扎法：将三角巾叠成两燕尾角等大的燕尾巾，夹角朝上对准颈部，燕尾披在双肩上，两燕尾角分别经左右肩拉至腋下与燕尾底角打结。

4）腹臀部包扎法

A. 腰部包扎：把三角巾横放在腹部，将顶角朝下，底边置于脐部，拉紧底角至围绕到腰后打结，顶角经会阴拉至臀部上方，用底角余头打结。此法也可包扎双臀部。

B. 单侧臀部包扎法：将三角巾置于大腿外侧，中间对着大腿根部，将顶角系带围绕缠扎，然后将下边角翻上拉至健侧髂嵴部与前角打结。如图 2-25 所示。

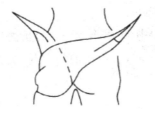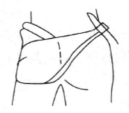

图 2-25 单侧臀部包扎法

5）四肢包扎法

A. 前臂及上臂包扎法：此法用于上肢大面积损伤，如烧伤等。将三角巾一底角打结后套在伤侧手上,结留余头稍长些备用,另一底角沿手臂后侧拉到对侧肩上,顶角包裹伤肢,前臂屈至胸前,拉紧两底角打结,并起到悬吊作用。如图 2-26 所示。

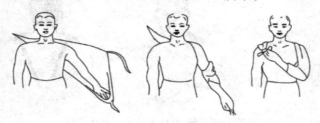

图 2-26　前臂及上臂包扎法

B. 手足部包扎法:将伤手(足)平放在三角巾中央,指端向顶角,底边横于腕(踝)部,再把顶角折回拉到手(足)背上面,然后把左右两底角在手(足)背交叉地向上拉到手腕(脚踝)的左右两侧缠绕打结。如图 2-27 所示。

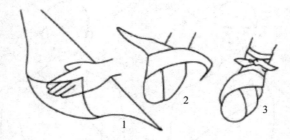

图 2-27　手(足)部包扎法

C. 小腿及以下部位包扎法:脚朝向三角巾底边,把脚放近底角底边一侧,提起顶角与较长一侧的底角交叉包裹,在小腿打结,再将另一底角折到足背,绕脚踝与底边打结。

D. 膝部包扎法:根据伤情把三角巾折叠成适当宽度的带状巾,将带的中段斜放在伤部,其两端分别压住上下两边,两端于膝后交叉,一端向上,一端向下,环绕包扎,在膝后打结,呈"8"字形。如图 2-28 所示。

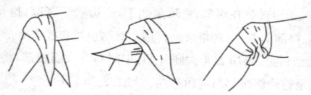

图 2-28　膝部包扎法

E. 大腿根部包扎法:把三角巾的顶角和底边中部(稍偏于一端)折叠起来,以折叠缘包扎大腿根部,在大腿内侧打结。两底角向上,一前一后,后角比前角要长,分别拉向对侧,在对侧髂骨上缘打结。

6)三角巾悬臂带

A. 大悬臂带:将三角巾放于健侧胸部,底边和躯干平行,上端越过肩部,顶角对着伤臂的肘部,伤臂弯成直角放在三角巾中部,下端绕过伤臂反折越过伤侧肩部,两端在颈后或侧方打结。再将顶角折回,用别针固定。如图 2-29 所示。

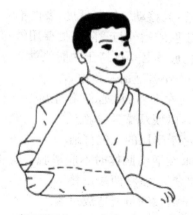

图 2-29 三角巾悬臂带

B. 小悬臂带:将三角巾折叠成带状吊起前臂的前部(不要托肘部),适用于肩关节损伤、锁骨和肱骨骨折。

7)腹部内脏脱出的包扎方法:当腹部受到撞击、刺伤时,腹腔内的器官如结肠、小肠脱出体外,这时不要将其压塞回腹腔内,而要采用特殊的方法进行包扎。先用大块的纱布覆盖在脱出的内脏上,再用纱布卷成保护圈,放在脱出的内脏周围,保护圈可用碗或皮带圈代替,再用三角巾包扎。伤员取仰卧位或半卧位,下肢屈曲,尽量不要咳嗽,严禁饮水进食。如图 2-30 所示。

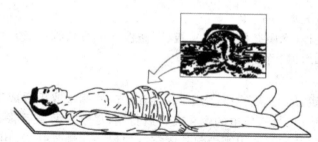

图 2-30 腹部内脏脱出的包扎方法

8)异物刺入体内的包扎方法:异物包括刀子、匕首、钢筋、铁棍以及其他因意外刺入体内的物体。异物刺入胸背部,易伤及心脏、肺、大血管;刺入腹部,易伤及肝、脾等器官;刺入头部,易伤及脑组织。异物刺入体内后,切忌拔出异物再包扎。因为这些异物可能刺中重要器官或血管。如果把异物拔出,会造成出血不止。正确的包扎方法是先将两块棉垫或替代品安放在异物显露部分的周围,尽可能使其不摇动,然后用棉垫包扎固定,使刺入体内的异物不会脱落。还可制作环行垫,用于包扎异物的伤口,避免压住伤口中的异物。搬运中绝对不许挤撞伤处。

5. 注意事项

(1)包扎伤口前,先简单清创并盖上消毒纱布,然后再行包扎,不能用手和脏物触摸伤口,不能用水冲洗伤口(化学伤除外),不准轻易取出伤口内异物,不准把脱出的内脏还纳。操作时小心谨慎,以免加重疼痛或导致伤口出血或污染。包扎要牢固,松紧适宜,过紧会影响局部血液循环,过松易致敷料脱落或移动。

(2)包扎时松紧要适宜,打结注意避开伤口、骨隆突处或易于受压的部位。过紧会影响局部血液循环,过松容易使敷料脱落或移动。松紧适度,要能扪及远端动脉的搏动。

(3)患者的位置保持舒适,皮肤皱褶处与骨隆突处要用纱布或棉垫作衬垫,需要抬高肢体时,应给予适当的扶托物,包扎的肢体必须保持于功能位置。

(4)选用宽度适宜的绷带和大小合适的三角巾。

(5)包扎方向为自下而上、由左向右、从远心端向近心端包扎,以阻止静脉血液的回流。包扎四肢时,应将指(趾)端外露,以便观察肢体血液循环。绷带固定时的结应放在肢体的外侧面,忌在伤口上、骨隆突处或易于受压的部位打结。

(6)防止滑脱,绷带包扎要求在活动肢体时不应滑脱。防止方法是在开始缠绕时将绷带头压好,然后再缠绕。如需续加绷带,就将两端重叠。

(7)不要用潮湿的绷带,因干后收缩可能造成过紧。

(8)解除绷带时,先解开固定结或取下胶布,然后以两手互相传递松解。紧急时或绷带已被伤口分泌物浸透干涸时,可以用剪刀剪开。

(三)固定

固定的作用是为了减少受伤部位的活动,避免骨折断端因摩擦而损伤血管乃至重要器官、神经;减少疼痛,防治休克;避免神经、血管、骨骼及软组织再次损伤,同时也利于患者的搬运。

1.适应证　所有的四肢骨折均应进行固定,脊椎损伤、骨盆骨折及四肢广泛软组织损伤在急救中也应相对固定。

2.禁忌证　一般无禁忌证。

3.用物准备　夹板(木质夹板、金属夹板、可塑性夹板等)、绷带、纱布、三角巾等;也可因地制宜,就地取材(如木棒、竹板等)。

4.操作方法

(1)锁骨骨折固定:用毛巾或敷料垫于两腋前上方,将绷带或折叠成带状的三角巾,两端分别绕两肩呈"8"字形;拉紧三角巾的两头在背后打结,尽量使两肩后张。注:可于背后放 T 字形夹板,然后在两肩及腰部各用绷带包扎固定。如仅一侧锁骨骨折,用三角巾把患侧手臂悬兜在胸前,限制上肢活动即可。如图 2-31 所示。

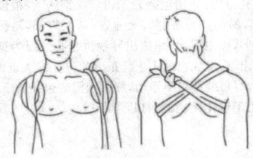

图 2-31　锁骨骨折固定

(2)上臂骨折固定:用长短两块夹板,长夹板放在上臂的后外侧,短夹板置于前内侧,骨折部位上下两端固定,将肘关节屈曲 90°,使前臂呈中立位;再用三角巾将上肢悬吊,固定于胸前。如图 2-32 所示。如只有一块夹板,夹板置于上臂外侧,若无夹板,可用两块三角巾,一条将上臂呈 90°悬吊于胸前,另一条将伤肢上臂与胸部固定在一起。

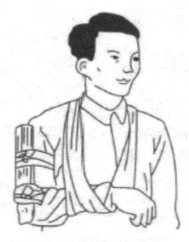

图 2-32　上臂骨折固定

(3)前臂骨折固定:协助伤员屈肘 90°,拇指在上。取两块合适夹板,其长度超过肘关节至腕关节的长度,分别置于前臂内、外侧,用绷带或带状三角巾分段固定,再用三角巾将前臂悬吊于胸前,置于功能位。如图 2-33 所示。

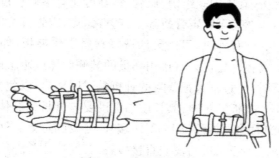

图 2-33　前臂骨折固定

(4)小腿骨折固定:取长短相等的夹板(长度自足跟到大腿)两块,分别放在伤腿内、外侧,用绷带或带状三角巾分段固定。紧急情况若无夹板,可将伤员两下肢并紧,两脚对齐,将健侧肢体与伤肢分段用绷带固定在一起,注意在关节和小腿之间的空隙处加棉垫以防包扎后骨折部弯曲。如图 2-34 所示。

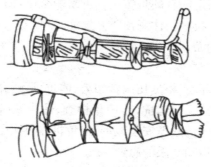

图 2-34　小腿骨折固定

(5)大腿骨折固定:把长夹板或其他代用物(长度等于腋下到足跟)放在伤肢外侧,另用一短夹板(长度自足跟到大腿根部),关节与空隙部位加棉垫,用绷带、带状三角巾或腰带等分段固定。同时注意应使脚与小腿呈直角。如图 2-35 所示。

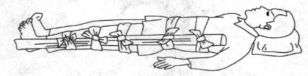

图 2-35　大腿骨折固定

（6）脊柱骨折固定：立即使伤员俯卧于硬板上，不可移动，必要时可用绷带固定伤员，胸部与腹部需垫上软垫，减轻局部组织受压程度。如图 2-36 所示。

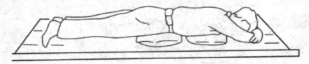

图 2-36　脊柱骨折固定

（7）骨盆骨折固定：先将骨盆用三角巾或大块包扎材料做环形包扎后，让伤员仰卧于门板或硬质担架上，膝微屈，膝下加垫。

5. 注意事项

（1）对于各部位的骨折，其周围软组织、血管、神经可能有不同程度的损伤，或有体内器官的损伤，应先行止血、包扎，然后再固定骨折部位；若有休克，应先行抗休克处理。

（2）就地取材要记牢。在野外时，可以灵活选择材料当作夹板，如竹板、树枝，甚至报纸、书本、雨伞都可以用于当夹板。还可以直接用伤员的健侧肢体或躯干进行临时固定。

（3）处理开放性骨折时，注意不可把暴露的骨折端送回伤口，以免发生感染。

（4）上下关节固定牢。夹板固定时，其长度与宽度要与骨折的肢体相适应，长度必须超过骨折上、下两个关节；固定时除骨折部位上、下两端外，还要固定上、下两个关节。

（5）骨折部位要加垫。夹板不可与皮肤直接接触，其间应用棉垫或其他软织物衬垫，尤其是夹板两端、骨隆突处以及悬空部位应加厚衬垫，防止局部组织受压或固定不稳。

（6）固定松紧要适度，以免影响血液循环。肢体骨折固定时，一定要将指端露出，以便随时观察末梢血液循环情况，如发现指端苍白、发冷、麻木、疼痛、浮肿或青紫时，说明血液循环不良，应立即松开检查并重新固定。

（7）功能位置要放好。固定的目的是防止骨折断端移位，而不是复位。对于伤员，看到受伤部位畸形，也不可随便矫正拉直。注意预防并发症。

（8）固定中避免不必要的搬动。

（四）搬运

搬运患者前需评估现场环境，根据伤病者伤势、体重、运送路程、急救人员体力、可能遇到困难等决定搬运的方法与工具。搬运前，作简单检查、适当和必要的初步救护。搬运的基本原则是及时、安全、迅速地将伤员搬至安全地带，避免机体再次受到损伤。

1. 适应证　适用于转移活动受限的患者。

2. 禁忌证　一般无禁忌证。

3. 用物准备　各式担架（板式担架、铲式担架、帆布担架、吊装担架、四轮担架、自制担架），无担架时徒手。

4. 操作方法

(1)一般伤员搬运的方法

1)担架搬运法:适用于病情重和运送远途的伤员。担架的种类很多,根据不同的环境条件和伤情选择不同的担架。担架搬运的具体方法:由2~4人合成一组,将伤员移上担架,伤员头部在后,脚在前,抬担架的人脚步、行动要一致,前面的人左脚先那么后面的人右脚先,平稳前进。向低处抬时(下楼),前面的人要抬高,后面的人要放低,使伤员保持在水平状态,上台阶时则相反,走在担架后面的人要随时注意观察伤员的病情变化。如图2-37所示。

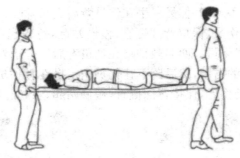

图2-37 担架搬运法

2)徒手搬运法:病情轻、路途近又找不到担架,可用扶持、抱持、背负等方法搬运。

①单人搬运法:a. 扶持法:适用于病情较轻、清醒、无骨折,能步行的伤员。救护者站在伤员一侧,使伤员一侧上肢绕过自己的颈部;用手抓住伤员的手,另一只手绕到伤员背后,搀扶行走。b. 抱持法:适用于体重较轻伤员。是短距离搬运的最佳方法,脊柱、大腿骨折禁用此法。救护者蹲在伤员的一侧,面向伤员,一只手臂从伤员的腋下绕到其背后,另一只手臂放在伤员的大腿下,然后抱起。c. 背负法:适用清醒、体重轻的伤员(尤其是溺水者)。胸部损伤,四肢、脊柱骨折禁用此法。救护者背向伤员蹲下,嘱伤员用双臂从救护者肩上伸到胸前,两手握紧;或双手绕过伤员大腿,并抓紧自己腰带,慢慢站起,保持背挺直。若伤员卧地不能站立,救护员可躺在伤员一侧,一手紧握伤员手,一手抱其腿,慢慢站起。如图2-38所示。d. 侧身匍匐法:根据伤员的受伤部位,确定采用左侧或右侧匍匐法。搬运时,使伤员的伤口处向上,将伤员腰部置于搬运者的大腿上,并使伤员的躯干紧靠于搬运者胸前,使伤员的头部和上肢不与地面接触,搬运者携伤员匍匐前进。e. 拖行法:适用现场危险,身体重的伤员。非紧急情况勿用此法。一般伤员:让伤员双臂交叉放于胸前,然后蹲在其背后,双手穿过伤员腋下,抓住他的手腕及前臂,用力向后拖行。

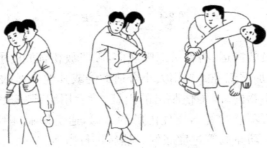

图2-38 单人背负法

②双人搬运法:a. 双人扶行法:适用于清醒、上肢无损伤的一般伤员(如双足受伤者)。两

名救护员站在伤员两旁。伤员手臂绕过救护员肩膀,救护人员紧握其手腕;步伐一致行走。b. 平抬或平抱搬运法:两人并排将伤员平抱,或者一前一后、一左一右将伤员抬起。注意此方法不适用于脊柱损伤者。如图 2-39(a)所示。c. 用靠椅抬走法:适用于清醒一般伤员。方法一:伤员坐在椅上,一人在后抬靠椅背部,另一人在前抬椅脚。方法二:伤员坐在椅上,两侧抬起。d. 拉车式搬运法:一名搬运者站在伤员的头部,以两手插到其腋前,将伤员抱在怀里,另一名搬动者抬起伤员的腿部,跨在伤员两腿之间,两人同方向步调一致抬起前行。e. 椅托式搬运法:适用清醒但体弱无力的一般伤员。一人以右膝、另一人以左膝跪地,各以一手伸入伤员大腿近腘窝处,互握对方手腕,各伸另一手在伤员背后交叉,同时抓住伤员腰部。如图 2-39(b)所示。尽量将身体贴近伤员,保持背部挺直,慢慢站起,一齐起步,外脚先行。f. 轿式搬运法:适用清醒、能合作的一般伤员。两名救护员在伤员背后两旁面对面,各自用右手握住自己的左腕,再用左手握住对方的右腕,然后蹲下让伤员两手搭在救护员肩膀,然后坐在相互握紧的手座上。尽量将身体贴近伤者,保持背部挺直,慢慢站起,一起起步,外脚先行。

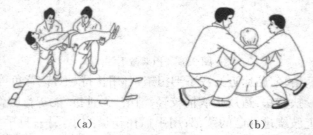

(a)　　　　　　　　(b)

图 2-39　双人搬运法

③三人或多人搬运:三人可并排将伤员抱起,齐步一致向前;3～4 名救护者单膝跪在伤者未受伤的一侧,分别托头颈、肩背、腰臀、下肢,同步抬起前进。如图 2-40 所示。严禁脊柱扭转或弯曲,保持身体平直;6 人可面对面站立,将伤员平抱进行搬运。适用于脊柱骨折的伤者。

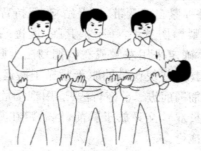

图 2-40　三人搬运法

(2)特殊伤员的搬运方法

1)腹部内脏脱出伤员的搬运:将伤员双腿屈曲,腹肌放松,防止内脏继续脱出。已脱出的内脏严禁回纳腹腔,以免加重感染。先用大小合适的碗或其他合适的替代物扣住内脏或取伤员的腰带做成略大于脱出物的环,围住脱出的内脏,然后用腹部三角巾包扎法包扎。注意对脱出的内脏在包裹时千万不能让容器压住内脏的边缘,避免缺血坏死。包扎后取仰卧位,屈曲下肢,并注意腹部保温,防止肠管过度胀气。然后再行搬运。

2)身体带有刺入物伤员搬运:应先包扎好伤口,妥善固定好刺入物,才可搬运。应用绷带等用物将刺入物固定。搬运途中避免震动、挤压、碰撞,刺入物外露部分较长时,应有专人负责保护刺入物。严禁震动,以防刺入物脱出或深入。刺入物一旦拔除应立即用填塞止血法进行填塞,注意无菌操作。

3)脊柱、脊髓损伤伤员的搬运:搬运此类伤员,应严防颈部与躯干前屈或扭转,应使脊柱保持伸直。对于颈椎伤的伤员,要有4人一起搬运,1人专管头部的牵引固定,保持头部与躯干成一直线,其余3人蹲在伤员的同一侧,两人托躯干,1人托下肢,同时起立,将伤员放在硬质担架上。伤员的头部两侧用沙袋固定住。腰部垫一软枕,以保持脊椎的生理弯曲。对于胸、腰椎伤的伤员,可由3人于伤员一侧搬运。如图2-41所示。

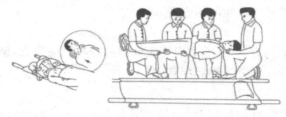

图 2-41　脊柱、脊髓损伤的伤员搬运

4)昏迷伤员的搬运:使伤员仰卧或俯卧于担架上,头偏向一侧,以利于呼吸道分泌物的引流。

5)骨盆损伤伤员的搬运:用三角巾或大块布料环形包扎骨盆。三人平托法抬放在硬质担架上搬运。伤员仰卧,髋、膝关节半屈,膝下加垫(衣卷),两大腿略向外展。如图2-42所示。

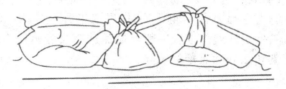

图 2-42　骨盆损伤患者的搬运

6)颅脑损伤伤员的搬运:有脑内容物膨出先保护后包扎。伤员取半卧位或健侧卧位,以保持呼吸道通畅;头部两侧用衣卷固定,防止摇动并迅速送医院。

7)颌面伤伤员的搬运:伤员取健侧卧位或俯卧位,便于口内血液和分泌液向外流出,保持呼吸道的通畅,以防窒息。若伴颈椎伤时,应按颈椎伤处理。

8)开放性气胸伤员的搬运:首先封闭开放性气胸为闭合性气胸后再搬运,伤员取半坐位,以坐椅式双人搬运法或单人抱扶搬运法为宜。

5.注意事项

(1)移动伤员首先应检查头、颈、胸、腹和四肢是否有损伤,如果有损伤,应先做急救处理。

(2)搬运过程中,动作要轻巧、敏捷,步调一致,避免震动,以减少伤员的痛苦。

(3)做好途中护理,注意观察神志、呼吸、脉搏以及病(伤)势的变化。

(4)担架搬运,一般头略高于脚,行进时伤员脚在前,头在后,以便观察伤员病情变化。

(5)用汽车、大车运送时,床位要固定,防止启动、刹车时晃动使伤员再度受伤。

三、血管导管技术

(一)深静脉穿刺置管术

深静脉穿刺置管术是一种以特制的穿刺管经皮肤穿刺并留置于深静脉腔内,经此通路进行补液、治疗或监测的方法。一般选择的深静脉为锁骨下静脉、颈内静脉、股静脉。

1. 适应证

(1)长期静脉内滴注高浓度或刺激性强的药物,如血管活性药物。

(2)外周静脉穿刺困难,需要建立静脉通路。

(3)急救时需快速静脉输液、输血、注药和检测中心静脉压。

(4)穿刺法行特殊检查、检测或治疗者,如心导管检查术、血液净化、心排出量检测等。

(5)胃肠道外营养。

2. 禁忌证

(1)进行抗凝治疗或有出血倾向的患者。

(2)局部感染。

(3)躁动不安而无法约束者,不能取肩高头低位的呼吸急促患者,胸膜顶上升的肺气肿患者,均不宜施行颈内静脉或锁骨下静脉穿刺术。

3. 操作方法

(1)用物准备:注射盘,深静脉穿刺包,静脉导管套件(含穿刺套管针、扩张管、导丝、静脉导管)、肝素生理盐水,5mL注射器及针头,局麻药物,生理盐水等。检查用物性能是否良好。

(2)患者准备:根据穿刺部位准备体位:①颈内静脉:患者仰卧位取头后仰15°～30°或肩下垫一枕以暴露颈部,以保持静脉充盈和减少空气栓塞的危险性,头转向穿刺对侧。②锁骨下静脉:首先使患者尽可能取头后仰15°的仰卧位,头转向穿刺对侧,使静脉充盈,可减少空气栓塞发生的机会。重度心力衰竭患者不能平卧时,可取半卧位穿刺。③股静脉:患者取仰卧位,穿刺侧的大腿放平,稍外旋外展。成人一般需避免选择股静脉作为中心静脉通路,因其增加了血管内导管相关感染和深静脉血栓的风险。

(3)操作步骤

1)颈内静脉穿刺置管术操作步骤

①体位摆放。②确定穿刺点:方法较多,常用有:胸锁乳突肌胸骨头、锁骨头及锁骨形成的三角区顶点;胸锁乳突肌前缘中点或稍上方;环状软骨水平定位,距锁骨上3～4横指以上;胸锁乳突肌后缘中下1/3交界点、锁骨上5cm或颈外浅静脉与胸锁乳突肌交点的上方。由于右颈内静脉垂直进入上腔静脉,较左颈内静脉粗大,距颈内动脉相对较远,右肺尖稍低于左肺尖,损伤胸膜的可能性小,加上胸导管位于左侧,临床上往往选择右颈内静脉穿刺。按照穿刺点与胸锁乳突肌的关系分3种径路。中路:由胸锁乳突肌的锁骨头、胸骨头和锁骨组成的三角形称胸锁乳突肌三角,在其顶端处(距锁骨上缘约2～3横指)进针,针身与皮面(冠状面)呈30°,与中线平行针尖指向同侧乳头(或指向尾端),一般刺入2～3cm即入颈内静脉。前路:在胸锁乳突肌前缘中点(距中线约3cm),术者用左手示、中指向内推开颈总动脉后进针,针身与皮面呈30°～50°,针尖指向锁骨中、内1/3交界处或同侧乳头。后路:在胸锁乳突肌外缘中、下1/3交界处进针,针身水平位,在胸锁乳突肌深部向胸骨柄上窝方向穿刺。针尖勿向内侧过深刺入,以防损伤颈总动脉。③皮肤消毒、铺巾、局麻:颈部皮肤消毒,戴无菌手套,铺洞巾,显露胸骨上切迹、锁骨、胸锁乳突肌侧缘和下颌骨下缘。局部浸润麻醉颈动脉外侧皮肤及深部组织,用麻醉针试穿刺,确定穿刺方向及深度。④穿刺 5mL注射器抽吸生理盐水,连接穿刺针,按穿刺部位及方向进针,有落空感并吸出黯红色血液,提示已进入静脉。⑤置管:从注射器尾部导丝口插入引导丝(如用普通注射器则撤去注射器,从针头处插入引导丝),将穿刺针沿引导丝拔除。可用小手术刀片与皮肤平行向外侧(以免损伤颈动脉)破皮使之表面扩大。

绷紧皮肤,沿导丝置导管,一般插入深度以12~15cm为宜,必须使导丝能伸出导管尾端。⑥固定:抽吸回血后,向导管内注入肝素生理盐水,封管。缝合固定,应用敷料覆盖置管位置,观察有无渗血。⑦整理用物,记录。

2)锁骨下静脉穿刺置管术操作步骤

①体位摆放。②确定穿刺点:一般首选右锁骨下静脉,以防损伤胸导管。可经锁骨下及锁骨上两种进路穿刺。A.下进路:取锁骨中、内1/3交界处,经锁骨下方约1cm为穿刺点,针尖向内向同侧胸锁关节后上缘进针,如未刺入静脉,可退针至皮下,改针尖指向甲状软骨下缘进针,也可取锁骨中点,锁骨下方1cm处,针尖指向胸骨上切迹进针。针身与胸壁成15°~30°,一般刺入2~4cm可入静脉。此点便于操作,临床曾最早使用,但如果进针过深易引起气胸。B.上进路:取胸锁乳突肌锁骨头外侧缘,锁骨上方约1cm处为穿刺点,针身与矢状面及锁骨各成45°,在冠状面成水平或向前略偏成15°,指向胸锁关节进针,一般进针1.5~2cm可进入静脉。此路指向锁骨下静脉与颈内静脉交界处,穿刺目标范围大,成功率较颈内静脉高,且安全性好,可避免胸膜损伤或刺破锁骨下动脉。③皮肤消毒、铺巾、局麻。④穿刺:右手持针,左手示指放在胸骨上窝处定向,穿刺针进入皮肤后保持负压,针尖指向内侧稍上方,确定穿刺针触及锁骨骨膜后,保持穿刺针紧贴在锁骨后,对准胸骨柄上切迹进针,直至回抽出静脉血,一般进针深度为3~5cm。⑤~⑦的步骤同颈内静脉置管步骤。

3)股静脉穿刺置管术操作步骤

①体位摆放。②确定穿刺点:穿刺点定位在腹股沟韧带中点下方2~3cm,股动脉搏动的内侧0.5~1cm。先摸出腹股沟韧带和股动脉搏动处,在腹股沟韧带内、中1/3的交界外下方二横指(约3cm)处,股动脉搏动点内侧约1cm处,定位穿刺点。③皮肤消毒、铺巾、局麻。④穿刺:穿刺针体与皮肤成45°~60°,穿刺方向与股动脉平行,进入皮肤后穿刺针保持负压,直至回抽出静脉血。⑤~⑦步骤同颈内静脉置管步骤。

4.注意事项

(1)防止血液在导管内凝聚,定时用稀释的肝素液冲管。

(2)颅内高压或充血性心力衰竭患者不应采取头后仰15°~30°体位。

(3)注意穿刺深度:颈内静脉穿刺进针深度一般为3.5~4.5cm,以不超过锁骨为度。股静脉穿刺时,切不可盲目用穿刺针向腹部方向无限制地进针,以免将穿刺针穿入腹腔,引起并发症。

(4)锁骨下静脉穿刺进针过程中应保持针尖紧贴于锁骨后缘,以避免气胸。

(5)穿刺过程中注意判断动静脉:插管过程中需要注意回血的颜色及观察穿刺针头后针柄的乳头处是否有血液搏动,误穿动脉则退针压迫5~15min,若系导管损伤动脉应予加压包扎,至无出血为止。

(6)避免反复多次穿刺,以免形成血肿。

5.护理

(1)导管固定要牢固:用缝线固定导管,防止导管受压或扭曲,每次更换敷贴时应注意避免将导管脱出,昏迷躁动患者适当约束双手。

(2)防止感染:因导管局部感染的发生率随留置时间的延长而增加,采用置管输液者每日必须更换输液装置,每次注药、输液应严格无菌操作,每2~3d消毒导管入口处并更换敷贴和肝素帽,保持局部干燥。对于长期置管的患者,若在严格无菌操作情况下,仍多次发生导管相关感染,可采用预防性抗微生物溶液封管。如发现有不明原因的发热反应应根据临床表现判断是否有管源性感染,在排除其他部位的感染证据或确定发热为非感染性因素所致后再考虑拔管并做细菌培养。

(3)穿刺局部的观察和护理:定期观察有无渗血及导管是否通畅,如局部有渗血及时更换敷贴。当输液治疗完毕时抽取 5mL 肝素稀释液(125U/mL)刺入肝素帽,利用肝素抗凝作用预防留置导管内血液凝固而堵管,妥善固定导管末端并交待患者和家属注意事项,如发现回血及时加封一次。短期留置导管者每 2d 更换一次纱布,或一周更换一次透明敷料。敷料潮湿、松弛或有明显污染时应及时更换。

(4)注意患者一般情况和主诉:置管后要观察全身情况和治疗效果,如发生胸闷、呼吸困难或呼吸音降低及时汇报医生。深静脉穿刺置管常见的并发症有出血与血肿、感染、血管损伤、血气胸、血栓与栓塞,导管放置期间应严密观察,一旦发现可疑征象,及时通知医生处理。

(5)输液瓶监控:由于颈内静脉或锁骨下静脉穿刺置管入上腔静脉,故常为负压,输液时注意输液瓶绝对不应输空,更换接头时应先弯折或夹住导管,以防空气进入,发生气栓。

(6)拔管时的护理:拔管时应先消毒穿刺置管处,按外科方法拆除缝线后,用无菌纱布在覆盖导管入口处拔管,拔除导管后再按压数分钟,并询问患者有无不适。

(7)心理护理:关心、体贴患者,以缓解患者的紧张情绪。

(二)动脉穿刺置管术

动脉穿刺置管术是一种经皮穿刺动脉并留置导管于动脉腔内,经此通路进行治疗或监测的方法。常用的动脉为桡动脉、肱动脉、股动脉。

1.适应证

(1)危重患者监测:各类严重休克、心肺功能衰竭等患者,如心功能不全、严重高血压、心肌梗死等血流动力学不稳定者、有创血压检测和血气分析。

(2)重大手术监测:如体外循环及其他心血管手术、低温麻醉、控制性降压、器官移植等患者有创血压检测。体外循环下心内直视手术,大血管手术,脑膜瘤、嗜铬细胞瘤切除术以及术中拟行控制性降压者。

(3)术中需要反复抽取动脉血标本作血气分析及电解质测定等。

(4)重度休克患者须经动脉注射高渗葡萄糖液及输血等,以提高冠状动脉灌注量及增加有效血容量。

(5)施行某些特殊检查,如选择性动脉造影及左心室造影等。

(6)施行某些治疗,如经动脉注射抗癌药物行区域性化疗。

2.禁忌证

(1)艾伦试验阳性者。

(2)局部皮肤感染者。

(3)穿刺侧无动脉搏动或搏动差。

(4)穿刺侧存在肾透析用的动静脉瘘管。

(5)有出血倾向的患者。

3.操作方法

(1)用物准备:动脉穿刺插管包:弯盘 1 个、洞巾 1 块、纱布 4 块、2mL 注射器、动脉穿刺针,另加三通开关及相关导管、无菌手套、局麻药物、动脉压检测仪、注射盘、针头、肝素生理盐水。检查用物的性能是否良好。

(2)患者准备:选择穿刺部位,常用股动脉、肱动脉、桡动脉等,以左侧桡动脉首选。将患者肢体置于合适的位置,选择桡动脉时,置手腕于舒适位置,腕部向下弯曲30°。如图2-43所示。选择肱动脉时,置患者肘关节舒适位置,使肘部伸直,腕部外旋。选择股动脉时,将患者的腿部稍向外旋,位于腹股沟韧带中点下,外侧是股神经,内侧是股静脉。选择搏动最强侧的股动脉作为血管入路。如果两侧腹股沟处股动脉搏动相当,则一般选择右侧股动脉。如果股动脉在1周内曾被穿刺过,最好使用对侧股动脉。

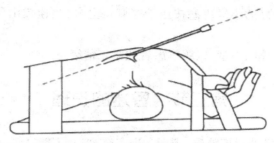

图2-43　桡动脉穿刺体位

(3)操作步骤:①体位摆放。②确定穿刺部位。③消毒铺巾、局麻。④穿刺术者用左手、中指摸清穿刺动脉搏动,两指间相隔0.5～1cm供进针,持套管针,针头与皮肤成15°～30°,如针尖部传来搏动感,表示已触及动脉,再快速推入少许即可刺入动脉,拔除针芯,有鲜红血液喷出,压低针干与皮肤成10°,将外套管继续置入血管腔内约2.5～3.5cm,使之深入动脉内,以免脱出。而后根据需要,接上动脉压监测仪或动脉加压输血装置等。如拔出针芯后无回血,可将外套管缓慢后退直至有动脉血喷出;若无,则将套管退至皮下插入针芯,重新穿刺。穿刺成功后将压力管与导管相连接,固定好导管。⑤整理用物,记录。

4.注意事项

(1)严格遵循无菌原则,局部严格消毒,以防感染。

(2)严格掌握适应证,动脉穿刺及注射术仅于必要时使用。

(3)穿刺点应选择动脉搏动最明显处。

(4)股动脉穿刺点应选择在股横纹下方约2cm处,股动脉搏动正下方。穿刺点过高可能使穿刺针越过腹股沟韧带,使术后止血困难。穿刺点过低,则因股动脉进入收肌管位置较深,穿刺不易成功,且有动脉分支,另有股静脉走行于股动脉下方,容易造成动静脉瘘。

(5)置管时间原则上不超过4d,预防导管源性感染。

(6)留置导管用肝素液持续冲洗,保证导管畅通,避免局部血栓形成和远端栓塞。

(7)拔针后局部用纱布或棉签压迫止血,仍出血不止者,则需加压包扎至完全止血,以防形成血肿。

5.护理

(1)保持管道通畅:注意各管道连接正确、衔接紧密,防止漏液;封管要严密,避免回血。若有回血应及时用等渗生理盐水或5～12.5U/mL肝素盐水稀释液2～3mL注入导管,每1～2h冲管1次。每次冲管前均应先回抽,检查是否通畅、有无血块,如回抽受阻切不可用力推,应调整位置后将血块抽出,再推注盐水,否则易将小血块推入血管,形成血栓。操作过程中严防气泡进入动脉内;写明标识,做好交班,切不可经动脉输液。

（2）严格无菌操作：患者术后机体免疫力低下易引起感染，应注意严格无菌操作。从三通处抽血标本应以聚维酮碘消毒接头后方可抽血标本；保持留置管口周围皮肤清洁、干燥，注意有无红肿、渗液、出血等情况。

（3）妥善固定：穿刺成功后，将针柄及延长管固定于皮肤上，插管侧肢体用夹板固定、制动。

（4）留置时间：留置时间越长，感染概率越高，一般不超过 3d。拔管时应严格按照无菌操作原则，先抽出回血，观察留置管通畅后，推注肝素生盐水 1～2mL，彻底消毒后，先用纱布紧贴于针眼处，然后将消毒好的小橡皮塞按压于穿刺点上方，快速拔出留置针，以长胶布固定，加压 15～30min。

（5）心理护理：关心、体贴患者，以缓解患者的紧张情绪。

第二节 昏迷的护理

昏迷（coma）是最严重的意识障碍，患者意识完全丧失，不能被刺激唤醒。

一、病因

1. 颅内疾病 脑血管疾病、脑脓肿、肿瘤、脑膜炎、颅内高压等。
2. 全身疾病 严重感染、内分泌及代谢障碍疾病、电解质紊乱等。
3. 急性中毒 气体中毒、农药中毒、药物中毒、植物类中毒、动物类中毒。
4. 理化因素 中暑、溺水、触电等。

二、护理评估

（一）健康史

（1）了解患者昏迷起病的缓急及发病过程。了解昏迷是否为首发症状，若是病程中出现，则应了解昏迷前有何病症。

（2）了解患者发病前有无异常接触史等。

（二）身心状况

1. 症状体征

（1）浅昏迷：意识大部分丧失，对强烈刺激有痛苦表情及躲避反应，无语言应答，不能执行简单的命令。可有无意识的自发动作。生命体征可无明显变化，咳嗽反射、瞳孔对光反射、吞咽反射、腱反射、角膜反射无明显变化。

（2）中度昏迷：对各种刺激无反应，对强烈刺激可出现防御反应，瞳孔对光反射迟钝，角膜反射迟钝。

（3）深昏迷：自发性动作完全消失，对任何刺激无反应。生命体征有改变，反射消失，巴宾斯基征阳性。

2. 意识水平评估方法 格拉斯哥昏迷评估量表（Glasgow coma scale，GCS）是快速评定意识水平的评估工具，用于评估清醒程度，监测意识情况的转变（表 2-2）。

表 2-2 Glasgow 昏迷评分

睁眼反应	计分	运动反应	计分	语言反应	计分
自动睁眼	4	遵命动作	6	正确回答	5
呼唤睁眼	3	刺痛定位	5	回答错误	4
刺痛睁眼	2	刺痛躲避	4	语无伦次	3
无反应	1	异常屈曲	3	有音无语	2
		异常伸直	2	无反应	1
		无反应	1		

　　注　计三项总分,共15分。15分清醒;12～14分为轻度昏迷;9～11分为中度昏迷,8分以下重度昏迷;3分以下罕有生存。

　　3.辅助检查　主要用于查找昏迷原因。

　　(1)腰穿检查:查脑脊液细胞学、脑脊液生化,查找病毒细胞。

　　(2)头颅 CT 及磁共振检查:对中枢神经系统疾病诊断具有重要价值。

　　(3)血液检查:血常规、生化、电解质有助于糖尿病酸中毒、低血糖昏迷及尿毒症昏迷诊断。

　　(4)心电图:可鉴别心肌梗死、心律失常所致昏迷。

三、护理问题

　　1.窒息的危险　与患者咳嗽能力下降有关。

　　2.受伤的危险　与患者不能识别危险及无法自我控制有关。

　　3.自理能力缺陷　与意识障碍有关。

四、护理目标

　　(1)患者没有发生窒息。

　　(2)患者没有发生坠床等受伤。

　　(3)患者基本生理需要得以满足。

五、护理措施

　　1.一般护理　卧床,抬高床头,取半卧位,头偏向一侧,预防返流误吸。

　　2.治疗配合　本病的治疗原则是:维持生命体征,避免脏器功能进一步损害,积极查找病因和治疗原发病。

　　3.加强护理

　　(1)病情观察:严密观察生命体征,瞳孔大小、对光反射,使用意识评估工具评定患者意识情况,发现变化立即报告医生。

　　(2)保持呼吸道通畅,随时清除气道内分泌物。

　　(3)安全护理:做好基础护理,口腔护理时不漱口,禁喂水。注意床单元整洁,避免放置质硬、尖锐、带电物品在床上。慎用热敷,须使用时应床旁守护,勤观察,避免烫伤。烦躁患者用床挡保护,适当约束。

　　(4)记录出入量,予管饲或静脉营养支持。

　　4.早期进行康复锻炼　保持肢体功能位,定期给予肢体被动活动和按摩。

六、护理评价

（1）患者气道分泌物得到及时清除，未发生返流误吸。

（2）患者未发生坠床、烫伤等意外。

（3）患者清洁舒适，体重无明显下降。

第三节 烧伤的护理

由热力、电流、化学、激光、放射性物质引起的组织损伤统称烧伤（burn）。

一、病因

1. 热力烧伤 最常见，如沸水、火焰、蒸汽、热金属等。生活中最多见烫伤和火焰烧伤。

2. 化学烧伤 强酸、强碱、镁、磷等。

3. 其他 电烧伤、放射性烧伤。

二、病理生理

（一）面积估计

以烧伤区域占全身体表面积的百分率计算。常用中国九分法（表2-3）、手掌法计算。

表2-3 烧伤面积中国九分法

部 位		面 积（%）	
头部	发部	3	9×1
	面部	3	
	颈部	3	
双上肢	上臂	7	9×2
	前臂	6	
	手	5	
躯干	前面	13	9×4
	后面	13	
	会阴	1	
双下肢	臀部	5	9×5+1
	大腿	21	
	小腿	13	
	足	7	

1. 中国九分法 将全身面积划分为若干9%的倍数来计算。

2. 手掌法 不论年龄和性别，患者自己的手掌，五指并拢的手掌面积按体表面积的1%计算。

（二）烧伤深度的识别

普遍采用三度四分法。

1. Ⅰ度烧伤 仅伤及浅层表皮。局部出现红肿，无水疱，皮温稍高，有微痛或烧灼感。

3～7d脱屑痊愈,无瘢痕,短期内可有色素沉着。

2.浅Ⅱ度烧伤 伤及整个表皮,甚至真皮乳头层。局部红肿明显,大小不一水疱形成,疱底创面红润,疼痛明显。无感染7～14d可愈合,不留瘢痕,较长时间色素沉着。

3.深Ⅱ度烧伤 伤及真皮深层,部分真皮残留。局部苍白或褐色坏死,或间有较小水疱,疱底创面质韧,感觉迟钝,温度降低。愈合时间常超过21d,严重时需要植皮。常留瘢痕。

4.Ⅲ度烧伤 伤及皮肤全层,甚至深达皮下组织、肌肉、骨骼及内脏器官。皮肤坏死,脱水后形成焦痂,创面蜡白或焦黄,甚至炭化,触之如革,感觉消失,皮温低。愈合时间长,常需要植皮。

(三)烧伤严重程度分类

1.轻度烧伤 Ⅱ度烧伤总面积10%以下。

2.中度烧伤 Ⅱ度烧伤总面积10%～30%,或Ⅲ度烧伤总面积10%以下。

3.重度烧伤 烧伤总面积31%～50%,或Ⅲ度烧伤总面积10%～20%;或虽烧伤面积不达比例,但全身情况较重或发生休克、高电压烧伤、复合伤、中重度吸入损伤。

4.特重烧伤 烧伤总面积>50%,或Ⅲ度烧伤总面积20%以上。

(四)临床分期

一般分为三期,各期可相互重叠。

1.体液渗出期 烧伤区及周围毛细血管扩张及通透性增加,大量体液渗入组织或自创面渗出,一般伤后立即发生,2～3 h最剧烈,8 h达高峰,持续36～48 h,48 h后,渗出于组织间的水肿液开始回收。烧伤面积大者可影响有效循环血量。

2.感染期 早期表现为局部蜂窝织炎、急性淋巴管炎等局部感染,继续发展,细菌入血可致败血症或局部形成烧伤创面脓毒症。感染在水肿回收时为高峰,2～3周溶痂时达另一高峰,3～4周健康肉芽形成保护屏障后,感染机会才逐渐减少。

3.修复期 在创面出现炎症改变不久开始。

三、护理评估

(一)健康史

1.询问受伤史,包括烧伤的原因、受伤时间、现场环境,有无合并伤,有无吸入性损伤。

2.受伤后已采取的处理措施、转运途中情况。

(二)身心状况

1.症状体征 烧伤的临床表现取决于受伤的面积、深度及是否合并其他伤。

(1)局部情况:身体暴露部位和手、四肢等功能部位烧伤居多,局部皮肤根据烧伤面积和烧伤深度可有不同表现,呼吸道烧伤者口鼻可有黑色分泌物。发生局部感染者红、肿、热、痛明显。

(2)全身情况:休克者有意识改变,以及面色苍白、皮肤湿冷、口渴、尿少、心率快、血压改变等低血容量表现;感染者有寒战、高热等;吸入性损伤者有呼吸道刺激症状、咳黑色痰、声音嘶哑、呼吸困难等表现;发生脑水肿、应激性溃疡时可出现意识改变、头痛、喷射状呕吐、腹痛、呕血便血等表现。

2.辅助检查

(1)血液检查:血常规可反映早期血液浓缩,感染时白细胞升高;血气分析可反映电解质异常和酸碱失衡;血尿素氮、肌酐可监测肾功能。

(2)X线检查:呼吸道损伤或并发肺部感染时可有异常。

3.社会心理状况 突然被烧伤可能出现紧张、恐惧;对烧伤可能造成的外形变化会出现焦虑不安、不能接受。

四、护理问题

1.体液不足 与血液大量渗出有关。

2.感染的危险 与皮肤屏障破坏,身体防御功能降低有关。

3.舒适的改变 疼痛与局部组织损伤有关。

4.知识缺乏 缺乏烧伤预防、处理相关知识。

5.潜在并发症 脑水肿、应激性溃疡等。

五、护理目标

(1)患者循环血量得到及时补充,不发生休克。

(2)患者感染得到及早发现、有效控制。

(3)患者疼痛得以控制,安静合作。

(4)患者了解烧伤相关知识。

(5)患者并发症得以早期识别、早期处理。

六、护理措施

1.一般护理 迅速脱离热源,评估患者伤情并及时处理危及生命的情况如窒息、出血、中毒等,完整创面与保护创面。

2.治疗配合 本病的治疗要点包括:防治休克、处理创面、防治感染。

(1)患者若有剧痛、烦躁不安可予止痛镇静,颅脑损伤、呼吸困难、无人工气道者慎用。

(2)补液:轻度烧伤者可口服含盐液或烧伤饮料,不宜大量饮用,更不可喝白开水,以免发生水中毒。大面积烧伤者尽早建立1~2条大静脉通道补液。

烧伤早期主要输血浆等胶体液,等渗盐水、碱性溶液等电解质溶液,再加生理需要量的葡萄糖溶液。

补液量的确定:烧伤后第1个24 h,每1%烧伤面积(Ⅱ~Ⅲ度)每千克体重补胶体液或电解质溶液1.5mL(小儿2mL),再加生理需要量,成人为2000mL/d,小儿100mL/(kg•d)。胶体与电解质比0.5:1,严重者1:1。伤后第2个24 h胶体液及电解质溶液为第1个24 h的一半。

补液速度:伤后6~8 h输入第1个24 h输液量的一半,另一半在后16 h匀速输入。补液方案应严格执行,不得延迟。

(3)处理创面:Ⅰ度烧伤早期冷敷,后可涂薄层油脂。Ⅱ度烧伤创面水疱较小、皮肤完整的予保留,水疱较大者可用注射器抽液后包扎。大面积烧伤不便包扎的采用暴露疗法,局部涂以磺胺嘧啶银等抗感染,积极去痂,及早植皮。

(4)防治感染:以预防为主。积极处理创面,及时纠正休克,合理应用抗生素,营养支持等。接触创面的物品均应进行灭菌。

3.病情监测　早期监测精神状态、心率、血压、尿量、末梢循环、中心静脉压等循环指标，准确记录出入量，指导补液速度和补液量。监测血气分析及电解质情况，及时纠正酸碱失衡、水电解质紊乱。呼吸困难者保持呼吸道通畅、氧疗，出现呼吸道梗阻者早期气管切开。观察有无腹痛、呕血、便血等应激性溃疡表现，有无烦躁、意识改变等脑水肿表现。

4.心理护理　尽量减少患者疼痛，向其解释治疗情况及后期可以使用的治疗手段，增强患者治疗的信心。

5.健康教育

(1)安全教育：加强安全保护意识，学习安全消防知识。

(2)学会自救、互救：烧伤后尽快脱离火源，学会正确灭火，用冷水保护创面，不污染创面，切忌乱跑、用手拍打。

(3)康复指导：鼓励自我照顾，避免搔抓及摩擦创面；进行关节和肢体的活动锻炼，以逐步恢复正常功能。

七、护理评价

(1)患者的休克、感染得到有效预防和控制。

(2)患者的疼痛得到控制，不影响休息，并发症得以早期发现、早期处理。

(3)患者能说出烧伤后的自救方法，能在医护人员指导下正确进行康复锻炼。

第四节　咯血的护理

咯血(hemoptysis)是指喉部以下的呼吸器官(即气管、支气管或肺组织)出血，并经咳嗽动作从口腔排出的过程。大咯血是指一次咯血量≥100mL，或 24 h≥500mL，或伴有心悸、面色苍白、脉搏细速等症状体征。

一、病因

咯血不仅可由呼吸系统疾病引起，也可由循环系统疾病、外伤以及其他系统疾病或全身性因素引起。

1.呼吸系统　最常见肺结核、支气管扩张、肺部肿瘤，另有其他肺部感染、肺包虫病、肺阿米巴病、肺囊虫病、肺梗死等。

2.循环系统　常见的有二尖瓣狭窄、急性左心衰、左房黏液瘤，也见于高血压性心脏病、肺动脉高压、主动脉瘤、肺血管病如支气管动静脉瘘等。

3.其他　外伤，出血性疾病如血液性疾病、DIC 等。

二、病理

各种导致肺部毛细血管通透性增高，或黏膜下血管壁破溃等因素均可引起出血。

三、护理评估

(一)健康史

(1)询问患者所患疾病,已接受的治疗。

(2)了解患者本次咯血次数、咯血量,之前接受治疗的情况。

（二）身心状况

1.症状　血液咳后经口鼻排出,也可被吞咽而从消化道排出。病因不同,可伴发热、呛咳、胸痛、黄疸、皮肤黏膜出血等不同表现。大出血患者可能导致窒息,原因有:

(1)体质衰弱,咳嗽无力,痰液积聚。

(2)有支气管狭窄、扭曲、引流不畅。

(3)应用镇静剂或沉睡中突然咯血。

(4)反复大量咯血不止。

(5)咯血过程中患者精神高度紧张或血块刺激引起支气管和喉部痉挛。

2.体征　不同原发病可出现不同体征。

3.辅助检查

(1)胸片、CT:帮助确定病灶位置,查看肺部病变情况。

(2)纤支镜:可查找出血灶,在局部喷洒止血药止血,取活检等。

(3)痰液检查:查找微生物、寄生虫、癌细胞、心衰细胞等。

(4)血液检查:凝血功能检查判断是否为出血性疾病,血常规有助于推断出血量。

4.社会心理状况　大量咯血的患者表现为紧张、恐惧,长时间少量咯血常因担心疾病预后而焦虑。

四、护理问题

1.窒息的危险　与血液或凝血块堵塞气道有关。

2.组织灌注不足　与短期内大量咯血有关。

3.知识缺乏　缺乏预防再出血相关知识。

4.焦虑　与反复咯血、担心预后有关。

五、护理目标

(1)患者窒息可能性降到最低。

(2)患者循环保持稳定。

(3)患者了解再出血相关知识。

(4)患者焦虑减轻。

六、护理措施

1.一般护理　卧床休息,保持安静,及时去除血污物品,保持床单位整洁。

2.治疗配合　本病的治疗原则包括:防窒息、止血、抗休克,查找并治疗原发病。

(1)防窒息:少量咯血可让患者轻轻咳出。大量咯血时,鼓励患者咳出气道内积血。病灶位置不明者平卧位,头偏向一侧;明确病灶者患侧卧位,头偏向一侧,避免血液流入健侧肺内。窒息时取患侧位头低足高位体位引流,立即清除口腔内血块,粗吸痰管清理气道,必要时紧急气管插管,最好使用双腔气管插管,保持健侧肺有效通气。

(2)止血:可用镇静、止咳、垂体后叶素、止血酶等止血。高血压、冠状动脉粥样硬化性心脏病患者及孕妇禁用垂体后叶素。

（3）抗休克：建立静脉通路，根据患者出血量及生命体征补液，必要时可酌情输血。

3.病情观察　观察生命体征、神志、尿量、皮肤和肢端循环，及时发现休克。观察有无窒息先兆：咯血突然停止或减少、紫绀、自感胸闷、心慌、大汗淋漓、喉痒有血腥味及精神高度紧张等情况。

4.心理护理　向患者解释病情，使其放松，配合治疗，鼓励患者将血轻轻咳出。

5.健康教育

（1）注意保暖，预防上呼吸道感染。

（2）避免过度劳累、剧烈咳嗽。保持大便通畅，防屏气用力。

（3）加强营养，增强体质。适当锻炼身体，增强抗病能力。

七、护理评价

（1）患者呼吸道通畅，或窒息先兆得到及时处理。

（2）患者生命体征维持稳定。

（3）患者能说出预防再出血的措施。

第五节　抽搐与惊厥的护理

抽搐是不随意运动的现象，表现为肌肉的不自觉运动现象，临床上常见惊厥、强直性痉挛、肌阵挛、震颤、舞蹈样动作等。

惊厥是小儿常见急症，是多种原因致大脑神经元异常放电从而引起四肢、面部肌肉强直性或阵挛性的不随意收缩的一种表现。多发生在 6 岁以下，3 岁以下居多。

一、病因

1.新生儿惊厥　新生儿缺氧缺血性脑病最常见，其次是代谢异常（低血糖、低钙、低钠、低镁），颅内出血，感染性疾病如化脓性脑膜炎、脓毒血症，遗传因素等。多数患儿多种因素同时存在。

2.小儿惊厥　小儿惊厥最常见的是颅内感染性疾病、癫痫、热性惊厥及各种中毒，其他有婴幼儿良性惊厥、颅内出血等。

3.抽搐　成人常见原因有颅内感染、脑血管疾病、电解质失衡、糖尿病、肺性脑病、酒精性脑病、电解质紊乱等。

二、病理

各种原因引起大脑神经元的异常放电导致肌肉的不随意收缩。

三、护理评估

（一）健康史

（1）询问患者发病前原发病情况，为初次发作还是多次发作，以往发作时处理措施及效果。

(2)了解患者本次发作持续时间,发作时意识是否清楚,肌张力是否增高、涉及部位。

(二)身心状况

1.症状 全身或局部性,阵发性或间歇性,肌肉强制性或阵挛性不随意收缩,伴昏迷或意识不清。发作时间 20s 到 30min 不等。

2.体征 发作时神志不清,肌张力增高。

3.辅助检查 根据需要做脑电图、CT 或 MRI、血生化等检查查找原发病。

4.社会心理状况 惊厥发作时患者家属十分焦虑,惊恐不安。患儿家属常关心惊厥是否会对患儿智力、行为、学习能力、学业进步等有影响。

四、护理问题

1.受伤的危险 与患者意识丧失、行为不能自控有关。

2.窒息的危险 与分泌物、呕吐物阻塞气道有关。

3.焦虑 与担心疾病预后有关。

五、护理目标

(1)患者没有受到意外伤害。

(2)患者气道通畅。

(3)患者及家属焦虑减轻。

六、护理措施

1.一般护理 就地抢救,平卧位,吸氧。

2.治疗配合 本病的治疗原则包括:止惊,查找并积极治疗原发病。

(1)镇静:静脉注射地西泮 0.3~0.5mg/kg,肌内注射苯巴比妥钠 3~5mg/kg,10% 水合氯醛 0.5mL/kg 保留灌肠。静脉注射咪达唑仑 0.1~0.2mg/kg 后持续泵入,根据患者镇静水平调整,对小儿惊厥持续状态有较好的镇静效果。在使用镇静药时注意观察药物使用效果,记录发作范围和持续时间、患者意识状态。缓解后应继续观察,以防再次发作。

(2)查找并治疗原发病。

3.安全护理

(1)保持气道通畅:平卧位,头偏向一侧,解开衣领,畅通气道,随时清除患者口腔内分泌物。托下颌或将舌头轻轻向外牵拉,以防舌后坠堵塞呼吸道。

(2)安全护理:在患者清醒前专人守护,以防患者坠床或碰伤,勿用力阻止患者不自主动作,以免造成骨折或脱位。用牙垫或纱布包裹压舌板放入口腔一侧的臼牙咬合面以防患者咬伤舌头。

4.心理护理 向家属解释治疗方案取得家属的配合。

5.健康教育

(1)清醒后指导患者及家属积极治疗原发病,预防再次发作。

(2)指导家属如再次发生抽搐、惊厥现象的应急处理。

(3)指导家属注意观察小儿在智力、行为方面的异常,早期干预。

七、护理评价

(1)患者未因抽搐与惊厥受伤。

(2)患者未发生窒息。

(3)患者或家属焦虑减轻。

第三章　神经内科疾病护理

第一节　急性炎症性脱髓鞘性多发性神经病的护理

急性炎症性脱髓鞘性多发性神经病(acute inflammatory demyelinating polyradiculoneu-ropathy,AIDP)又称吉兰-巴雷综合征(Guillain-Barre syndrome,GBS),是以周围神经和神经根的脱髓鞘及小血管周围淋巴细胞及巨噬细胞的炎性反应为病理特点的自身免疫性疾病。GBS的年发病率国外为0.6~1.9/10万人,我国为0.8/10万人,男性略高于女性,各年龄组均可发病。

一、病因与发病机制

GBS的病因尚未确定,目前认为可能是多种原因引起的迟发性过敏性自身免疫疾病。发病前多有非特异性病毒感染史或疫苗接种史,较为明确的有空肠弯曲菌(约占30%),其感染常与急性运动轴索型神经病(acute motor axonal neuropathy,AMAN)有关;其次是疱疹病毒和支原体感染。分子模拟机制认为,GBS的发病是由于病原体某些组分与周围神经组分相似,机体免疫系统发生错误的识别,产生自身免疫性T细胞和自身抗体,并针对周围神经组分发生免疫应答,引起周围神经髓鞘脱失。

二、临床表现

(1)多数患者起病前1~4周有胃肠道或上呼吸道感染症状,少数有疫苗接种史。

(2)急性或亚急性起病,症状常于数日至2周达高峰。首先出现四肢对称性无力,很快加重,自远端向近端发展或相反,也可同时发生。典型表现为四肢对称性、进行性、迟缓性瘫痪。腱反射减弱或消失,为临床重要体征,其程度与运动障碍并行。严重病例累及肋间肌和膈肌,导致呼吸肌麻痹,也是本病的主要死因,常表现为呼吸困难、咳嗽无力、呼吸运动减弱或呼吸衰竭。

(3)发病时感觉障碍较轻,多有肢体感觉异常,如烧灼感、麻木、刺痛和不适感,可先于瘫痪或与之同时出现。感觉缺失较少见,典型患者检查可有手套、袜子样感觉障碍及肌肉疼痛。

(4)部分患者有脑神经损害,其中以双侧周围性面瘫多见,尤其是成年人;儿童则以延髓麻痹多见,偶有视乳头水肿。

(5)自主神经症状常见皮肤潮红、出汗增多、手足肿胀及营养障碍,严重患者可见窦性心动过速、直立性低血压、高血压和暂时性尿潴留。

三、实验室及其他检查

1. 脑脊液蛋白细胞分离现象　脑脊液蛋白含量增高而细胞数正常,是本病的特征之一。起病之初蛋白含量正常,10d后增加,至病后第3周蛋白增高最明显。

2. 神经传导速度(nerve conduction velocity,NCV)和肌电图(electromyography,EMG)检查　发病早期可能仅有F波或H反射延迟或消失。F波改变常代表神经近端或神经根损害,对GBS诊断有重要意义,后期有神经传导速度减慢和失神经电位。

四、诊断要点

可根据病前1～4周有感染史,急性或亚急性起病,四肢对称性弛缓性瘫,有感觉异常、末梢型感觉障碍、脑神经受累,常有脑脊液蛋白-细胞分离现象,早期F波或H反射延迟、神经传导速度减慢、远端潜伏期延长等电生理改变而诊断。

五、治疗要点

治疗措施主要包括辅助呼吸、病因治疗、支持疗法、对症治疗以及预防并发症。

1.辅助呼吸　呼吸肌麻痹是GBS的主要危险。密切观察患者呼吸困难程度,当出现缺氧症状、动脉血气分析氧分压低于9.3kPa(70mmHg),应及早使用人工呼吸器。通常可先行气管内插管,如72h内无好转,则可行气管切开。

2.病因治疗　目的是抑制免疫反应,消除致病性因子对神经的损害,促进神经再生。

(1)血浆交换疗法(plasma exchange,PE):血浆交换可去除血浆中致病因子如抗体成分,每次交换血浆量按每千克体重40mL或1～1.5倍血浆容量计算。轻度、中度和重度患者每周应分别做2次、4次和6次PE。主要禁忌证是严重感染、心律失常、心功能不全及凝血系统疾病。

(2)静脉注射免疫球蛋白(intravenous immunoglobulin,IVIG):成人每天每千克体重0.4g,连用5d。单一治疗有效,但应在出现呼吸肌麻痹前使用。

IVIG和PE是AIDP的一线治疗方法,PE需在有特殊设备和经验的医疗中心进行,而IVIG在任何医院都可进行,且适合于各类患者,但两种疗法费用都较为昂贵。

六、常见护理诊断/问题

1.清理呼吸道无效　与呼吸肌麻痹、咳嗽反射减弱或消失有关。

2.低效型呼吸型态　与周围神经损害、呼吸肌麻痹有关。

3.躯体移动障碍　与四肢进行性、迟缓性瘫痪有关。

4.吞咽困难　与舌咽、迷走神经病损有关。

5.焦虑　与健康状况改变、语言交流困难、运动量下降有关。

6.潜在并发症　呼吸肌麻痹。

七、护理措施

1.饮食护理　给予营养丰富、易消化的食物,尤其注意B族维生素的补充。评估患者咀嚼和吞咽能力后给予适宜食物,有吞咽困难和进食呛咳者不宜强行进食,应遵医嘱安置鼻饲管,给予胃肠道营养支持。

2.病情观察　密切观察生命体征变化,尤其注意呼吸情况如呼吸的频率、节律、深浅度,有无缺氧表现,血气分析等,并做好记录。如患者出现呼吸无力、吞咽困难应及时通知医师,做好相应处理。

3.保持呼吸道通畅　保持呼吸道通畅是抢救呼吸肌麻痹的关键,应抬高床头,根据病情需要吸氧及设置氧气流量。同时鼓励患者咳嗽、深呼吸,帮助患者翻身、拍背或体位引流,及时排出呼吸道分泌物,必要时吸痰。

4.辅助呼吸　如患者出现明显的呼吸困难,烦躁,出汗,指、趾甲及口唇发绀,肺活量降至每千克体重 20～25mL 以下,血氧饱和度降低,动脉血氧分压低于 9.3kPa(70mmHg)等,应立即准备抢救用物并协助气管插管或气管切开术,安置人工呼吸机辅助呼吸。根据患者的临床情况及血气分析资料,适当调节呼吸机的通气量、压力等参数。做好气管切开术后护理和气道管理。

5.用药护理　护士应熟悉患者所用的药物,药物的使用时间、方法及不良反应,并向患者解释清楚。根据患者的血液、痰培养结果合理使用抗生素。

6.皮肤护理　向患者及家属说明定时翻身的重要性,指导并协助患者 2～3h 翻身 1 次。保持床单平整、干燥,帮助患者取舒适卧位。

7.康复护理　康复护理在病情稳定时即可开始,保证肢体轻度伸展,帮助患者被动运动,防止肌萎缩,维持运动功能及正常功能位置,防止足下垂、爪形手等后遗症,必要时用"T"形板固定双足。及早开始配合针灸、理疗进行被动或主动运动及步态训练等。鼓励患者生活自理,以适应回归家庭及社会的需要。

8.心理护理　本病发病急,病情进展快,加之活动受限,患者常产生焦虑、忧郁、失望等情绪;对使用人工呼吸机的患者,由于呼吸机带来的异常声响、交流障碍、舒适改变等,易出现焦虑、恐惧及不合作等护理问题。护士应及时了解患者的心理状况,认真倾听患者的诉说,让患者熟悉病房环境,了解疾病特征、预后和呼吸机治疗的目的以及配合方法,建立护患之间有效的沟通交流方式,使患者以积极、主动的心态配合治疗。

八、健康指导

指导患者及家属了解本病的病因、进展及常见并发症。出院后要按时服药,保证足够的营养,坚持每天主动或被动的肢体锻炼以增强机体抵抗力。避免淋雨、受凉、疲劳和创伤,防止复发。并告知消化道出血、营养失调、压疮、下肢静脉血栓形成的表现以及预防窒息的方法,当患者出现胃部不适、腹痛、柏油样大便、肢体肿胀疼痛以及咳嗽、发热、外伤时及时就诊。

第二节　癫痫的护理

癫痫(epilepsy)是一组由大脑神经元异常放电引起的以暂时性中枢神经系统功能障碍为特征的慢性脑部疾病,具有突发性和反复发作的特点。大脑神经元异常放电是各种癫痫发作的病理基础。每次发作或每种发作的过程称为痫性发作(seizure)。流行病学显示我国有 900 万以上癫痫患者,其中难治性癫痫患者占 25%,每年新发患者 65 万～70 万。

一、病因与发病机制

癫痫的发病原因非常复杂,依据现有的检查方法,按病因是否明确而将癫痫分为特发性癫痫和症状性癫痫两大类。

1.病因　特发性癫痫患者脑部并无可以解释症状的结构变化或代谢异常,而和遗传因素有较密切的关系,多数患者在儿童或青年时期首次发病。症状性癫痫是由脑部器质性病变和代谢疾病所引起,占癫痫的大多数,可发生于各个年龄组。

(1)脑部疾病:包括脑先天性疾病、颅脑外伤(新生儿或婴儿、成人颅脑外伤)、颅内感染(如各种脑炎)、脑血管病(如脑血管畸形)、颅内肿瘤、脑部变性病(如结节性硬化症)。

(2)全身性疾病:包括各种原因引起的脑缺氧(如窒息)、中毒、儿童期的发热惊厥、遗传性代谢病、家族性黑矇性痴呆、尿毒症等。

2.发病机制　痫性发作的机制尚未完全阐明,各种痫性发作均因脑部神经元过度的同步性放电而引起,不同原因导致的异常放电机制可能有所不同。影响癫痫发作的因素可概括为遗传和环境两方面。

(1)遗传因素:在特发性癫痫的近亲中,癫痫患病率为1%～6%,高于普通人口的0.5%～1%。在症状性癫痫的近亲中,癫痫患病率为1.5%,也略高于一般人。

(2)环境因素:年龄、内分泌、睡眠等环境因素与癫痫发生有关。疲劳、饥饿、过饱、饮酒、感情冲动以及一过性代谢紊乱和过敏反应都可能诱发癫痫发作。部分患者仅在某种特定的条件下发作,如闪光、音乐、阅读、下棋、刷牙,这一类癫痫统称为反射性癫痫。

二、临床表现

癫痫的临床表现极为多样,但均具有短暂性、刻板性、反复性、发作性的特征,可分为痫性发作和癫痫症。癫痫患者有多种发作类型,每一个癫痫患者可以只有一种发作类型,也可以有一种以上的发作类型。因此,痫性发作与癫痫症是两种概念,痫性发作为临床表现,有一种或数种发作类型且反复发作者即为癫痫症。

（一）部分性发作

部分性发作是痫性发作最常见的类型,发作时症状和脑电图特点均提示起于一侧脑结构。发作不伴有意识障碍者为单纯部分性发作;如伴有意识障碍,发作后不能回忆,称为复杂部分性发作。

1.单纯部分性发作　发作时意识始终存在是其主要特征,可分为运动性、体觉性或特殊感觉性、自主神经性和精神性发作4种亚型。

(1)部分性运动性发作:为局部肢体的抽搐,大多见于一侧口角、眼睑、手指或足趾,也可涉及整个一侧面部或一个肢体的远端。如果发作自一处开始后,按大脑皮质运动区的分布顺序移动,例如自一侧拇指沿手指、腕部、肘部、肩部扩展,称为Jackson癫痫;如部分性运动性发作后,遗留暂时性肢体瘫痪(30min至36h),称为Todd瘫痪。

(2)体觉性发作:常为肢体的麻木感和针刺感,多数发生在口角、舌部、手指或足趾,病灶在中央后回体感觉区。特殊感觉性发作包括视觉性、听觉性、嗅觉性和眩晕性发作。

(3)自主神经性发作:可表现为脐周围或上腹部突发性剧烈疼痛,呈绞痛或刀割样痛。同时还可伴有周期性呕吐或反复的肢体疼痛,以下肢最为常见。半数以上的患者伴有自主神经功能紊乱等其他表现,如面色改变、烦躁不安、心悸、出汗等。

(4)精神性发作:症状包括各种类型的遗忘精神症状,可单独发作,但常为复杂部分发作的先兆,有时为继发的全面性强直-阵挛发作（generalized tonic-clonic seizure,GTCS）的先兆。

2.复杂部分性发作　发作时主要有意识障碍,病灶多在颞叶、额叶。部分患者先出现单纯部分性发作,继而意识障碍,甚至还出现自动症,即先两眼瞪视不动,并在意识模糊的状态中做不自主动作如吸吮、咀嚼、舔唇、清喉或抚面、搓手、解扣脱衣或游走、奔跑等。

3. 部分性发作继发全面性强直-阵挛发作 这一部分患者先出现单纯部分性发作或复杂部分性发作,随后继发强直-阵挛发作、强直性发作、阵挛性发作。

(二)全面性发作

1. 强直-阵挛发作 全面性强直-阵挛发作(GTCS)在特发性癫痫中也称大发作,为最常见的发作类型之一,以全身抽搐和意识障碍为特征。其发作经过可分为 3 期:①强直期:突发意识丧失,全身骨骼肌持续收缩,眼球上翻,喉肌痉挛,发出叫声。口部先张开后突闭,可咬破舌头。颈部和躯干先屈曲后反张,上肢自上举、后旋,转为内收、前旋,下肢自屈曲转为伸直。常持续 10~20s 转入阵挛期。②阵挛期:不同肌群强直和松弛交替出现,由肢端延及全身。阵挛频率逐渐减慢,松弛期逐渐延长,此期持续 0.5~1 min。最后一次强直痉挛后抽搐停止,进入惊厥后期。以上两期,都出现心率增快,血压升高,汗液、唾液和支气管分泌物增多,瞳孔散大等自主神经征象;瞳孔对光反射及深浅反射消失,病理征出现;呼吸暂停导致皮肤发绀。③惊厥后期:阵挛期后,尚有短暂的强直痉挛,造成牙关紧闭和大、小便失禁。首先恢复呼吸、口鼻喷出泡沫和血沫,随后心率、血压、瞳孔等恢复正常,意识逐渐恢复。自发作开始至意识恢复 5~10 min,醒后觉头痛、疲乏,对抽搐过程不能回忆。一些患者意识障碍减轻后进入昏睡,少数在完全清醒前有自动症和意识模糊。GTCS 若在短期内频繁发生,以致发作间歇期内意识未恢复正常,或一次痫性发作时间持续 30 min 以上者,称癫痫持续状态。

2. 失神发作 典型的表现为突然发生和突然终止的意识丧失,持续 3~15s,无先兆,每天发作数次至数百次不等,患者可停止当时的活动,呼之不应,两眼瞪视不动,手中持物可坠落,事后立即清醒,继续原先之活动,对发作无记忆。典型脑电图改变为规律和对称的每秒 3 周棘-慢波组合。

三、实验室及其他检查

1. 脑电图(electroencephalograph,EEG)检查 EEG 是诊断癫痫最常用的辅助检查方法,40%~50%的癫痫患者在发作间期的首次 EEG 检查就可以看到棘波、尖-慢波样放电。过度换气、闪光刺激、药物诱发和电视录像-脑电同步监控系统可以提高痫样放电的阳性率,而大剂量抗惊厥药物则可抑制痫样放电活动。患者中约有 80%可记录到痫性活动脑电图,也可在 15%的正常人中记录到不正常的脑电活动。因此,不能仅仅依靠间歇期脑电图检查的正常与否来确定或否定癫痫。

2. 脑影像学检查 MRI 较 CT 更敏感,可发现大脑的结构性改变,如器质性、占位性病变和脑萎缩等。

3. 脑血管造影 通过造影可发现颅内动-静脉畸形、动脉瘤、血管狭窄或闭塞等。

4. 实验室检查 血常规、血糖、血寄生虫(如肺吸虫、血吸虫、囊虫)等检查,了解有无贫血、低血糖、寄生虫病等。

四、诊断要点

首先应根据病史和发作时目击者的描述明确癫痫的诊断,如发作期脑电图呈现癫痫波可确诊,但间歇期脑电图异常不能排除癫痫的诊断。如为癫痫,应进一步明确癫痫的类型,即癫痫为单纯部分性发作、复杂部分性发作、全面性发作;借助生化等实验室检查、CT 和 MRI 等影像学检查进一步明确癫痫的病因。

五、治疗要点

1.病因治疗　对查明病因者应积极进行病因治疗,如脑寄生虫病、占位病变的治疗应针对病因。对颅内占位性病变首先应考虑手术治疗,但残余的病灶和手术瘢痕形成可使半数以上的患者在术后继续发生癫痫,仍需药物治疗。

2.药物治疗　癫痫患者在间歇期应定时服用抗癫痫药物,药物治疗的原则:①从单一药物开始,剂量由小到大,逐步增加至有效剂量。②一种药物增加到有效血药浓度而仍不能控制发作者再考虑换药或加用第二种药物。③经药物治疗,控制发作2～3年,脑电图随访痫性活动消失者可以开始减少药量,不能突然停药;应首先从复合药物治疗转为单一药物治疗,单一药物的剂量逐步减少,切忌突然停药;间断、不规则服药易发生癫痫持续状态。④药物的选择主要取决于痫性发作的类型,也要注意药物的毒性;特发性 GTCS 首选丙戊酸钠,次选苯妥英钠;失神发作首选乙琥胺,次选丙戊酸钠;单纯部分性发作、复杂部分性发作、症状性或性质不明的 GTCS 首选卡马西平,次选苯妥英钠。根据癫痫临床发作类型、癫痫综合征、合并用的药物、不同年龄段癫痫患者的生理特点等,合理选择抗癫痫药物(表 3-1)。

表 3-1　新诊断癫痫患者初始药物的选择

发作类型	首选药物	一线药物
部分性癫痫发作	卡马西平或拉莫三嗪	奥卡西平、丙戊酸
全面强直、阵挛发作	丙戊酸	拉莫三嗪、奥卡西平、卡马西平
失神发作	丙戊酸或乙琥胺	拉莫三嗪
肌阵挛发作	丙戊酸	左乙拉西坦、托吡酯
强直发作或失张力性发作	丙戊酸	拉莫三嗪

3.癫痫持续状态的治疗　在给氧、防护的同时,应从速制止发作。可依次选用下列药物:

(1)地西泮:10～20mg 静脉注射,速度不超过每分钟 2mg,有效而复发者可在 30min 后重复注射;或 100～200mg 溶于 5％葡萄糖盐水 500mL 中,于 12 h 内缓慢静脉滴注,根据发作情况调节滴速。儿童一次静脉注射量为每千克体重 0.25～1mg,总量不超过 10mg,必要时亦可重复。如出现呼吸抑制,则需停止注射。

(2)异戊巴比妥钠:0.5g 溶于注射用水 10mL 做静脉注射,其速度不超过每分钟 0.1g,注射时应注意呼吸抑制和血压降低,每天极量为 1g。

(3)苯妥英钠:每千克体重 10～20mg,溶于生理盐水 20～40mL,静脉注射,速度不超过每分钟 50mg。

(4)水合氯醛:灌肠。在给药的同时,必须保持呼吸道通畅,随时吸引痰液,必要时气管切开行人工呼吸。高热时采取物理降温,及时纠正血酸碱度和电解质;发生脑水肿时采用静脉快速输注 20％甘露醇和静脉推注呋塞米。抽搐停止后,肌内注射苯巴比妥 0.2g,8～12 h 一次;清醒后可用口服抗癫痫药,并进一步检查病因。

六、常见护理诊断/问题

1.有窒息的危险　与癫痫发作时喉头痉挛、气道分泌物增多有关。

2.有受伤的危险　与癫痫发作时不受控制的强直性痉挛有关。

3.恐惧、焦虑　与癫痫反复发作、呼吸窘迫有关。

4.知识缺乏　缺乏自我保健的知识。

七、护理措施

1.发作时护理　发作时应注意安全,避免外伤。当患者还处在全身抽搐和意识丧失时,应迅速使患者躺下,头偏向一侧,解松患者衣服的领口、裤带,不可强行按压肢体或喂水,以免造成骨折、脱臼或窒息等,但应适当保护肢体,以防外伤。及时吸出口腔和气道内分泌物,保持呼吸道通畅。

2.病情观察　抽搐期间密切观察患者的抽搐情况、生命体征、神志、瞳孔等的变化及用药反应,并做好观察记录。

3.癫痫持续状态的护理　应专人守护,床旁加床挡。对突然发病跌倒而易擦伤的关节处,用棉花及软垫加以保护。躁动患者必要时给予约束带防护。少数患者抽搐停止、意识恢复的过程中有短时的兴奋躁动,也应加强保护,防止自伤或他伤。保证患者充分休息。GTCS时应尽快按医嘱用药,从速控制发作。用强烈中枢抑制剂静脉注射时,应有两人操作,一人专心缓慢注射,另一人严密监护癫痫发作情况和心率、脉搏、呼吸、血压、血氧饱和度及瞳孔变化。

4.用药护理　根据癫痫发作的类型遵医嘱用药,注意观察用药疗效、不良反应,必要时部分患者结合疗效可做血药浓度检测。由于各种抗癫痫药物都有一定的不良反应,如苯妥英钠可致牙龈增厚、毛发增多、乳腺增生、皮疹、中性粒细胞减少和眼球震颤、小脑性共济失调等毒性反应;卡马西平有中性粒细胞减少、骨髓抑制之不良反应;丙戊酸钠、苯巴比妥、扑米酮等均有不同程度的肝脏损害。因此,服药前应做血、尿常规和肝、肾功能检查,服药后定期体检,复查血常规和生化检查。

八、健康指导

1.饮食指导　嘱患者生活规律,睡眠充足,避免疲劳、过度紧张,同时防止感染、发热、低血糖、低血钾等诱因。保持良好的饮食习惯,饮食宜清淡且营养丰富,不宜辛、辣、咸,防过饥、过饱和饮水过多,避免烟酒。

2.用药指导　坚持长期正规用药,不可突然停药、换药或减少剂量。并讲明不规律服药与疾病复发或引起持续状态的关系,调整药物应在医师指导下。个别药物治疗剂量和中毒剂量很接近,如苯妥英钠,故不可随便增加剂量。按要求每月查血常规、血药浓度,每季度查肝功能,小儿定期查血钙、血磷,酌情补充维生素 D_3。

3.活动与休息指导　适当参加体育锻炼和脑力劳动,以增进身心健康,切勿从事高空或水上作业、驾驶等工作,避免游泳、登高活动,以利安全。

4.患者外出指导　应随身携带个人资料卡,写明姓名、详细诊断、药名、地址、病史、联系电话等,以备癫痫发作时及时了解病情及联系家人。

第三节　短暂性脑缺血发作的护理

短暂性脑缺血发作(transient ischemic attacks,TIA)是由颅内动脉病变致脑动脉一过性供血不足引起的短暂性、局灶性脑或视网膜功能障碍,表现为供血区神经功能缺失的症状、体征。每次发作一般持续数分钟至数小时,24 h 内完全恢复,可有反复发作。频繁的 TIA 发作是脑梗死前的警报。

一、病因与发病机制

关于 TIA 的病因与发病机制尚不完全清楚,其发病主要与动脉粥样硬化、动脉狭窄、心脏病、血液成分的改变及血流动力学等多种病因及途径有关,主要假说包括微栓塞学说、血流动力学障碍学说、脑血管痉挛学说、锁骨下动脉盗血综合征等。

二、临床表现

TIA 发作年龄以 50～70 岁多见,男性多于女性。起病突然,迅速出现大脑某一局部的神经功能缺失,历时数分钟至数小时,可有反复发作,并在 24 h 内完全恢复且无后遗症。

1. 颈动脉系统 TIA　常见症状为对侧单肢无力或不完全性偏瘫,对侧感觉异常或减退,短暂的单眼失明是颈内动脉分支眼动脉缺血的特征性症状,可出现失语。

2. 椎-基底动脉系统 TIA　以阵发性眩晕最常见,一般不伴有明显的耳鸣,可发生复视、眼震、构音障碍、吞咽困难、共济失调及交叉瘫和交叉性感觉障碍。

三、实验室和其他检查

脑电图、CT、MRI 检查大多正常,数字减影血管造影(DSA)、磁共振血管成像(magnetic resonance angiography,MRA)或经颅多普勒超声(TCD)可见血管狭窄、动脉粥样硬化。超声检查是动脉粥样硬化常用的检测手段,具有无创、廉价的特点;MRA 可以很好地显示脑血管的病变;迄今为止,DSA 仍然是血管狭窄诊断的金标准。

四、诊断要点

绝大多数 TIA 患者就诊时症状已经消失,故其诊断主要依据病史。凡年龄在 45 岁以上,突然发作,持续时间短,症状和体征在 24 h 内完全恢复,不留下任何功能缺损并反复发作者应考虑本病。应注意和部分性癫痫、晕厥鉴别。

五、治疗要点

1. 病因治疗　确诊 TIA 后,应针对危险因素进行治疗,如控制血压,治疗心律失常、大动脉狭窄,纠正血液成分的异常等。注意防止颈部活动过度等诱因。

2. 药物治疗　所有 TIA 都应作为神经科急诊处理,迅速确定病因,控制发作,防止演变为脑卒中。

(1)抗血小板聚集剂治疗:可减少微栓子的发生,预防复发。常用的药物:①阿司匹林:目前主张使用小剂量,每天 50～300mg 不等,晚餐后服用。阿司匹林抗血小板聚集的机制为抑制环氧化酶。②双嘧达莫:其抗血小板聚集的机制是抑制磷酸二酯酶,每次 25mg 或 50mg,每天 3 次。③噻氯吡啶(抵克力得):一种新型的抗血小板聚集药,125～250mg,每天 1～2 次。服用阿司匹林或抗凝治疗不理想者应用噻氯吡啶治疗仍有效。

(2)抗凝治疗:对频繁发作的 TIA,或持续时间长,每次发作症状逐渐加重,同时又无明显的抗凝治疗禁忌者(无出血倾向,无严重高血压,无肝、肾疾病,无溃疡病等),可及早进行抗凝治疗。对频繁发作者可静脉注射肝素,后改用口服华法林等抗凝剂。

(3)脑保护剂治疗:脑保护剂可扩张血管,防止脑动脉痉挛。如尼莫地平 20～40mg,每天3次。

3.外科手术治疗 经血管造影证实有颈部血管动脉硬化斑块引起明显狭窄(>70%)或闭塞者,可考虑颈动脉内膜剥离术、颈动脉支架术等。

六、常见护理诊断/问题

1.恐惧 与突发眩晕和单侧肢体活动障碍有关。

2.潜在并发症 脑卒中。

3.有受伤的危险 与眩晕、复视、共济失调有关。

七、护理措施

1.饮食护理 给予低脂、低盐、低胆固醇、适量糖类、丰富维生素饮食,忌烟、酒及辛辣食物,切忌暴饮暴食或过分饥饿。

2.安全护理 指导患者发作时卧床休息,枕头不宜太高(15°～20°为宜),以免影响患者头部血流供应。频繁发作者应避免重体力劳动,沐浴或外出应有家人陪伴,以防发生跌倒和外伤。

3.用药护理 在用抗凝药治疗时,应密切观察有无出血倾向。临床上有少数患者可出现全身出血点及青紫斑,个别患者有消化道出血,发现这些现象应及时与医师联系并给予积极治疗。

4.心理护理 了解患者及其家属的思想顾虑,评估患者心理状态,帮助患者消除恐惧心理,树立与疾病做斗争的信心,养成良好的生活习惯,注意锻炼身体,加强功能运动。

八、健康指导

通过健康教育使患者了解个体的危险因素,针对不同的危险因素采取不同的干预措施,如鼓励患者适当运动、戒烟限酒、合理饮食、控制体重、遵医嘱服药、勿随意停药和换药。积极治疗高血压、动脉硬化、心脏病、糖尿病和高脂血症等,同时注意定期体检。指导患者了解卒中的临床表现,重视 TIA,积极预防,防止发生脑梗死。

第四节 脑梗死的护理

脑梗死(cerebral infarction,CI)又称缺血性脑卒中(cerebral ischemic stroke),是局部脑组织由于各种原因引起的缺血、缺氧而发生的软化或坏死。脑梗死占全部脑卒中的 60%～80%,临床上最常见的类型有脑血栓形成和脑栓塞。

一、病因和发病机制

1.病因 脑血栓形成的主要条件是血管病变合并溃疡,凡是能引起血管病变并溃破的病因都可产生病变部位血小板的凝聚、血栓形成,其中最常见的病因是动脉粥样硬化。此外,血小板凝聚能力增加、血黏度增高、血细胞比容增大等均可以诱发脑血栓。血管痉挛、血流缓慢、血压下降等也是诱因之一。

2.发病机制 在颅内血管壁病变的基础上,当处于睡眠、失水、心力衰竭、心律失常、红细胞增多症等情况时,血压下降、血流缓慢,胆固醇易沉积于内膜下层,从而引起血管壁脂肪透明变性,进一步纤维增生,动脉变硬、迂曲、管壁厚薄不匀,血小板及纤维素等血中的有形成分黏附、聚集、沉着,形成血栓。随着血栓逐渐增大,使动脉管腔变狭窄,最终完全闭塞。所供血的脑组织则因血管闭塞的快慢、部位及侧支循环能提供代偿的程度而产生不同范围、不同程度的梗死。

脑的任何血管均可发生血栓形成,约 4/5 的脑梗死发生在颈内动脉系统。血栓形成后,血流受阻或完全中断,若侧支循环不能代偿供血,受累血管供应区的脑组织则缺血、水肿软化、坏死而出现相应的临床表现。

二、临床表现

本病好发于中老年,多见于 50~60 岁以上患有动脉粥样硬化者,多伴有高血压、冠心病或糖尿病,男性稍多于女性。有些患者会出现前驱症状,如头昏、头痛等;约有 1/4 的患者既往有 TIA 发作史。

1.一般特点 多在安静状态下或睡眠中发病,通常数小时或 1~2 d 达高峰,多数无全脑症状,即无头痛、呕吐、意识障碍,只有大面积梗死或脑干梗死时出现全脑症状。

2.脑梗死的临床综合征

(1)颈内动脉病灶侧单眼一过性黑矇或病灶侧霍纳征(Horner 征)(瞳孔缩小、眼裂变小和眼球内陷,面部少汗),对侧偏瘫、偏身感觉障碍,优势半球病变时可有失语。

(2)大脑中动脉主干闭塞表现为病变对侧偏瘫、偏身感觉障碍,在优势半球有失语,严重者有轻度意识障碍;皮质深支闭塞表现为对侧偏瘫和失语。

(3)大脑前动脉主干闭塞表现为病变对侧肢体瘫痪,下肢多重于上肢,面部较少受累,一般无失语,可伴随感觉障碍;深穿支闭塞主要表现为对侧上肢和面神经、舌下神经中枢性瘫痪。

(4)椎-基底动脉闭塞表现为眩晕、复视、眼震、吞咽困难、构音障碍、共济失调、交叉瘫等,基底动脉主干闭塞常迅速死亡。

(5)小脑后下动脉闭塞又称为延髓背外侧综合征,表现为突然眩晕、恶心、呕吐,构音不良,饮水呛咳,病侧咽反射消失,软腭上举不能,病变侧出现霍纳综合征(Horner syndrome),肢体共济失调及面部痛、温觉消失,病变对侧半身痛、温觉障碍。

三、实验室及其他检查

应进行血、尿常规检查和血糖、血脂、血液流变学、心电图等检查。CT 检查在发病当天一般无影像学改变,24~48 h 后梗死区出现低密度影像。脑干和小脑梗死及较小梗死灶,CT 常显示不佳,有条件时可行 MRI 检查。腰穿脑脊液化验多正常,大面积梗死时压力可增高。脑血管造影可显示血栓形成部位、程度及侧支循环。

四、诊断要点

应根据病史,如发病前有 TIA 病史,在安静休息时发病;症状逐渐加重;发病时意识清醒,而偏瘫、失语等神经系统局灶性体征明显等特点,结合 CT 或 MRI 检查,一般可明确诊断。

五、治疗要点

1. 急性期治疗 提高全民急救意识,力争超早期溶栓治疗并采取个体化治疗,对卒中的危险因素进行干预,最终达到挽救生命、降低病残及预防复发的目的。

(1)早期溶栓:脑血栓形成后,尽快恢复梗死区的灌注、减轻脑神经损害是“超早期”的主要处理原则。超早期是指发病 3h 以内,抢救缺血半暗带。应用此类药物首先需经 CT 证实无出血灶,患者无溶栓禁忌证,并监测出凝血时间、凝血酶原时间等。常用的溶栓药有:重组组织型纤溶酶原激活剂(recombinant tissue plasminogen activator,rt-PA)(循证医学 A 级推荐)、尿激酶(urokinase,UK)。rt-PA 是选择性纤维蛋白溶解剂,与血栓中纤维蛋白形成复合体后增强了与纤溶酶原的亲和力,使纤溶作用局限于血栓形成的部位;每次用量为每千克体重 0.9mg,最大用量 90mg,在发病后 3 h 内进行;它是美国 FDA 推荐的唯一一种用于治疗急性缺血性卒中的溶栓药物。UK 常用量 100 万~150 万 U,加入 0.9％生理盐水 100mL 中,静脉滴注 1 h;也可采用 DSA 监视下超选择性介入动脉溶栓。

(2)抗凝治疗:目的在于预防脑血栓扩展和新血栓形成,常用的药物有肝素、低分子肝素和华法林。

(3)脑保护剂:临床上常用的药物有尼莫地平、尼卡地平、盐酸氟桂嗪(西比灵)等。

(4)降纤治疗:通过降解血中的纤维蛋白原,增强纤溶系统的活性,抑制血栓形成,可供选择的药物有降纤酶、巴曲酶等。

(5)抗血小板聚集剂治疗:静脉溶栓后 24 h 和发生脑卒中后 48 h 内不能进行溶栓的患者,在排除了出血性脑血管疾病时,用阿司匹林每天 200~300mg,共 10d,维持剂量每天75~120mg。

(6)防治脑水肿、降低颅内压:梗死范围大或发病急骤时可产生脑水肿,脑水肿进一步影响脑梗死后缺血带的血供,加剧脑组织的缺血、缺氧。如患者意识障碍加重、出现颅内压增高症状,应行降低颅内压治疗,常用的药物为 20％甘露醇、10％复方甘油等。

(7)控制血压:使血压维持在比患者病前稍高的水平,一般急性期不使用降压药,以免血压过低而导致脑血流量不足,使脑梗死加重。

(8)高压氧治疗。

(9)其他治疗:①脑代谢活化剂:胞磷胆碱、吡拉西坦、γ-氨酪酸、都可喜等。②中药治疗:一般采用活血化瘀、通经活络的治疗,可用丹参、川芎、红花等。

(10)手术治疗:急性大面积小脑梗死产生脑积水者,可行脑室引流术或手术切除坏死组织,以挽救生命;对大面积梗死所致颅内高压危象者,可行开颅,切除坏死组织和颅骨减压。

2. 恢复期治疗 主要目的是促进神经功能的恢复。康复治疗应从起病到恢复期,贯穿于护理各个环节和全过程中,要求患者、医护人员、家属均应积极而系统地参与和进行患肢运动、语言功能的训练和康复治疗。

六、常见护理诊断/问题

1.躯体移动障碍 与脑梗死压迫神经细胞和锥体束有关。
2.生活自理能力缺陷 与偏瘫、认知障碍、体力不支有关。
3.语言沟通障碍 与脑梗死部位、范围有关。
4.吞咽功能障碍 与脑梗死的真假延髓性麻痹有关。

七、护理措施

1.早期康复护理 给患者讲解早期活动的必要性及重要性。教会患者保持关节功能位置,防止关节变形而失去正常功能。每1~2 h翻身1次,以免瘫痪的一侧肢体长期受压而形成压疮;翻身时做一些主动或被动活动锻炼,逐渐增加肢体活动量,做到强度适中、循序渐进、持之以恒。教会患者及家属锻炼和翻身技巧,训练患者平衡和协调能力。在训练时保持环境安静,使患者注意力集中。

2.日常生活护理 将患者的用物放在易拿取的地方,以方便随时取用。信号灯(家里也可安装)放在患者手边,听到铃声立即予以答复及帮助解决。协助卧床患者完成生活护理,如穿衣、洗漱、沐浴、如厕等,保持皮肤清洁、干燥,及时更换衣服、床单,保持床单位清洁。鼓励患者用健侧手进食,消除患者依赖心理,必要时协助进食。训练患者及告知家属定时协助患者排便。恢复期尽力要求患者完成生活自理活动,以增进患者自我照顾的能力和信心,适应回归家庭和社会的需要,提高生活质量,减少致残率。

3.语言沟通障碍的护理 进行语言功能锻炼,包括肌肉功能的刺激(生物反馈或热刺激),增强和替换交流系统,人工发音器官辅助装置(如腭托),代偿措施(如减慢语速),或者辅助翻译构音障碍患者语言的一些方法。同时采用交流板和肢体语言进行有效交流。

4.下肢深静脉血栓的护理 早期下床活动和床上主动肢体运动是有效的预防措施,对于能下床活动的患者,鼓励早期下床适当活动;已出现下肢深静脉血栓者,应抬高患肢、制动。

5.大小便的护理 每日给予充足的水分,可增加粗纤维食物,养成每日或隔日排便习惯。保持尿道口及会阴部清洁;锻炼膀胱括约肌功能;对于有保留尿管的患者,应定期更换导尿管与引流袋。

6.饮食护理 给予低盐、低脂饮食。对患者进行吞咽功能评估,如有吞咽困难、饮水呛咳时,则遵医嘱安置胃管,给予鼻饲流质,通过胃肠道营养支持的方式保证患者的营养需求。如有糖尿病予以糖尿病饮食。

7.用药护理

(1)溶栓治疗时护士应认真阅读药物说明书,严格按照用药要求使用,严密监测血压;用药后观察舌和唇有无水肿;观察皮肤、黏膜有无瘀点、瘀斑等出血倾向。久服阿司匹林可引起不同程度的胃肠道反应或溃疡病,应注意观察。

(2)抗凝治疗时应注意观察大便情况,必要时送检大便潜血和检查全血细胞记数,预防消化道出血。

(3)使用改善微循环的药物,如右旋糖酐-40,可有过敏反应,如发热、皮疹等,应注意观察。

（4）应用抗凝及溶栓药物：如患者再次出现偏瘫或原有症状加重等，应考虑是否为梗死灶扩大或并发颅内出血等；同时应观察全身情况，及早发现是否有栓子脱落引起栓塞，如肠系膜上静脉栓塞后可出现腹痛，有肢体血液循环障碍时，出现皮肤肿胀、发绀，进一步可导致功能障碍。

8.心理护理　不同程度的神经功能废损症状常常使患者生活不能自理，性情变得急躁，甚至发脾气，同时也会产生自卑、消极的心理状态，常影响疾病的康复，甚至会使血压升高、病情加重。应主动关心患者，教会患者一些应对困难的办法，如利用身体语言交流、书面交流、定时体位的更换等。嘱家属给予患者物质和精神上的支持，鼓励或组织病友之间经验的交流，树立患者战胜疾病的信心。

八、健康指导

适度参加一些体育活动。积极治疗原发病，如高血压、高脂血症、糖尿病等。以低脂、高维生素饮食为宜，忌烟酒。积极治疗 TIA，以减少脑血栓形成的发病率。老年人晨间睡醒时不要急于起床，最好安静 10min 后缓慢起床，以防直立性低血压致脑血栓形成。

第五节　脑出血的护理

脑出血（intracerebral hemorrhage，ICH）是指原发性非外伤性脑实质内出血，也称自发性脑出血，占急性脑血管病的 20%～30%。脑出血的发病率为每年 60～80/10 万人口，在我国占急性脑血管病的 30% 左右。急性期病死率为 30%～40%，是急性脑血管病中最高的。在脑出血中，大脑半球出血约占 80%，脑干和小脑出血约占 20%。脑出血预后与出血部位、出血量、病因和全身状态有关，脑干、丘脑、脑室大量出血预后差。高血压是脑出血最常见的原因，高血压伴颅内小动脉硬化、血压骤升可引起动脉破裂出血。

一、病因和发病机制

1.病因　多数 ICH 是因高血压所致，以高血压合并小动脉硬化最常见，其他原因包括脑动脉硬化、血液病（白血病、再生障碍性贫血、血小板减少性紫癜）、颅内动脉瘤、脑内动静脉畸形、脑动脉炎、脑瘤等，应用抗凝治疗、溶栓治疗时也可并发脑出血。

2.发病机制　脑出血的发病多是在原有高血压和脑血管病变的基础上，用力和情绪改变等外加因素使血压进一步骤升所致。其发病机制可能与下列因素有关：

（1）高血压使颅内小动脉形成微动脉瘤，微动脉瘤可能破裂而引起脑出血。

（2）高血压引起颅内小动脉痉挛，可能造成其远端脑组织缺氧、坏死，发生点状出血和脑水肿，出血区融合扩大而成大片出血。

（3）颅内动脉壁薄弱，无外弹力纤维层，其外层结缔组织和中层肌细胞在结构上均减少。

（4）大脑中动脉与其所发出的深穿支豆纹动脉成直角，豆纹动脉承受的血流压力高，因此当血压骤然升高时此区血管最易破裂（图 3-1）。

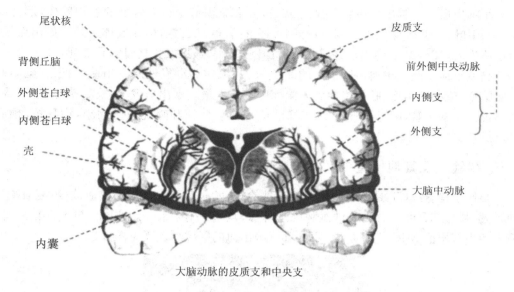

尾状核
背侧丘脑
外侧苍白球
内侧苍白球
壳
内囊
皮质支
前外侧中央动脉
内侧支
外侧支
大脑中动脉

大脑动脉的皮质支和中央支

图 3-1 豆纹动脉

二、临床表现

由于高血压发病有年轻化趋势,因此在年轻的高血压患者中也可发生脑出血。起病突然,多无前驱症状,常在情绪激动、过分兴奋、劳累、用力排便或脑力紧张活动时发病,伴有血压明显升高,数分钟至数小时内病情发展到高峰,主要表现为头痛、呕吐、意识障碍、偏瘫、失语、大小便失禁等。严重者出现潮式呼吸或不规则呼吸、深昏迷、四肢呈弛缓状态,此时局灶性神经体征不易确定,查体时可能发现轻度脑膜刺激症状以及局灶性神经受损体征。按不同部位脑出血的临床表现分述如下。

1.基底节出血 基底节出血占全部脑出血的 70%,壳核出血最常见,其次是丘脑出血。由于出血常累及内囊,且以内囊损害的体征为突出表现,故也称内囊区出血。按其出血与内囊的关系可分为:①外侧型出血:位于外囊、壳核和带状核附近。②内侧型出血:位于内囊内侧和丘脑附近,血液常破入第三脑室和侧脑室,可直接破坏下丘脑甚至中脑。③混合型出血:常为内侧型或外侧型扩延的结果,出血范围较大。内囊出血的临床表现可分为轻症和重症,部分轻症亦可发展为重症。轻症多属于外侧型出血,突然头痛、呕吐、意识清楚或轻度障碍,典型的内囊出血表现为"三偏征",即病灶对侧的偏瘫、偏身感觉障碍和病灶对侧同相偏盲,头和眼向病灶侧凝视,呈"凝视病灶"状,在优势半球伴有失语。重症多属于内侧型或混合型,发病急、昏迷快而深、鼾声呼吸、呕吐、两侧瞳孔不等大;如呕吐咖啡样液体,多系丘脑下部受损产生的急性胃黏膜损伤引起的出血;瞳孔表现为出血侧瞳孔散大,或先缩小后散大,都是天幕疝的表现。

2.脑桥出血 脑桥出血占脑出血的 10%,多由基底动脉脑桥支破裂所致。出血往往先从一侧脑桥开始,表现为交叉性瘫痪,头和眼向病灶对侧凝视,呈"凝视瘫肢"状。大量出血(血肿>10mL)常破入第四脑室或波及对侧,患者迅速进入昏迷,四肢瘫和去大脑强直发作,双侧病理反射阳性,两侧瞳孔"针尖样"大小,中枢性高热,呼吸不规则。病情常迅速恶化,多数在 24～48 h 内死亡。

3. 小脑出血　小脑出血占脑出血的 10%，大多意识清楚或有轻度的意识障碍，后枕部头痛、眩晕、呕吐、一侧肢体共济失调，可有脑神经麻痹、眼球震颤，但无肢体瘫痪。如出血量大，病情迅速进展，12～24 h 内出现昏迷、中枢性呼吸衰竭，最后发生枕骨大孔疝死亡。

4. 脑室出血　脑室出血占脑出血的 3%～5%，多数为继发性脑室出血，由于丘脑出血后破入侧脑室，或小脑出血、脑桥出血破入第四脑室。大量脑室出血发病急骤，头痛，立即昏迷，迅速出现去大脑强直，呕吐咖啡色残渣样液体，高热，多汗和瞳孔极度缩小，病程短，预后不良，多迅速死亡。

三、实验室及其他检查

1. 影像学检查　CT 是诊断脑出血的首选检查，发病后可立刻显示出血改变；复查 CT 时血肿增大、强化 CT 可见对比剂自血肿周围外渗，均提示存在活动性出血，与不良预后有关。对脑干和小脑出血 MRI 优于 CT。不同部位脑出血的影像学表现见图 3-2。

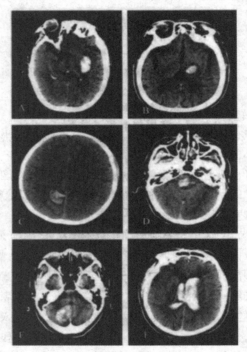

图 3-2　CT 显示不同部位高密度出血灶
A. 壳核出血；B. 丘脑出血；C. 枕叶出血；D. 脑桥出血；E. 小脑出血；F. 脑室出血

2. 脑脊液检查　压力一般均增高，为均匀血性。重症脑出血根据临床表现可以确定诊断者，不宜腰椎穿刺，以免诱发脑疝加速死亡。怀疑小脑出血者禁行腰椎穿刺。

3. 血液检查　常见白细胞增高，超过 10×10^9/L 以上者占 60%～80%，重症脑出血急性期白细胞可增加到 $(15 \sim 20) \times 10^9$/L，并可出现蛋白尿、尿糖、血尿素氮和血糖升高。

四、诊断要点

对于 50 岁以上有长期高血压史的患者，情绪激动或体力活动时突然发病，迅速出现不同程度的意识障碍、颅内压增高症状，伴偏瘫、失语等体征，血压明显升高，结合 CT 检查有助于明确诊断。

五、治疗要点

急性期治疗的主要原则是防止再出血、控制脑水肿、降低颅内压、调整血压、维持生命功能和防治并发症。

1. 一般治疗 密切观察生命体征、瞳孔和意识变化,保持呼吸道通畅,必要时吸氧,有消化道出血宜禁食 24～48 h。保证患者的水、电解质平衡和营养。患者卧床休息,减少探视,保持环境安静。

2. 控制脑水肿、降低颅内压 是脑出血急性期处理的一个重要环节。由于脑出血后脑实质内突然出现了血肿的占位效应,可使颅内压急剧增高,引起脑疝而危及生命,因此应立即使用脱水剂。临床上最常用渗透性脱水剂,如 20％甘露醇 125～250mL 在 30min 内快速静脉滴注,每天 2～3 次,并可用呋塞米交替注射,维持渗透压梯度。也可用 10％甘油果糖 250～500mL 静脉滴注,每天 1～2 次,甘油脱水作用较甘露醇温和。一般认为,对脑出血有明显脑水肿、需快速脱水降低颅内压者,应首先使用 20％甘露醇,静脉快速点滴或推注,连用 3～5 d,待颅内压增加有所缓解后再改用 10％甘油果糖静脉滴注。急性期短期使用肾上腺糖皮质激素有助于减轻脑水肿,但对高血压、动脉粥样硬化、溃疡病、糖尿病有不利作用,故应慎用,更不可长期使用。

3. 控制高血压 一般不必使用降血压药物,因为颅内压增高时为了保证脑组织供血,血压会代偿性升高。当收缩压超过 26.7kPa(200mmHg)时,可适当给予作用温和的降压药物,如呋塞米、硫酸镁等。急性期后血压仍持续过高时可系统应用降压药。

4. 止血药和凝血药的使用 一般不用止血药,但如合并消化道出血或有凝血障碍时,可使用止血药。常用的有氨基己酸(aminocaproic acid,EACA)、氨甲苯酸(aminomethylbenzoic acid,PAMBA)、氨甲环酸(止血环酸)、酚磺乙胺(止血敏)等,近年来用奥美拉唑、巴曲酶等治疗消化道出血效果亦好。

5. 手术治疗 对脑叶或壳核出血在 40～50 mL 以上和小脑出血量在 10 mL 以上,均可考虑手术治疗。常用的手术方法有开颅清除血肿、钻孔扩大骨窗血肿清除术、锥孔血肿吸除术、立体定位血肿引流术、脑室引流术等。

六、常见护理诊断/问题

1. 生活自理缺陷 与意识障碍、瘫痪有关。
2. 语言沟通障碍 与脑出血部位、范围有关。
3. 有受伤的危险 与脑出血导致脑功能损害、意识障碍有关。
4. 有皮肤完整性受损的危险 与长期卧床、意识障碍、运动功能受损有关。
5. 营养失调(低于机体需要量) 与吞咽困难、意识障碍有关。
6. 潜在并发症 脑水肿、脑疝、消化道出血、坠积性肺炎、泌尿系统感染。

七、护理措施

1. 饮食护理 发病 24 h 内禁食。当意识清醒后,评估患者吞咽功能,给予患者适宜的饮食。如为普通饮食,一般在进餐前、后尽可能使患者保持一定时间的坐姿,以利食物下行。发病 3 d 后,如神志仍不清楚者,予鼻饲流质。因颊肌麻痹导致食物由一侧口角流出者,应将食物送至口腔近舌根处。

2. 病情观察　观察生命体征和神志、瞳孔的变化,并做好详细记录;观察有无剧烈头痛、呕吐、视乳头水肿、血压升高、脉搏变慢、呼吸不规则、瞳孔改变、意识障碍加重等脑疝先兆。一旦出现,应及时通知医师,配合抢救。

3. 避免使颅压增高的因素　急性期尽量避免不必要的搬动,减少病室声光刺激,限制探视,患者应绝对卧床休息。尽量避免如情绪激动、呼吸道阻塞、躁动挣扎、抽搐、剧烈咳嗽、用力排便、高压灌肠等一切有可能增加颅内压的因素。同时,各项护理操作如翻身、吸痰、鼻饲等动作均需轻慢,应集中完成各项诊疗操作。

4. 预防压疮　每 1～2 h 翻身 1 次,保持床铺平整、干燥、无屑,防止压疮形成。

5. 用药护理　遵医嘱使用止血、降低颅内压等药物,注意观察其疗效和不良反应。大剂量的甘露醇可以引起肾功能损害,甘油果糖可引起溶血和血红蛋白尿。

6. 心理护理　脑出血经过治疗后都留下不同程度神经功能废损的症状,患者在心理上会产生抑郁和焦虑情绪。护士应评估社会支持系统,良好的社会支持有利于健康,并可以有效地减少抑郁症状,重视对患者的心理护理,使患者早日回归社会。

八、健康指导

指导患者避免情绪激动和不良刺激,戒烟、忌酒,给予低脂饮食,生活要有规律,劳逸结合。指导脑出血患者应学会监测血压的方法,在专科医师的指导下规律地服用降压药,血压控制在 18.6/12kPa(140/90mmHg)以下。告诉患者需要就诊的症状及就诊途径。

第六节　蛛网膜下隙出血的护理

蛛网膜下隙出血(subarachnoid haemorrhage,SAH)是指颅内血管破裂后,血液直接流入蛛网膜下隙引起的一种临床综合征,可分为两种:①原发性 SAH:脑表面或脑底部的血管破裂,血液直接流入或主要流入蛛网膜下隙。②继发性 SAH:脑实质内出血,形成血肿,溃破后,血液穿过脑组织而流入脑室及蛛网膜下隙。蛛网膜下隙出血占急性脑卒中的 10%,占出血性脑卒中的 20%。其总体发病率约为 9/10 万,在不同国家存在很大差异,在某些国家可高达 20/10 万,发病最初数月内病死率为 50%～60%。

一、病因和发病机制

1. 病因　根据发病的原因不同,将其分为外伤性和非外伤性两大类,此处主要介绍非外伤性(即自发性)SAH。颅内动脉瘤为最常见的病因,占 50%～80%,其中先天性粟粒样动脉瘤引起蛛网膜下隙出血约占 75%,其他包括脑血管畸形、环中脑非动脉瘤性 SAH、高血压脑动脉粥样硬化、血液疾病、脑底异常血管网病等。

2. 发病机制　由于蛛网膜下隙出血的病因不同,其发病机制也不同。一般来说,动脉瘤好发于脑底动脉环交叉处,由于该处动脉内弹力层和肌层的先天性缺陷,在血液涡流的冲击下渐向外突出而形成动脉瘤;脑血管畸形的血管壁常常为先天性发育不全、变性、厚薄不一;脑动脉硬化时,脑动脉中纤维组织替代了肌层,内弹力层变性、断裂和胆固醇沉积于内膜,加上血流的冲击,逐渐扩张而形成动脉瘤。因此,在脑血管发生上述病变的基础上,当重体力劳动、情绪改变、血压突然升高以及酗酒时,脑表面及脑底部血管发生破裂,血液流入蛛网膜下隙。

二、临床表现

SAH 的典型临床特点是突然发生剧烈头痛、呕吐、意识障碍、痫性发作、脑膜刺激征和血性脑脊液。发病前多有剧烈运动、劳累、情绪激动、酗酒、用力咳嗽和排便等诱因。半数患者有不同程度的意识障碍。

体征方面最具有特征性者为颈项强直等脑膜刺激征,多在发病后 30 min 内出现。有时脑膜刺激征是 SAH 唯一的临床表现。一侧动眼神经麻痹是最常见的脑神经体征,提示该侧后交通支动脉瘤。眼底检查特征性表现为玻璃体下片状出血,但临床少见;约 10% 的病例可见视乳头水肿。局限性神经体征,如偏瘫、偏盲、失语等少见,多与出血破入脑实质,直接破坏和压迫脑组织或脑血管痉挛导致脑梗死有关。

老年患者临床表现常不典型,头痛、呕吐、脑膜刺激征都可不明显,精神障碍较明显。个别重症患者可很快进入深昏迷,出现去大脑强直,因脑疝形成而迅速死亡。

三、实验室及其他检查

1.脑脊液检查　脑脊液压力增高,常超过 19.6kPa(200 mmH$_2$O)以上,外观呈均匀血性,镜检可见大量红细胞;若出血时间较长,则多数红细胞呈皱缩状或溶血,离心后其上清液呈黄褐色。

2.CT 检查　CT 检查是确诊的首选诊断方法,90% 患者急性期可见蛛网膜下隙高密度出血征象。

3.影像学检查　常用检查有 CT、MRA、DSA。DSA 可确定动脉瘤的位置、大小,可发现多发性动脉瘤。

四、诊断要点

对于突然出现的剧烈头痛、呕吐、脑膜刺激征阳性的患者,常规 CT 检查多可确诊。对疑似患者可做脑脊液检查确立诊断,以防漏诊。

五、治疗要点

蛛网膜下隙出血的内科治疗原则是去除引起 SAH 的病因,防治继发性脑血管痉挛、脑积水,制止继续出血和预防复发。

1.一般处理　急性 SAH 的一般处理与高血压性脑出血相同,应绝对卧床休息 4～6 周,一切可能使患者血压和颅内压增高的因素均应尽量避免。对头痛和躁动不安者应用足量的止痛、镇静剂,以保持患者安静休息,如索米痛片、异丙嗪、可待因,必要时可短期用布桂嗪 30 mg 口服或 0.1g 肌内注射。

2.止血药物的应用　为制止继续出血和预防再出血,一般主张在急性期使用止血药,对避免早期再出血确有帮助。常用氨基己酸(EACA),抑制纤维蛋白溶酶原的形成,对因纤维蛋白溶解活性增高所致的出血有良好的效果,通常用量为 18～24g 加入 5% 葡萄糖液内静脉滴注,连续使用 7～10 d,改口服,逐渐减量,用药时间不宜少于 3 周。其他有氨甲苯酸、氨甲环酸等。

3. 调控血压 去除疼痛等诱因后,若平均动脉压＞16kPa(120 mmHg)或收缩压＞24 kPa(180 mmHg),可在严密监测下应用短效降压药,使血压稳定在正常或发病前的水平。降压过程中应避免突然将血压降得过低。

4. 防止迟发性脑血管痉挛 普遍认为凡降低细胞内 Ca^{2+} 水平的途径均能扩血管,解除 SAH 引起的血管痉挛。如应用尼莫地平 24～48 mg 静脉滴注,每天 1 次,连续 7～10 d;或在出血后口服尼莫地平 60 mg,每天 6 次,连续 21 d;异丙肾上腺素 0.4～0.8 mg 加入 5％葡萄糖 150 mL 静脉滴入,每天 3 次;利多卡因 2 g 加入 5％葡萄糖盐水 500 mL 中,由另一肢体静脉缓慢滴入,24 h 一次。当病情稳定或好转后,可于 1～2 d 后逐渐减量,共用 2～9 d。

5. 脑积水的防治 轻度的急、慢性脑积水都应先行药物治疗,给予乙酰唑胺等药物减少脑脊液分泌,酌情选用甘露醇、呋塞米等;脑室穿刺脑脊液外引流术适用于 SAH 脑室积血扩张或形成铸型出现急性脑积水,经内科治疗后症状仍进行性加剧,不能耐受开颅手术者。紧急脑室穿刺外引流术可降低颅内压,改善脑脊液循环,能使 50％～80％的患者症状改善。引流术后应尽快夹闭动脉瘤。

6. 脑脊液置换 目前尚有争议。

7. 手术和介入治疗 对颅内动脉瘤、动静脉畸形等进行手术和介入治疗是病因治疗的根本。

六、常见护理诊断/问题

1. 疼痛 头痛与 SAH 致颅内压增高以及感觉神经受刺激有关。

2. 潜在并发症 再出血、脑疝。

七、护理措施

1. 缓解头痛 用视觉模拟评分法(visual analogue scale,VAS)对患者进行头痛程度的评估,了解患者的头痛程度。遵医嘱使用脱水剂、镇痛药等缓解头痛,同时教会患者运用非侵袭性减轻疼痛的技巧,如缓慢地深呼吸、全身肌肉放松、意象法、分散注意力法等。在心理疏导的同时,每天常规两次按摩疼痛部位。观察患者头痛的缓解情况,及时调整护理措施。

2. 预防再出血 嘱患者绝对卧床休息 4～6 周,减少探视人员。避免剧烈活动和用力排便,保持情绪稳定,多食水果、蔬菜,保持大便通畅,以免诱发再出血。应密切观察患者症状、体征好转后有无再次剧烈头痛、恶心、呕吐、意识障碍加重和原有体征出现等表现,若出现以上症状及时报告医师。

3. 用药护理 快速滴入 20％甘露醇。缓慢静脉滴注氨甲苯酸,以免导致血压下降。尼莫地平治疗过程中可能出现头晕、头痛、胃肠不适、皮肤发红、多汗、心动过缓或过速等,应注意调节、控制好输液速度,并密切观察用药反应,如有异常及时报告医师处理。

八、健康指导

向患者和家属介绍疾病的病因、诱因、临床表现、相关检查、病程和预后、防治原则和自我护理的方法。避免情绪激动、用力等导致血压升高、诱发再出血的因素,保持稳定情绪,多吃蔬菜、水果，养成良好的排便习惯。女性患者 1～2 年内避免妊娠和分娩。必要时定期到医院复查。

第七节　帕金森病的护理

帕金森病（Parkinson's disease，PD）又名震颤麻痹（paralysis agitans），是一种常见的中老年人中枢神经系统变性疾病。60 岁以上人群中患病率为 1000/10 万，并随年龄增长而增高，两性分布差异不大。临床上以静止性震颤、运动迟缓、肌强直和姿势步态异常为主要特征。

一、病因与发病机制

本病的病因迄今未明，故称原发性 PD（idiopathic Parkinson's disease），发病机制十分复杂，可能与下列因素有关：

1. 年龄因素　PD 主要发生于中老年人，40 岁以前发病十分少见，提示年龄老化与发病有关。单纯老年化并非本病病因，但老年化可能促进本病发生。

2. 环境因素　环境中与 1-甲基-4 苯基-1，2，3，6-四氢吡啶（1-methy-4-phenyl-1，2，3，6-tetrahydropyridine，MPTP）分子结构类似的工业或农业毒素可能是 PD 的病因之一。

3. 遗传因素　有少数报道家族性帕金森病，很可能有遗传因素决定本病的易感性，包括常染色体显性或隐性遗传等。

二、临床表现

多数患者 50 岁以后发病，平均发病年龄约为 55 岁，男性稍多于女性。起病缓慢，逐渐加剧，主要症状有静止性震颤、肌张力增高、运动迟缓、姿势步态异常等。症状常于一侧上肢开始，逐渐波及同侧下肢，成"N"字形进展。

1. 静止性震颤　静止性震颤常为首发症状，震颤常从一侧上肢开始，典型表现为规律的拇指对掌和手指屈曲的不自主震颤，如同"搓丸"样动作。静止时震颤明显，动作时减轻，入睡后消失，故称为"静止性震颤"。随病程进展，震颤可逐步涉及下颌、唇、颜面和四肢。部分患者可无震颤，尤其是发病年龄在 70 岁以上者。

2. 肌强直　肌强直表现为屈肌和伸肌同时受累，被动运动关节时始终保持增高的阻力，类似弯曲软铅管的感觉，故称"铅管样强直"；部分患者因伴有震颤，检查时可感到在均匀的阻力中出现断续停顿，如同转动齿轮感，称为"齿轮样强直"，是由于肌强直与静止性震颤叠加所致。老年患者肌强直可引起关节疼痛，是由于肌张力增高使关节的血供受阻所致。

3. 运动迟缓　随意动作减少，包括始动困难和运动迟缓，并因肌张力增高，姿势反射障碍而表现一系列特征性运动症状，如起床、翻身、步行、方向变换等运动迟缓；面部表情肌活动减少，常常双眼凝视，瞬目减少，呈现"面具脸"；手指做精细动作如扣纽扣、系鞋带等困难；书写时字越写越小，呈现"写字过小征"。

4. 姿势步态异常　站立时呈屈曲体姿，步态障碍甚为突出。疾病早期表现走路时下肢拖曳，随病情进展呈小步态，步伐逐渐变小变慢，启动困难，行走时上肢的前后摆动减少或完全消失；转身缓慢，迈步后以极小的步伐向前冲去，越走越快，不能及时停步或转弯，称慌张步态,此与姿势平衡障碍导致的重心不稳有关,在下坡时更为突出。严重时患者从坐位、卧位起立困难。

5.其他症状 口、咽、腭肌运动障碍,讲话缓慢,语音低沉单调,流涎,严重时可有吞咽困难。自主神经症状较普遍,可出现多汗、顽固性便秘、直立性低血压等。部分患者疾病晚期可出现认知功能减退、抑郁和视幻觉等,但常不严重。

三、实验室及其他检查

血、脑脊液化验均无异常,CT、MRI 也无特征性改变。近年来开展分子生物学及功能显影检测有一定意义,如功能影像检测和基因检测等。

四、诊断要点

根据中年以后发病,进行性加重的静止性震颤、运动减少、强直等典型神经症状和体征,结合多巴胺治疗敏感即可诊断。如患者由高血压脑动脉硬化、脑炎、外伤、中毒、基底节附近肿瘤以及吩噻嗪类药物治疗等产生的震颤、强直等帕金森症状,称为帕金森综合征或震颤麻痹综合征。

五、治疗要点

1.药物治疗

(1)抗胆碱能药物:对震颤和强直有一定效果,常用的有盐酸苯海索(安坦)2mg,每天3次。

(2)金刚烷胺:为抗病毒药物,能促进神经末梢释放多巴胺(dopamine,DA),并阻止其再吸收,从而使症状减轻。可以和左旋多巴等药合用,口服100mg,每天2~3次。

(3)左旋多巴(L-Dopa):L-Dopa 作为多巴胺的前体能通过血脑屏障,被 DA 神经元摄取后变成 DA 发挥替代作用。治疗自 125 mg 每天 2 次开始,缓慢增加剂量和服药次数,维持量一般为每天 2~4 g,分 4 次服。服药后大多数患者症状改善,尤其是运动减少和强直。但是由于外周脱羧的不良反应,目前常用制剂为美多巴,即加入了外周脱羧的抑制剂——多巴丝肼。

(4)多巴胺受体激动剂:疗效不如复方 L-Dopa,多与之合用。常用药物有培高利特和溴隐亭,溴隐亭开始剂量 0.625 mg 每天晨服,每隔 3~5 d 增加 0.625 mg,维持量在每天10~30 mg。

2.外科治疗 适用于药物治疗失效或出现运动障碍的患者。

六、常见护理诊断/问题

1.生活自理缺陷 与震颤、肌肉强直、运动减少有关。
2.营养失调(低于机体需要量) 与吞咽困难有关。
3.知识缺乏 缺乏本病相关知识和药物治疗知识。
4.躯体移动障碍 与神经、肌肉受损,运动减少,随意运动减弱有关。
5.语言沟通障碍 与喉肌及面部肌肉强直,运动减少、减慢有关。
6.自尊紊乱 与身体形象改变有关。

七、护理措施

1. 日常生活护理 鼓励患者自己照顾自己,增强独立性,避免过分依赖他人,如进食、穿衣、移动等。给患者足够的时间去完成日常活动,如说话、写字、吃饭等。鼓励患者每天活动各关节 2～3 次,加强主动运动;若患者主动运动完成不好时,应协助患者完成。家庭环境避免室内楼梯、上下有一定落差的门槛,移开环境中障碍物,指导并协助患者移动,克服胆怯心理。行走起动和终止时应给予协助,防止跌倒。

2. 饮食护理 教育患者不要恐惧进食、饮水,防止体内电解质紊乱和营养障碍发生。提供黏稠不易反流的食物,让患者每吃一口吞咽 2～3 次,进食时尽量使患者保持坐位。严重手颤可协助患者进食;流涎过多的患者可使用吸管。少量多餐,多食水果与蔬菜等。每周测体重 1 次,动态观察体重变化,随时调整饮食计划。

3. 用药护理 指导患者正确服药方法、注意事项,观察药效及不良反应。①L-Dopa:服用时一般从小剂量开始,逐步增加剂量,较长时间使用常出现症状波动(开-关现象)和运动障碍(亦称"异动症")。不良反应常有消化系统(恶心、呕吐、腹部不适、肝功能变化等)、心血管系统(心律失常、直立性低血压等)、泌尿系统(尿潴留、血尿素氮升高等)、神经精神系统(失眠、多梦、幻觉、妄想等)的症状。②抗胆碱能药物:因阻断了副交感神经产生不良反应,如口干,唾液、汗液分泌减少,肠鸣音减弱,排尿困难,瞳孔调节功能不良等。有青光眼或前列腺肥大者禁用,不宜用于老年患者。③金刚烷胺:不良反应有恶心、失眠、头晕、足踝水肿、幻觉、精神错乱等,有肾功能不良、癫痫病史者禁用。

4. 心理护理 PD 是一种慢性进展性疾病,目前尚无根治的方法,因此患者在心理上存在悲观的情绪,加上患者出现自我形象紊乱,应鼓励患者面对疾病。

八、健康指导

告知不要单独外出,防止跌倒、摔伤。在医师的指导下选择药物,按时服药,并定期到门诊复查,注意药物的不良反应。经常运动躯体的各个关节,防止强直和僵硬。在家属的陪同下做适当的运动。

第八节 重症肌无力的护理

重症肌无力(myasthenia gravis,MG)是乙酰胆碱受体抗体(AchR-Ab)介导、细胞免疫依赖及补体参与的一种神经-肌肉接头(neuromuscular junction,NMJ)处传递障碍的自身免疫性疾病,病变主要累及 NMJ 突触后膜上的乙酰胆碱受体(acetylcholine receptor,AchR)。平均年发病率约为 7.40/百万人(女性 7.14/百万人,男性 7.66/百万人),患病率约为 1/5000。临床特征为部分或全部骨骼肌易于疲劳,呈波动性无力,有活动后加重、休息后减轻和晨轻暮重等特点。

一、病因与发病机制

其发病原因包括自身免疫、被动免疫(暂时性新生儿 MG)、遗传性(先天性肌无力综合征)及药源性(D-青霉胺等)因素。MG 的患者中 70% 以上有胸腺肥大、淋巴滤泡增生,10%～

15％的患者合并胸腺肿瘤。切除胸腺后肌无力缓解,提示本病与自身免疫异常有关。正常的胸腺是 T 细胞成熟的场所,T 细胞可介导免疫耐受以免发生自身免疫反应,而 AchR-Ab 由 B 细胞在增生的胸腺中产生。在胸腺中还发现有"肌样细胞"的存在,这些细胞由于病毒或其他非特异因子感染胸腺后,导致"肌样细胞"上的 AchR 构型发生某些变化,刺激了机体的免疫系统而产生了 AchR 抗体。

发病机制可能为体内产生的 AchR-Ab,在补体参与下与 AchR 发生应答,足够的循环抗体能使 80％的肌肉 AchR 达到饱和,经由补体介导的细胞膜溶解作用使 AchR 大量破坏,导致突触后膜传递障碍而产生肌无力。

二、临床表现

任何年龄组均可发病,女性多于男性,40 岁前女性患病率为男性的 2～3 倍;患胸腺瘤者主要是 50～60 岁的中老年患者,以男性居多。感染、精神创伤、过劳为诱因。起病隐匿,首发症状多为一侧或双侧眼外肌麻痹、眼睑下垂、双眼复视,重者眼球运动明显受限,甚至眼球固定,双侧眼外肌受累时双眼症状多不对称。一般平滑肌、膀胱括约肌、瞳孔括约肌均不受累。主要临床特征是受累肌肉呈病态疲劳,连续收缩后发生无力甚至瘫痪,休息后又可好转;症状多于下午或傍晚劳累后加重,早晨和休息后减轻,呈较规律的晨轻暮重波动性变化。患者如发生延髓支配肌肉和呼吸肌严重无力,以致不能维持换气功能即为危象,又称重症肌无力危象,是 MG 死亡的主要原因。肺部感染或手术(如胸腺切除术)可诱发危象,情绪波动和系统性疾病可加重症状。

根据受累骨骼肌的解剖部位及受累程度,临床常采用 Osserman 分型,便于临床治疗分期和预后判断。

1.单纯眼肌型(15％～20％)

仅为单纯眼外肌受累,出现上睑下垂和复视。此型为良性,但对药物治疗的敏感性较差。

2.全身型

(1)轻度全身型(30％):四肢肌肉轻度受累,可合并眼外肌受累,无咀嚼、吞咽及讲话困难,生活能自理。进展缓慢,无危象,对药物敏感。

(2)中度全身型(25％):骨骼肌和延髓支配肌肉严重受累,通常有咀嚼、吞咽和构音困难,自理生活困难。无危象,药物敏感性欠佳。

3.急性进展型(15％)

发病急,进展快,多于发病后数周或数月内出现球麻痹(即延髓麻痹)、呼吸麻痹。常有眼外肌受累,生活不能自理,病死率高。

4.迟发重症型

起病隐匿,进展缓慢,多在发病 2 年内逐渐由 Ⅰ、ⅡA、ⅡB 型发展到球麻痹和呼吸麻痹。常合并胸腺瘤,预后较差。

5.肌萎缩型

较早伴有明显的肌萎缩表现。

三、实验室及其他检查

血、尿和脑脊液常规检查均为正常;胸部 X 线片和 CT 可发现胸腺瘤,常见于年龄大于 40

岁患者;电生理检查可见特征性异常,3Hz 或 5Hz 重复电刺激时,约 90% 全身型 MG 患者出现衰减 10% 以上。对诊断本病有特征性意义的是 AchR-Ab 检测,常用放射免疫法和酶联免疫吸附试验检测,阳性率为 80% 以上;抗体滴度与临床症状不一致,临床完全缓解的患者其抗体滴度可能很高。

四、诊断要点

根据受累肌肉呈病态疲劳、一天内症状波动、晨轻暮重的特点对本病诊断不难。若临床特征不典型,下列试验有助于进一步明确诊断。

1.疲劳试验(Jolly 试验) 让受累骨骼肌持续收缩而疲劳,如让患者连续睁闭眼观察眼裂大小,或连续咀嚼、讲话或两臂平举等,若发生困难即可确诊。

2.依酚氯铵试验 依酚氯铵 10 mg,用注射用水稀释至 1 mL,静脉注射 0.2 mL,若症状无明显变化,则将其余 0.8 mL 注入,症状迅速缓解为阳性,持续 10 min 左右又恢复原状。

3.新斯的明试验 以新斯的明 0.5～1.0 mg 肌内注射,为防止新斯的明的毒蕈碱样作用,一般同时注射阿托品,比较注射前、后 30 min 受累骨骼肌的肌力,若注射后肌无力显著改善者可明确诊断。

五、治疗要点

1.药物治疗

(1)抗胆碱酯酶药物:此类药物是治疗 MG 的基本药物,常用以下几种:溴化新斯的明 15 mg、溴吡斯的明 60 mg、美斯的明 5 mg,每天 3～4 次,药物的剂量因人而异,给药的时间和次数因病情而定。常用胆碱酯酶抑制药物及用法见表 3-2。

表 3-2 常用胆碱酯酶抑制药物及用法

药名	常用量	用药持续时间(h)	等效剂量(mg)	用法
甲基硫酸新斯的明	1.0～1.5mg/次	0.5～1	1.0	注射
溴吡斯的明	90～720mg/d	2～8	120.0	口服
溴化新斯的明	22.5～180mg/d	3～6	30.0	口服
安贝氯铵	60mg/d	4～6	10.0	口服

(2)肾上腺皮质类固醇类:对所有年龄的中至重度 MG 患者,特别是 40 岁以上的成年人,不论其是否做过胸腺切除均有效,且较安全,常同时合用抗胆碱酯酶药。目前采用的治疗方法有 3 种:①大剂量递减隔日疗法:隔日服泼尼松 60～80mg 开始,症状改善多在 1 个月内出现,常于数月后疗效达到高峰,此时可逐渐减少剂量,直至隔日服 20～40mg 的维持量,维持量的选择标准是不引起症状恶化的最少剂量。②小剂量递增隔日疗法:隔日服泼尼松 20mg 开始,每周递增 10mg,直至隔日服 70～80mg 或取得明显疗效为止。该法病情改善速度减慢,最大疗效常见于用药后 5 个月,使病情加重的概率较少,但病情恶化的日期可能推迟,使医师和患者的警惕性削弱,故较推崇大剂量隔日疗法。③大剂量冲击疗法:此法用于不能缓解或反复发生危象的病例,可试用甲泼尼龙每天 1000mg,连用 3 天。1 个疗程常不能取得满意效果,隔 2 周再重复 1 个疗程,可治疗 2～3 个疗程。用药剂量、间隔时间及疗程次数等均应根据患者的具体情况做个体化处理。

(3)免疫抑制剂:激素治疗半年内无改善,应考虑选用硫唑嘌呤或环磷酰胺。使用免疫抑制剂时应定期检查肝、肾功能以及血常规和尿常规。

(4)免疫球蛋白：每天每千克体重 0.4g 静脉滴注，连用 5d，作用可持续 2 个月左右。主要用于病情急性进展的 MG 患者、各种类型危象、胸腺切除术前准备以及作为辅助用药。

2.血浆置换　常用于胸腺切除的术前处理，以避免或改善术后呼吸危象。也用于其他类型的危象，使绝大多数患者症状有程度不等的改善，疗效可持续数日或数月。其费用昂贵。

3.胸腺切除　全身型 MG 多适于做胸腺切除，约 80% 无胸腺瘤的患者术后症状可消失或缓解；症状严重患者一般不宜手术治疗，可增加死亡率；儿童或年龄大于 65 岁的患者，手术指征应个体化。尽管此手术较安全，但仍要慎重。

4.危象的处理　肌无力危象应及早诊断，积极抢救和治疗。患者如发生呼吸肌麻痹，应及时进行人工呼吸。如呼吸不能很快改善应立即进行气管切开，应用人工呼吸器辅助呼吸。在危象的处理过程中应及时给予吸氧、吸痰，保持呼吸道通畅，防治肺部感染等并发症发生。

(1)肌无力危象：为最常见的危象，通常由于抗胆碱酯酶药物用量不足所致。主要表现为全身肌肉极度无力、吞咽困难、瞳孔较大，肠鸣音正常或降低，消化道分泌正常，无肌束颤动等症状。明确诊断后立即给予足量抗胆碱酯酶药物。

(2)胆碱能危象：由于服用抗胆碱酯酶药物过量所引起，表现为患者肌无力加重、瞳孔缩小、全身肌束颤动、腹痛、肠鸣音亢进和分泌物增多等症状。此时应停用抗胆碱酯酶药物，待药物排出后重新调整剂量，或改用糖皮质激素类药物。

(3)反拗危象：因患者对抗胆碱酯酶药物不敏感所致。患者出现呼吸肌麻痹后，应立即停用抗胆碱酯酶药物而用输液维持。停用一段时间后，出现对抗胆碱酯酶药物有效时，可再重新调整药物剂量，或改用其他方法治疗。

六、常见护理诊断/问题

1.营养失调(低于机体需要量)　与肌无力致吞咽困难有关。
2.自理能力缺陷　与全身肌无力、不能行动有关。
3.潜在并发症　重症肌无力危象。
4.焦虑　与肌无力反复发作、担心预后有关。

七、护理措施

1.日常生活护理　协助生活护理，及时帮助患者解决问题。鼓励家属关心、爱护患者，共同协助患者做力所能及的事情，症状缓解期可鼓励患者尽量生活自理。

2.饮食护理　评估患者的饮食及营养状况。当患者吞咽能力较差时，在用抗胆碱酯酶药物后 15～30min，药效较强时进餐。对咀嚼无力者注意进食宜缓慢，对有进食呛咳、吞咽困难、气管插管或气管切开患者可予以鼻饲流质。饮食原则以胃肠道营养支持为主，给予高维生素、高蛋白、高热量的营养饮食。

3.重症肌无力危象的护理

(1)避免诱因：应避免一切使肌无力危象发生的诱因，如妊娠、分娩、过度疲劳、创伤等。

(2)密切观察病情：突然出现肌无力加重，特别是肋间肌、膈肌和咽喉肌无力，可导致肺通气明显减少、呼吸困难、发绀、喉头分泌物增多、咳嗽无力、痰无法咳出，易造成缺氧、窒息而死亡。故一旦出现上述情况，应立即通知医师，配合抢救。

（3）保持呼吸道通畅：抬高患者床头，及时吸痰，清除呼吸道分泌物，遵医嘱吸氧，备好气管插管、气管切开包和呼吸机。必要时配合气管切开或人工呼吸机辅助呼吸。

（4）遵医嘱用药：在迅速判断 3 型重症肌无力危象的情况下，遵医嘱使用新斯的明、阿托品或停用新斯的明等药物。

4.用药护理　遵医嘱给予抗胆碱酯酶药及阿托品。吡啶斯的明最常用，不良反应较小，主要有唾液分泌增加、瞳孔缩小、腹痛、腹泻等，可使用阿托品对抗。使用免疫抑制剂需注意其骨髓抑制及感染，应定期检查血质常规，一旦白细胞低于 3×10^9/L 即停用，还应注意肝、肾功能。向患者讲解与本病有关的禁忌药物，如奎尼丁、利多卡因、磺胺类、氨基糖苷类（链霉素、庆大霉素、卡拉霉素）、地西泮等。

5.心理护理　患者因病情反复发作，不能像正常人一样坚持工作、学习，且因面部表情、视力、吞咽变化等而产生自卑情绪，常为自己的病情担忧、焦虑。护士应主动向患者介绍环境，消除陌生感。保持环境安静，以便患者得到充分的休息。在护理工作中经常巡视，及时了解患者的心理状况，耐心向患者解释病情以消除心理紧张和顾虑，使患者能保持最佳状态。

八、健康指导

注意休息，保持情绪稳定。防止感冒，避免过度劳累、感染、外伤，育龄期妇女避免妊娠、人工流产。在专科医师的指导下合理使用抗胆碱酯酶的药物，患其他疾病时应及时与专科医师联系，避免使用禁忌药物。外出时要带上急救药物。

第四章　神经外科疾病护理

第一节　原发性颅脑损伤的护理

一、概述

脑损伤是指脑膜、脑组织、脑血管及脑神经的损伤。根据受伤后脑组织是否与外界相通分为开放性和闭合性脑损伤。前者多为锐器或钝器所造成的非火器颅脑开放伤和枪弹或弹片造成的火器性颅脑损伤两大类；后者是指头部致伤时脑膜完整,无脑脊液漏。根据脑损伤病理改变的先后分为原发性和继发性脑损伤。原发性颅脑损伤是指暴力作用于头部后立即发生的脑损伤,主要有脑震荡、脑挫裂伤、原发性脑干损伤、弥漫性轴索损伤。

二、病因

常见于意外交通事故、工伤或火器操作等。

三、病理

原发性颅脑损伤始于致伤外力作用于头部所导致的颅骨、脑膜、脑血管和脑组织的机械形变,损伤类型则取决于机械形变发生的部位和严重程度。原发性脑损伤主要为神经组织和脑血管的损伤,表现为神经纤维的断裂和传出功能障碍,不同类型的神经细胞功能障碍甚至细胞的死亡。这些病理生理学变化是由原发性损伤所导致的,反过来又可以加重原发性脑损伤的病理改变。原发性脑损伤的程度和类型有赖于参与损伤的物理机制,包括外力的性质,作用力的类型,作用力的大小及作用时间。

四、诊断要点

1.临床表现

(1)非火器性颅脑开放伤

1)患者意识变化差别较大,轻者可以始终清醒,重者可出现持续昏迷,患者常有去皮质强直及高热等表现;若继发颅内血肿,亦可引起脑疝征象。

2)开放性脑损伤多有失血,故常呈面色苍白、脉搏细弱、血压下降等表现,即使是伴有颅内血肿,其生命体征的变化也多不典型。

(2)火器性颅脑开放伤:组织或脑脊液可自创口溢出,容易发生颅内的继发感染;伤口可出现活跃性的严重外出血,常伴有失血性休克。

(3)脑震荡:是脑损伤中最轻的一种,由于头部的旋转加速所致

1)伤后立即出现短暂的意识障碍,持续数秒或数分钟,一般不超过30min。

2)可出现皮肤苍白、出汗、血压下降、心动徐缓、呼吸微弱、肌张力减低、各种生理反射迟钝或消失。

3)清醒后大多不能回忆受伤前及当时的情况,称为逆行性遗忘。

4)常有头痛、头昏、恶心、呕吐等症状。

5)神经系统检查无阳性体征,脑脊液中无红细胞,CT检查亦无阳性发现。

(4)脑挫裂伤:脑挫裂伤的临床表现因致伤因素、损伤严重程度和损伤部位不同而有差异。

1)意识障碍是脑挫裂伤最突出的临床表现之一,轻者伤后立即昏迷的时间可为数十分钟或数小时,重者可持续数日、数周或更长时间,甚至长期昏迷。若脑挫伤为局灶性脑损伤,则可以不出现伤后的意识障碍,但可因脑的局灶损害,表现出相应的神经系统病征。

2)挫裂伤若未伤及脑功能区,可无明显的神经系统功能障碍的表现;功能区受损时,可出现相应的瘫痪、失语、视野障碍等神经系统阳性体征,同时伴有不同程度脑水肿和外伤性蛛网膜下隙出血,意识障碍不深的患者可因头痛而躁动不安,伤后可出现呕吐,尤以小儿呕吐频繁。

3)生命体征随损伤程度而发生变化,轻度脑挫裂伤,伤后可能只出现较短时的生命体征紊乱,重度脑挫裂伤,伤后可发生持续的生命体征紊乱,既可因意识障碍、气道不通畅出现周围性呼吸障碍,亦可因伤情危重,而出现中枢性呼吸衰竭。伤后初期由于组织创伤反应,可出现中等度发热,若累计间脑或脑干,可导致体温调节紊乱,出现中枢性高热。

(5)原发性脑干损伤

1)患者多出现意识障碍,昏迷程度深,持续时间长,恢复过程慢。

2)中脑损伤患者眼球固定,瞳孔大小、形态变化无常,但对光反射消失。

3)桥脑损伤时双侧瞳孔极度缩小,眼球同向凝视。

4)延髓损伤以呼吸、循环功能紊乱为特点。

5)脑干损伤患者早期即出现典型的去大脑强直或交叉性瘫痪,生命体征与自主神经功能紊乱,出现顽固性呃逆或消化道出血。

(6)弥漫性轴索损伤:病情危重,昏迷时间长、程度深,伤残率和死亡率高。GCS评分低的患者常发生瞳孔改变,可表现为双侧瞳孔不等,单侧或双侧散大,光反射消失,同向凝视或眼球分离。

2.辅助检查　①CT。②MRI。③伤口检查。④头颅X线平片检查。⑤脑血管造影。

五、治疗

1.非火器性颅脑开放伤　手术清创,有致伤物嵌入者,不可贸然拔除,应在明确检查伤道走行后进行清创处理。

2.火器性颅脑开放伤　需行颅脑清创术。

3.脑震荡　一般无需特殊治疗,伤后密切观察。

4.脑挫裂伤

(1)以非手术治疗为主,减轻继发性损害,维持机体内外环境的生理平衡,促进脑组织的功能恢复,预防各种并发症的发生,严密观察有无继发性血肿的发生。

(2)近年来,颅内压监护仪的临床使用,为脑挫裂伤患者的手术时机提供了很好的参考。

5.原发性脑干损伤

(1)合并脑挫裂伤或颅内出血不严重时治疗与脑挫裂伤相同,合并脑挫裂伤继发脑水肿导致颅内压过高甚至出现脑疝者,可行开颅手术,切除破碎脑组织,行脑内外减压术。

（2）有研究证明,亚低温治疗持续达到 3d 时虽然不能降低重型颅脑损伤的病死率但可改善预后;持续 3d 以上或持续至颅内压恢复正常,可降低病死率,改善神经功能预后。

6.弥漫性轴索损伤

（1）目前尚无明确的有效药物和措施,主要采取减轻脑水肿、降低颅内压、防止继发性损害等综合处理措施。

（2）同样有研究证明尼莫地平联合高压氧治疗有助于改善弥漫性轴索损伤患者的预后。

六、主要护理问题

1.意识障碍　与脑损伤、颅内压增高有关。

2.清理呼吸道无效　与脑损伤后意识不清有关。

3.营养不良(低于机体需要量)　与脑损伤后高代谢、呕吐、高热等有关。

4.有失用综合征的危险　与脑损伤后意识和肢体功能障碍及长期卧床有关。

5.潜在并发症　颅内高压、脑疝及癫痫发作。

七、护理目标

（1）患者意识逐渐恢复,生命体征平稳,意识障碍期间生理需求得到满足。

（2）患者呼吸道保持通畅,呼吸平稳,无误吸发生。

（3）患者营养状态能够维持良好。

（4）患者未出现因不能活动引起的并发症。

（5）患者颅内压增高、脑疝的早期迹象及癫痫发作能够被及时发现和处理。

八、护理措施

(一)非手术治疗护理措施

1.病情观察

（1）严密观察生命体征、意识、瞳孔,及时发现病情变化。

（2）有癫痫发作的患者应注意观察发作前的先兆、持续时间及发作类型。

（3）注意观察有无上消化道出血等并发症的发生。

（4）早期发现继发性颅内出血和颅内高压,及时进行手术治疗。

（5）早期发现继发脑神经损害,及时处理。

2.保护患者安全

（1）对于癫痫和躁动不安的患者,给予专人护理。

（2）在癫痫发作时应注意保护患者。

（3）烦躁患者床旁加床挡,在取得家属的同意后,适当约束防止患者受伤。

3.解除呼吸道梗阻,防止误吸

（1）患者置于侧卧位,床旁备吸引器,随时吸出患者呕吐物、口鼻腔分泌物、血块等。

（2）立即给患者吸氧。

（3）必要时置口咽通气道或行气管插管。

（4）注意观察患者的血氧饱和度。

4.高热患者给予物理降温或亚低温治疗

5.心理护理 对清醒患者作适当的解释,让患者知道某些症状可随时间的延长而逐渐消失,以消除患者的思想顾虑;对于昏迷患者,应主动安慰家属,稳定家属的情绪。

6.健康宣教

(1)轻型患者应鼓励其尽早自理生活和恢复活动,注意劳逸结合,瘫痪患者制定具体计划,指导协助肢体功能锻炼。

(2)原发性颅脑损伤有的可留下不同程度的后遗症,某些症状可随时间的延长而逐渐消失。对有自觉症状的患者,应与患者及家属及时沟通,给予恰当的解释和宽慰;鼓励患者保持乐观情绪,主动参与社交活动。

(3)有癫痫发作者不能单独外出,指导按医嘱长期定时服用抗癫痫药物。

(4)如原有症状加重时应及时就诊。

(5)3～6个月后门诊影像学复查。

(二)手术治疗护理措施

1.术前护理措施 原发性颅脑损伤术前护理措施如下。

(1)心理护理

1)解释手术的必要性、手术方式、注意事项。

2)鼓励患者表达自身感受。

3)教会患者自我放松的方法。

4)针对个体情况进行针对性心理护理。

5)鼓励患者家属和朋友给予患者关心和支持。

(2)饮食护理

1)急行手术者应即刻禁食禁饮。

2)择期手术者术前 8h 禁食禁饮。

3)饱胃患者应行胃肠减压,防止麻醉后食物反流引起窒息。

(3)术前检查:协助完善相关术前检查,如血常规、尿常规、肝肾功能检查、心肺功能、磁共振、CT 等。

(4)术前准备

1)合血或自体采血,以备术中用血。

2)行抗生素皮试,以备术中、术后用药。

3)剃头、备皮、剪指甲、更换清洁病员服。

4)监测生命体征,如有异常或患者发生其他情况,及时与医生联系。

5)遵医嘱予术前用药。

6)准备好病历、CT、MRI 片等以便带入手术室。

7)与手术室人员进行患者、药物核对后,送入手术室。

2.术后护理措施 神经外科术后护理常规如下。

(1)全麻术后护理常规

1)了解麻醉和手术方式、术中情况、切口和引流情况。

2)持续吸氧 2～3L/min。

3)持续心电监护。

4)床挡保护防坠床,必要时行四肢约束。

5)严密监测生命体征。

(2)伤口观察及护理

1)观察伤口有无渗血、渗液，若有，应及时通知医生并更换敷料。

2)观察头部体征，有无头痛、呕吐等。

(3)饮食护理：术后 6h 内禁食禁饮，6h 后普食。

(4)各管道观察及护理

1)输液管保持通畅，留置针妥善固定，注意观察穿刺部位。

2)皮肤尿管按照尿管护理常规进行，一般清醒患者术后第 2d 可拔除尿管，拔管后注意关注患者自行排尿情况。

3)气管插管/切开按气管插管/切开护理常规进行。

(5)疼痛护理

1)评估患者疼痛情况，注意头痛的部位、性质，结合生命体征等综合判断。

2)遵医嘱给予镇痛药物或非药物治疗。

3)提供安静舒适的环境。

(6)基础护理：做好口腔护理、尿管护理、定时翻身、雾化、患者清洁等工作。

3.体位与活动　术后患者体位与活动。

(1)全麻清醒前：去枕平卧位，头偏向一侧。

(2)全麻清醒后手术当日：低半卧位或斜坡卧位，床头抬高 15°～30°。

(3)术后第 1～3d：半卧位为主，适当增加床上运动。

(4)3d 后：半卧位为主，可在搀扶下适当在屋内活动。

注：①活动能力应当根据患者个体化情况，循序渐进，对于年老或体弱的患者，应当相应推后活动进度。②意识、运动、感觉、排泄等障碍患者，按相应康复训练措施进行。

(三)并发症的处理及护理

1.上消化道出血

(1)临床表现

1)患者胃管内抽出咖啡色胃内容物。

2)患者出现柏油样便、腹胀、肠鸣音亢进。

3)重者可有呕血或大量便血，面色苍白，脉搏快速，血压下降等休克征象。

(2)处理

1)严密观察生命体征。

2)遵医嘱应用止血药和抑制胃酸分泌的药物。

3)经胃管用冰盐水反复抽吸后注入云南白药等药物止血。

4)必要时行胃肠减压，并作好大量失血的各项抢救准备工作。

2.肺部感染

(1)临床表现：患者常有发热、痰多，血象增高，肺部出现干湿啰音，胸部 X 线有助于诊断。

(2)处理

1)鼓励咳嗽排痰，协助患者定时翻身、叩背。

2)不能有效清除呼吸道分泌物者，应给予负压抽吸，必要时可行气管插管或气管切开，有利于保持呼吸道通畅。

3)痰液黏稠者可行雾化吸入。

4)加强口腔护理,以免口咽部细菌误吸入下呼吸道造成感染。

3.下肢深静脉血栓

(1)临床表现:下肢水肿,浅静脉怒张,患肢胀痛。

(2)处理

1)严密观察肢体皮肤温度、色泽、弹性及肢端动脉搏动情况。

2)抬高患肢,给患者穿弹力袜以促进静脉血回流。

3)一旦发生深静脉血栓,下肢应抬高制动,局部湿热敷,禁止按摩。

九、特别关注

(1)颅脑损伤的急救处理。

(2)观察有无颅内高压的表现。

(3)预防感染。

第二节　继发性颅脑损伤的护理

颅脑损伤约占全身损伤的 15%～20%,仅次于四肢损伤,常与身体其他部位的损伤复合存在,其致残率及致死率均居首位。继发性颅脑损伤是指头部受伤一段时间后出现的脑受损病变,主要有脑水肿和颅内血肿等。

一、创伤性脑水肿

(一)概述

脑水肿发生在外伤之后称为创伤性脑水肿。脑水肿可使颅内压增高,颅内压增高又可转而加重脑水肿,发展到一定程度时,就可使脑组织发生功能和结构上的损害,如不能及时诊断和处理,将对脑形成严重危害。

(二)病因

各种颅脑损伤,直接或间接造成脑挫伤、裂伤,均能引起脑水肿。

(三)病理

外伤使头颅产生加速或减速运动,从而使脑组织受到压迫、牵张、滑动或负压吸引等多种压力引起脑水肿。根据脑水肿的发生机制不同,脑水肿可分为 4 种类型:细胞毒性脑水肿、血管源性脑水肿、间质性脑水肿和缺血性脑水肿。

(四)诊断要点

1.临床表现

(1)脑损害症状:如意识障碍、癫痫、瘫痪等。

(2)颅内压增高症状:如头痛、呕吐,躁动不安,意识加深。颅内压增高可能导致颞叶或小脑扁桃体形成脑疝,导致脑干萎缩,危及生命。

(3)其他症状:脑水肿影响到额叶、颞叶、丘脑前部等,可引起精神障碍症状、中枢性高热等。

2.辅助检查　颅内压监护;影像学:CT 表现为病灶周围或白质区域不同范围的低密度区;MRI 结果较 CT 更优。

（五）治疗

1.非手术处理

（1）头位与体位：头部抬高 30°，身体自然倾斜，避免颈部扭曲，以利颅内静脉回流，从而减轻脑水肿，降低颅内压。

（2）保持气道通畅，及时清除呼吸道分泌物，维持正常呼吸功能。

（3）严密观察病情变化，有异常情况采取相应措施。

（4）对抗脑水肿

1）脱水治疗：脱水剂主要为 20％甘露醇，成人 250mL 每 6～8h 快速静脉滴注，紧急时可加量，病情危急时可加呋塞米 20～40mg 静脉注射，肾功能障碍时可改用 10％甘油果糖 250～500mL，2～3 次/d。

2）激素：给药宜早，剂量宜大，疗程宜短，停药宜缓。

3）过度换气：借助呼吸机做控制性过度换气，使血 $PaCO_2$ 降低、PaO_2 升高，促使脑血管适度收缩，脑血流量减少，从而降低颅内压。

4）对抗高热：主要应用物理降温，如冰帽、冰袋等。体温过高，物理降温无效时，需采用冬眠疗法，保持体温 32～35℃。

2.手术治疗　创伤性脑水肿达到手术指征者应及时手术，常用的手术方式为去骨瓣减压术。

二、颅内血肿

颅内血肿是颅脑损伤中最多见、最危险却又可逆的继发性病变。由于血肿直接压迫脑组织，常引起局部功能障碍的占位性病变和体征及颅内压增高的病理生理改变，若未及时处理，可导致脑疝危及生命，早期发现和及时处理可很大程度上改善预后。

根据血肿的来源和部位分为：硬膜外血肿、硬膜下血肿和脑内血肿。根据血肿引起颅内压增高及早期脑疝症状所需时间分为：①急性型，3d 内出现症状。②亚急性型，3d 至 3 周出现症状。③慢性型，3 周以上才出现症状。

（一）硬膜外血肿

1.概述　硬膜外血肿（epidural hematoma，EDH）是指出血积聚于颅骨与硬脑膜之间，好发于幕上半球凸面（图 4-1），占外伤性颅内血肿的 25％～30％，其中急性 85％，亚急性 12％，慢性 3％。

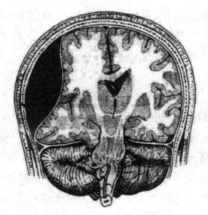

图 4-1　硬膜外血肿

2.病因　急性硬膜外血肿常见于青壮年颅骨线性骨折患者,慢性硬膜外血肿致伤因素与急性者相同,不同者在于患者伤后能够较长时间耐受血肿,并且临床进程表现十分缓慢。

3.病理　硬膜外血肿与颅骨损伤有密切关系,由于颅盖部的硬脑膜与颅骨附着较松,易于分离,而颅底部硬脑膜附着紧密,故硬膜外血肿多见于穹隆部线性骨折时,以额颞部和顶颞部最多。可因骨折或颅骨的短暂变形撕破位于骨管沟内的硬脑膜中动脉或静脉窦而引起出血,或骨折的板障出血。血液积聚使硬脑膜与颅骨分离过程中也可撕破一些小血管,使血肿增大。

4.诊断要点

(1)临床表现:其症状取决于血肿的部位、扩展速度及年龄。

1)意识障碍:有 3 种情况。

①损伤较轻者,伤后无原发昏迷,待颅内血肿形成后,颅内压增高导致脑疝,出现意识障碍。

②损伤略重者,表现为典型的"中间清醒期",即伤后有短暂意识障碍,随后即完全清醒,不久之后由于血肿形成,颅内压增高导致脑疝,出现意识障碍。

③损伤较重者,伤后持续昏迷,随着硬膜外血肿的形成,昏迷进行性加重。

2)颅内压增高及脑疝的表现:头痛、恶心、呕吐剧烈,一般成人幕上血肿大于 20mL 或幕下血肿大于 10mL,即可引起颅内压增高的症状。幕上血肿者大多先经历小脑幕切迹疝,然后合并枕骨大孔疝,故常在意识障碍和瞳孔改变之后出现严重的呼吸循环障碍。幕下血肿者可直接发生枕骨大孔疝,较早发生呼吸骤停。

3)神经系统体征

①瘫痪:患者伤后立即出现全瘫或偏瘫。

②一侧瞳孔散大:血肿侧瞳孔逐渐散大,对光反射减弱或消失,对侧肢体完全或不完全瘫痪。

③去大脑强直。

4)生命体征的变化:有血压升高、体温升高、心率和呼吸减慢等代偿性反应,即 Cushing 反应。

(2)辅助检查:CT 检查表现为颅骨内板与脑表面之间有双凸镜形或弓形密度增高影,常伴颅骨骨折和颅内积气。

5.治疗

(1)非手术治疗:对于神志清楚、病情平稳、血肿量<15mL 的幕上急性硬膜外血肿可采取保守治疗。但必须动态观察患者神志、临床症状和动态 CT 扫描。一旦发现血肿增大,立即改为手术治疗。

(2)手术治疗

1)钻孔冲洗引流术。

2)骨窗或骨瓣开颅硬膜外血肿清除术。

(二)硬膜下血肿

1.概述　硬膜下血肿(subdural hematoma,SDH)是指出血积聚在硬膜下隙,是最常见的颅内血肿,发生率为5%～6%,占颅内血肿的50%～60%。其中,急性硬膜下血肿发生率最高,其次为慢性型,亚急性次之(图4-2)。

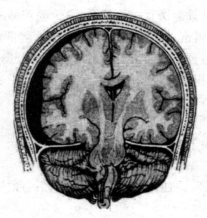

图4-2 硬膜下血肿

2.病因 急性和亚急性硬膜下血肿常见于脑挫裂伤皮质血管破裂引起出血,慢性硬膜下血肿者绝大多数有轻微头部外伤史。

3.病理 急性或亚急性硬膜下血肿多见于额颞部,常继发于对冲性脑挫裂伤。出血多来自挫裂的脑实质血管。症状类似硬膜外血肿,脑实质损伤较重,原发性昏迷时间长,中间清醒期不明显,颅内压增高与脑疝的其他征象多在1～3d内进行性加重。

慢性硬膜下血肿的致病机制主要为:血肿占位效应引起颅内高压,局部脑受压,脑循环受阻、脑萎缩及变性,癫痫发生率较高,约为40%。

4.诊断要点

(1)临床表现:急性硬膜下血肿其临床表现与急性硬膜外血肿相似,不同之处是进行性颅内压增高更加显著,患者伤后多处于持续昏迷状态,很快出现脑疝的表现。

亚急性硬膜下血肿神经体征逐渐加重,颅内压逐渐升高,意识逐渐恶化。

慢性硬膜下血肿表现为慢性颅内压升高,出现头痛、恶心、呕吐、视力减退等症状,意识淡漠,双瞳孔可有轻度不等大。

(2)辅助检查:CT检查示颅骨内板与脑组织表面之间有高密度、等密度或混合密度的新月形或半月形影。

5.治疗

(1)急性或亚急性硬膜下血肿:由于病情发展急重,一经确诊,应尽早手术治疗。

(2)慢性硬膜下血肿:保守治疗,一旦出现颅内压升高症状,应立即手术治疗。

(3)手术治疗:①钻孔引流术。②骨窗或骨瓣开颅术。③颞肌下减压或去骨片减压术。

(三)脑内血肿

1.概述 脑内血肿(intracerebral hematoma,ICH)有两种类型:①浅部血肿,出血均来自脑挫裂伤灶,多伴有颅骨凹陷性骨折或严重的脑挫裂伤,好发于额叶和颞叶,常与硬脑膜下和硬膜外血肿并存。②深部血肿,多见于老年人,血肿位于白质深处,脑表面可无明显挫伤(图4-3)。

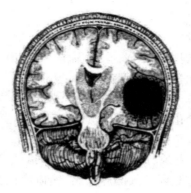

图 4-3 脑内血肿

2.病因 急性或亚急性脑内血肿常见于对冲性脑挫裂伤,其次为直接打击的冲击伤或凹陷性骨折引起。迟发件外伤性脑内血肿多见于中、老年患者,发病高峰常在脑挫裂伤后 3d 内或清除其他脑内血肿突然减压后。

3.病理 血肿初期仅为一血凝块,4～5d 后血肿开始液化,变为棕褐色陈旧血液,至 2～3 周后,血肿表面开始有包膜形成。

4.诊断要点

(1)临床表现

1)颅内压增高。

2)以进行性加重的意识障碍为主。

3)若血肿累及重要脑功能区,可出现偏瘫、失语、癫痫等局部症状。

(2)辅助检查:CT 检查在挫裂伤灶附近或脑深部白质内见到圆形或不规则高密度血肿影,周围有低密度水肿区。

5.治疗 一般采用骨窗或骨瓣开颅术清除血肿。

三、继发性颅脑损伤的护理

(一)主要护理问题

1.潜在并发症 颅内高压、脑疝及癫痫发作。

2.意识障碍 与脑损伤、颅内压增高有关。

3.清理呼吸道无效 与脑损伤后意识不清有关。

4.营养不良(低于机体需要量) 与脑损伤后高代谢、呕吐、发热等有关。

5.有废用综合征的危险 与脑损伤后意识和肢体功能障碍及长期卧床有关。

(二)护理目标

(1)患者颅内压增高、脑疝的早期迹象及癫痫发作能够被及时发现和处理。

(2)患者意识逐渐恢复,生命体征平稳,意识障碍期间生理需求得到满足。

(3)患者呼吸道保持通畅,呼吸平稳,无误吸发生。

(4)患者营养状态能够维持良好。

(5)患者未出现因不能活动引起的并发症。

(三)护理措施

1.急诊手术患者护理 急诊手术按急诊患者术前护理,术前及术后护理按神经外科围手术期护理常规。

2.继发性颅脑损伤护理要点

(1)严密病情观察：①严密观察意识、瞳孔、生命体征，如有异常及时通知医生。②当患者出现头痛剧烈、呕吐加剧、躁动不安等典型症状时，应立即通知医生并迅速输入20％甘露醇250mL，同时做好术前准备工作。③脑内血肿位于后颅凹者，因后颅凹空隙较小，少量血肿即可引起猝死，应严密观察呼吸变化及是否出现颈强直症状。④继发性颅脑损伤者不可轻易使用止痛剂、降压药、止吐药等，以免掩盖病情变化。

(2)紧急情况处理：①急诊入院、诊断明确、有手术指征者，应立即做好急诊术前准备。②急性颅脑损伤发生休克者，应立即开放静脉通路，输血或代血浆维持血液循环。③躁动患者及癫痫发作患者应注意安全防护，遵医嘱予抗癫痫药物，防止因癫痫发作引起血肿增大。

(3)其他特殊情况处理：①慢性硬膜下血肿行硬膜下钻孔引流术后去枕卧位或头低脚高，直到拔出引流管，有利于瘀血引出。②保持呼吸道通畅，昏迷患者头偏向一侧，及时吸痰，必要时尽早行气管切开术。

(4)其他特殊情况处理：①昏迷及瘫痪患者保持肢体功能位，加强口腔护理、皮肤护理、翻身等，预防肺部感染及压疮的发生。②高热患者行药物及物理降温，必要时给亚低温治疗。③眼睑闭合不全者注意保护眼睛，如涂眼药膏等，防止角膜溃疡。

(5)康复：根据患者情况，制定语言、运动、智力等康复训练。

3.健康宣教 脑损伤遗留的语言、运动或智力障碍，在伤后1～2年内有部分恢复的可能，应提高患者自信心，同时制订康复计划，进行废损功能训练，如语言、记忆力等方面的训练，以改善生活自理能力以及社会适应能力。

(四)并发症的处理及护理

继发性颅脑损伤并发症护理：

1.颅内出血 严密观察患者生命体征、瞳孔及意识的变化，一旦确定再次出血，应及时准备手术治疗。

2.压疮 保持皮肤清洁干燥，定时翻身，按摩骶尾部、足跟等骨隆突部位。

3.肺部感染 加强呼吸道管理，定期翻身拍背，保持呼吸道畅通，防止呕吐物误吸引起窒息和呼吸道感染。

4.泌尿系统感染

(1)导尿时，应严格执行无菌操作。

(2)留置导尿管过程中，加强会阴部护理，并定时放尿以训练膀胱储尿功能。

(3)尿管留置时间不宜超过3～5d，需长期导尿者，可考虑行耻骨上膀胱造瘘术，以减少泌尿系统感染。

5.暴露性角膜炎

(1)眼睑闭合不全者，给予眼药膏保护。

(2)无需随时观察瞳孔时，可用纱布遮盖眼睛，必要时行眼睑缝合术。

6.关节挛缩、肌萎缩

(1)保持肢体位于功能位，防止足下垂。

(2)每日2～3次做四肢关节被动活动及肌肉按摩，防止肢体挛缩和畸形。

第三节　颅内动脉瘤的护理

一、概述

颅内动脉瘤是由于多种原因造成的脑动脉血管壁上的异常膨出,是发生蛛网膜下隙出血最常见的原因(图 4-4)。颅内动脉瘤主要发生在颅底 Willis 环附近,多位于动脉的分叉部位。发生率最高者为前交通动脉瘤(25%～28%),其次为后交通动脉瘤(25%),再次为大脑中动脉瘤(15%～20%)。颅内动脉瘤主要见于成年人(30～60 岁),青年人较少。

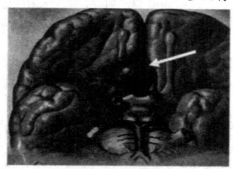

图 4-4　颅内动脉瘤

动脉瘤破裂出血死亡率很高,初次出血死亡率为 15%,再次出血死亡率为 40%～65%,再次出血最常出现在 3d 之内。

二、病因

目前认为主要与以下因素有关:①感染因素。②先天性因素。③动脉硬化。④其他:创伤、肿瘤、颅内合并动静脉畸形。

三、病理

组织学检查发现动脉瘤壁仅存一层内膜,缺乏中层平滑肌组织,弹性纤维断裂或消失。瘤壁内有炎性细胞浸润。动脉瘤为囊性,呈球形或浆果状,外观紫红色,瘤壁极薄,98%的动脉瘤出血位于瘤顶。破裂的动脉瘤周围被血肿包裹,瘤顶破口处与周围组织粘连。

四、诊断要点

1.临床表现

(1)颅内动脉瘤最常见临床表现为蛛网膜下隙出血。表现为突发头痛、呕吐、意识障碍、癫痫样发作及脑膜刺激征。

(2)局灶体征:巨大动脉瘤常产生压迫症状,可出现偏瘫、动眼神经麻痹及梗阻性脑积水。

(3)脑缺血及脑血管痉挛:脑血管痉挛是颅内动脉瘤破裂后造成缺血性脑损伤的重要原因,患者可出现不同程度的神经功能障碍、偏瘫、失语、深浅感觉减退、失明、精神症状等。

(4)全身性症状:破裂出血后可出现一系列的全身性症状。

1)血压升高:起病后患者血压多突然升高,常为暂时性,一般于数天到 3 周后恢复正常。

2)体温升高:多数患者不超过 39℃,多在 38℃左右,体温升高常发生在起病后 24～96h,一般于 5d～2 周内恢复正常。

3)脑心综合征:临床表现为发病后 1～2d 内,一过性高血压、意识障碍、呼吸困难、急性肺水肿、癫痫,严重者可出现急性心肌梗死(多在发病后第 1 周内发生)。意识障碍越重,出现心电图异常的概率越高。

4)胃肠出血:少数患者可出现上消化道出血征象,表现为呕吐咖啡样物或出现柏油样便。

2.辅助检查

(1)CT:可明确有无 SAH,确诊 SAH 首选。

(2)腰穿:腰椎穿刺可能诱发动脉瘤破裂出血,故不再作为确诊 SAH 的首选。

(3)MRI:见图 4-5。对于大或巨大的动脉瘤,MRI 可以进一步了解动脉瘤瘤腔的大小及与周围结构的关系。

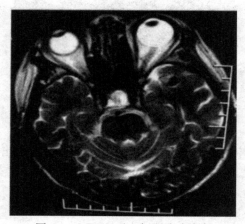

图 4-5　MRI 显示左侧颞叶动脉瘤

(4)CT 血管造影(CTA):随着影像技术的进步,高质量 CTA 已经逐渐取代传统的脑血管造影(DSA),成为诊断颅内动脉瘤的首选(图 4-6)。如果 CTA 查出动脉瘤,该检查可以指导动脉瘤治疗方式的选择,如果 CTA 未能查出,建议行 DSA 检查。

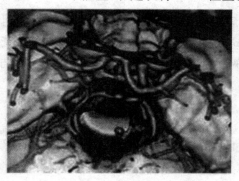

图 4-6　左小脑后下动脉瘤 CTA

(5)脑血管造影(DSA):脑血管造影是确诊颅内动脉瘤的金标准,对判明动脉瘤的准确位置、形态、内径、数目、血管痉挛和确定手术方案都十分重要(图 4-7)。

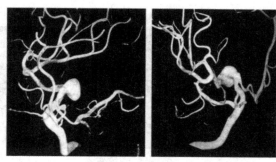

图 4-7　3D-DSA 显示右侧大脑中动脉 M1 段梭形动脉瘤

（6）其他：TCD、MRA 等。

3.鉴别诊断

（1）星形细胞瘤：下丘脑或视交叉星形细胞瘤为鞍上占位，但形态不像动脉瘤规则，而且强化不如动脉瘤明显。

（2）垂体瘤：向鞍上生长，常呈葫芦状，动脉瘤可有类似表现。但动脉瘤一般无鞍底下陷，正常垂体结构亦保存。

（3）颅咽管瘤：以青少年多见。当为实质性肿块时，与动脉瘤可有类似改变，但其钙化多见，强化常不及动脉瘤明显。

五、治疗

1.非手术治疗

（1）绝对卧床休息，抬高床头 30°。

（2）止血。

（3）降低颅内压。

（4）控制血压：预防和减少动脉瘤再次出血。

（5）控制及预防癫痫发作。

（6）镇静镇痛。

（7）保持大便通畅。

（8）脑血管痉挛的防治：①3H 治疗。扩容、升压、血液稀释。②钙离子拮抗剂。尼莫地平使用，注意输注速度。③一氧化氮（NO）。它能拮抗内皮素-1，而内皮素是脑血管痉挛和延迟性脑缺血的主要原因。④重组组织纤维蛋白酶原激活剂。

2.手术治疗

（1）开颅夹闭术：开颅夹闭动脉瘤颈是最理想的方法，为首选（图 4-8）。

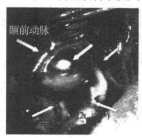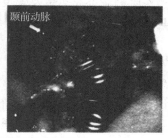

图 4-8　开颅夹闭动脉瘤

(2)血管内栓塞术(图4-9)。

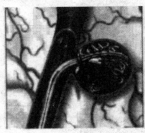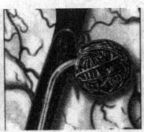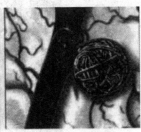

图4-9 动脉瘤栓塞术

(3)孤立术(侧支循环充分时采用)等。

(4)杂交手术(针对颅内复杂动脉瘤)。

六、主要护理问题

1.舒适改变 与疼痛有关。

2.焦虑/恐惧 与患者对疾病的恐惧、担心预后有关。

3.知识缺乏 缺乏疾病相关知识。

4.潜在并发症 颅内再出血、感染。

七、护理目标

(1)患者疼痛减轻,主诉不适感减轻或消失。

(2)患者焦虑/恐惧程度减轻,配合治疗及护理。

(3)患者及家属了解相关知识。

(4)术后未发生相关并发症,或并发症发生后能得到及时治疗与处理。

八、术前护理措施

1.心理护理

(1)向患者或家属解释手术的必要性、手术方式、注意事项。

(2)鼓励患者表达自身感受。

(3)对个体情况进行有针对性的心理护理。

(4)鼓励患者家属和朋友给予患者关心和支持。

2.营养

(1)根据情况给予高蛋白、高维生素、低脂、清淡易消化食物。

(2)不能进食者遵医嘱静脉补充热量及管喂营养。

(3)针对患者的具体情况,如合并糖尿病、心功能不全、肾功能不全等,给予相应的饮食。

3.胃肠道准备 术前8h禁食禁饮。

4.病情观察及护理

(1)观察并记录患者血压情况。

(2)观察患者意识、瞳孔、生命体征、尿量和肢体活动情况。

(3)昏迷患者注意观察皮肤状况并加强护理。

(4)绝对卧床休息,保持病室安静,减少探视,尽量减少不良的声、光刺激。

(5)避免各种不良刺激,如用力排便、咳嗽、情绪激动、烦躁等易引起再出血的诱因。

(6)保持大便通畅,保证充分的睡眠和休息,保持情绪稳定。

(7)脑血管造影后的护理

1)严密观察股动脉伤口敷料情况。

2)拔管后按压局部伤口4～6h,先用手压2h,再用沙袋压4h。压力要适度,以不影响下肢血液循环为宜,或者用动脉压迫器压迫穿刺点,压迫2h后逆时针松解一圈,再压迫6h后拔除压迫器。

3)注意观察双侧足背动脉搏动。

4)密切观察患侧足背皮肤温度及末梢血运情况。

5)嘱患者穿刺侧肢体伸直,24h制动,不可弯曲。

5.术前常规准备

(1)术前行抗生素皮试,术晨遵医嘱带入术中用药。

(2)协助完善相关术前检查:心电图、B超、出凝血试验等。

(3)术晨更换清洁病员服。

(4)术前2d洗发剂洗头后氯己定消毒手术部位,检查术区皮肤情况,剪指甲,在手术室用医用专用备皮器推除手术切口周围3cm毛发。

(5)术晨建立静脉通道。

(6)术晨与手术室人员进行患者、药物核对后,送入手术室。

(7)麻醉后置尿管。

九、术后护理措施

1.神经外科术后护理常规

(1)全麻术后护理常规

1)了解麻醉和手术方式、术中情况、切口和引流情况。

2)持续低流量吸氧。

3)持续心电监护。

4)床挡保护防坠床。

5)严密监测生命体征。

(2)伤口观察及护理:观察伤口有无渗血渗液,若有,应及时通知医生并更换敷料。

(3)各管道观察及护理

1)输液管保持通畅,留置针妥善固定,注意观察穿刺部位皮肤。

2)尿管按照尿管护理常规进行,一般术后第2d可拔除尿管,拔管后注意观察患者自行排尿情况。

3)创腔、硬膜外、硬膜下、皮下、脑室、腰穿持续引流等引流管参照引流管护理相关要求。

(4)疼痛护理

1)评估患者疼痛情况:伤口、颅内高压。

2)遵医嘱给予镇痛药物或降压药物。

3)提供安静舒适的环境。

（5）基础护理：做好口腔护理、尿管护理、定时翻身、工作雾化、患者清洁等。

2.神经外科引流管护理

（1）保持通畅：勿折叠、扭曲、压迫管道。

（2）妥善固定

1）颅内引流管与外接引流瓶或引流袋接头应连接牢固，外用纱布包裹，胶布分别将纱布两端与引流管固定，避免纱布滑落。

2）躁动患者在征得家属同意后适当约束四肢。

3）告知患者及家属引流管的重要性，切勿自行拔出。

4）根据引流管的种类和安置目的调整放置高度。

5）引流管不慎脱出，应检查引流管头端是否完整拔出，并立即通知主管医生处理。

（3）观察并记录

1）严密观察引流液性状、颜色、量。

2）正常情况下手术后 1～2d 引流液为淡血性液，颜色逐渐变淡，若为引流出大量新鲜血液或术后血性液颜色逐渐加深，常提示有出血，应通知医生积极处理。

3）引流量过少应考虑引流管阻塞的可能，采用自近端向远端轻轻挤压、旋转引流管方向、适当降低引流管高度等方法进行处理。

4）采用以上方法处理后引流管仍未通畅时应严密观察患者意识或瞳孔变化，警惕颅内再出血的发生。

5）观察患者伤口敷料情况。

（4）拔管：根据引流量的多少、引流液的颜色、颅内压、引流目的等考虑拔管时间。

3.饮食护理　术后清醒后 6h 可进温开水及流质，第 2d 可进半流质饮食，以后逐渐过渡到普食；昏迷患者则于第 2d 安置保留胃管，给予管喂流质饮食。饮食以高蛋白、高维生素、低糖、清淡易消化为宜。

4.体位与活动　患者清醒后抬高床头 30°，能改善颈静脉回流和降低 ICP，头部应处于中间位，避免转向两侧。患者术后活动应循序渐进，首先在床上坐，然后在床边坐，再在陪护搀扶下下地活动，避免突然改变体位引起脑部供血不足致头晕或昏倒。

5.健康宣教

（1）饮食：清淡易消化饮食。

（2）复查：3 个月后复查。

（3）功能锻炼

1）肢体瘫痪者，保持肢体功能位，由被动锻炼到主动锻炼。

2）失语者，教患者锻炼发音，由简单的字到词组，再到简单的句子。

（4）自我保健

1）保持稳定的情绪。

2）保持大便通畅。

3）保持良好的生活习惯：活动规律，睡眠充足，劳逸结合等。

（5）心理护理：根据患者不同的心理情况进行不同的心理护理。

十、并发症的处理及护理

1.术后颅内出血
(1)临床表现
1)患者意识障碍加深。
2)双瞳孔不等大。
3)引流液颜色逐渐加深。
4)伤口敷料有新鲜血液渗出。
5)神经功能废损加重。
(2)处理
1)保守治疗:使用脱水药、止血药。
2)保守治疗无效者应及时行再次手术。
2.脑血管痉挛
(1)临床表现
1)意识障碍加深。
2)神经功能废损加重。
(2)处理
1)使用钙离子拮抗剂:如尼莫地平。
2)3H疗法:扩容、升压、血液稀释。
3.颅内感染
(1)临床表现
1)术后3d持续性高热。
2)腰穿脑脊液白细胞升高。
3)脑膜刺激征阳性。
(2)处理
1)行药敏试验。
2)调整抗生素使用。
3)行物理降温。
4)持续腰穿引流脑脊液。

第四节　颅内血管畸形的护理

颅内血管畸形是指由血管发育障碍引起的脑局部血管数量和结构异常,并对正常脑血流产生影响。分为动静脉畸形、海绵状血管瘤、毛细血管扩张及静脉畸形,其中脑动静脉畸形占90%以上。

一、脑动静脉畸形

(一)概述

脑动静脉畸形(arteriovenous malformations,AVM),亦称脑血管瘤,是脑血管畸形中最为常见的一种,是先天性发育异常,其动脉与静脉之间没有毛细血管网,动脉血管与静脉血管直接沟通,形成本质为动静脉短路的血管团块(图4-10)。

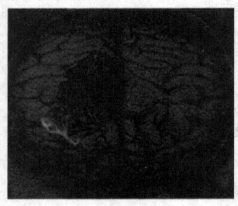

图4-10 脑动静脉畸形

(二)病因

脑动静脉畸形是一种先天性疾患。是第4～第8周胚胎发育过程中脑血管发生异常分化而形成。

(三)病理

脑动静脉畸形大小不等,小的呈粟粒状,直径仅几毫米,大的直径可至10cm。因为动脉血没有经过毛细血管床而直接进入静脉,因而引流静脉通常较粗大,同时颜色偏红,压力较高。由于高流量、低阻力,AVM分流"盗"走周围组织的血供,病灶周围可见明显神经胶质增生。

(四)诊断要点

1.临床表现 可见于任何年龄,约72%的患者在40岁以前发病,男性多于女性。其临床表现与畸形部位、大小、是否破裂有关。

(1)出血:一般多发生于青年人。患者剧烈头痛、呕吐,严重者出现意识障碍,脑膜刺激征阳性。深部的脑血管瘤出血可有压迫症状,出现偏瘫、言语障碍、痴呆等。

(2)癫痫:为脑血管畸形的常见症状,占40%～50%,可为单纯部分性发作,也可为全面性发作。患者可有发作性局部肢体的抽动,发作性肢体麻木或发作性视觉障碍,额顶叶的脑血管畸形患者中86%有癫痫发作。可作为首发症状,也可发生于出血或伴有脑积水时。

(3)头痛:半数以上患者有长期头痛史。疼痛性质类似偏头痛,疼痛部位多位于病变处。如果头痛伴视乳头水肿,要考虑颅内压增高,亦为本病的常见症状,约占26%,这是因为动静脉畸形有一定的扩张能力,引起脑脊液流通阻塞所致。出血时头痛较平时剧烈,多伴呕吐。

(4)进行性神经障碍:病变对侧的偏瘫多见,也可有偏身感觉障碍。痴呆多见于较大的动静脉畸形,这是由于脑发育障碍及脑部弥漫性缺血所致。

(5)颅内杂音:10%～15%的患者会出现颅内杂音。如果病变较大并且位于脑表浅部位,可在病变处听到杂音。

2.辅助检查

(1)DSA:对诊断有重要价值,可清晰显示异常的血管团,也可显示供血动脉及引流静脉(图4-11)。但并非所有的AVM在血管造影上都可以显影,隐匿性血管畸形DSA为阴性。

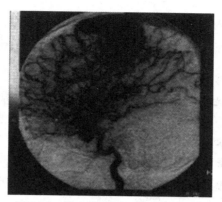

图 4-11　脑血管造影显示动静脉畸形

（2）头颅 CT 扫描：显示多数有脑内及脑室内出血，或蛛网膜下隙出血。

（3）头颅 MRL：显示蜂窝状或葡萄状血管流空低信号影。

（4）经颅多普勒超声：供血动脉的血流速度加快。

（五）治疗

治疗目的是完全闭塞异常的动静脉连接和恢复正常的脑血流，防止和杜绝病灶破裂出血，减轻或纠正"脑盗血"现象，改善脑组织的血供，缓解神经功能障碍，减少癫痫发作，提高患者的生活质量。

1.手术　是最根本的治疗方法。手术基本原则是在保护正常脑组织和血管的前提下，尽可能完整切除脑 AVM 血管团。常见手术方式有两种：①动静脉畸形切除术。②供血动脉结扎术。目前动静脉畸形血管切除术仍是最可靠的治疗方法。

2.介入治疗　对血流丰富、体积较大者可行血管内栓塞术。Onyx 液态栓塞剂的出现使单独应用血管内介入栓塞治愈脑动静脉畸形的可能性及比率增加。现在常用人工栓塞作为切除术前的辅助手段。

3.放射治疗　其主要适用于：

（1）病灶直径<3cm 或体积<10mL。

（2）病灶位于脑深部或功能区。

（3）手术切除后或血管内栓塞治疗后病灶残余。

（4）全身情况不能耐受开颅手术者，也用于手术后残留病灶的补充治疗。

4.综合治疗　对于大型、高级别、位于功能区及结构复杂的脑 AVM，综合治疗可结合各种治疗方案的优点，避开单一治疗方案的缺点，扩展可治疗病例的范围，明显提高治愈率，降低致残率和病死率。

（六）主要护理问题

1.舒适程度改变　头痛。

2.有受伤的危险　与癫痫发作有关。

3.潜在并发症　颅内出血、颅内压增高、意识障碍、脑疝、癫痫发作、术后血肿。

（七）护理目标

（1）患者头痛及伴随症状能缓解或去除。

（2）癫痫发作时能做好安全防护，避免受伤。

（3）预防并发症，以及并发症发生时能及时发现和处理。

（八）护理措施

1.常见症状护理

（1）癫痫

1）保持良好的环境：安静,光线柔和,适宜的温度和湿度。

2）保持呼吸道通畅：松解衣领、裤带,取下义齿。取头低侧卧或平卧头侧位,必要时置口咽通气道或气管插管/切开。

3）病情观察：应注意观察发作类型,记录发作时间与频率,以及患者发作停止后意识的恢复,有无头痛、乏力、行为异常等。

4）作好安全防护：告知患者有前驱症状时立即平卧,发作时应注意防舌咬伤、防骨折、防关节脱臼、防坠床或跌伤。

5）遵医嘱予以抗癫痫药物。

6）健康指导：指导患者建立良好的生活习惯,注意劳逸结合,保持睡眠充足,减少精神刺激,禁止从事危险工作,如高空作业或司机,忌游泳、蒸汽浴等。按时服药,禁止随意增减药物剂量或停药。避免诱因,如疲劳、饥饿、便秘、经期、饮酒等。定期复查。

（2）颅内压增高

1）体位：抬高床头 $15°\sim30°$。

2）给氧：持续或间断给氧,使脑血管收缩,降低脑血流量。

3）维持正常体温：高热可使机体代谢率增高,加重脑缺氧。

4）防止颅内压骤然增高：避免情绪激动;保持呼吸道通畅;避免剧烈咳嗽和便秘;处理躁动。

（3）头痛

1）头痛的观察：应观察患者头痛部位、性质、持续时间及发作频率,以及有无伴随症状。并做好详细的观察记录。

2）健康教育：指导患者写头痛日记,包括头痛时间、部位、诱因等,教育患者配合规范治疗的重要性,指导正确给药,讲解过量和经常使用某些药物可能产生的不良反应。

2.术前准备常规

（1）心理护理

1）解释手术的必要性、手术方式、注意事项。

2）了解患者的心理状态,鼓励患者表达自身感受。

3）根据患者心理状态进行针对性心理护理。

4）鼓励患者家属和朋友给予患者关心和支持。

（2）营养及胃肠道准备

1）鼓励患者进食高蛋白、高热量、高维生素、易消化食物。

2）不能进食者遵医嘱静脉补充热量及其他营养。

3）术前 8h 时禁食禁饮。

（3）病情观察及护理：观察并记录患者生命体征、神志、瞳孔、肌力、肌张力等情况,以及患者有无癫痫发作,发作类型等。

（4）术前常规准备

1）术前行抗生素皮试,术晨遵医嘱带入术中用药。

2）协助完善相关术前检查：心电图、CT、MRI、DSA、出凝血试验等。

3）术前医护共同核查术前准备是否完善并书面记录，如有遗漏及时通知医生整改。

4）术晨更换清洁病员服。

5）备皮：术前2d用洗发剂洗头待干后，用氯己定揉搓头皮5min，手术当日入手术室后，根据手术标记推剪去手术部位头发。

6）术晨建立静脉通道。

7）术晨与手术室人员进行患者、药物核对后，送入手术室。

8）麻醉后置尿管。

3. 术后护理措施

（1）全麻术后护理常规

1）了解麻醉和手术方式、术中情况、切口和引流情况。

2）持续低流量吸氧。

3）持续心电监护。

4）床挡保护防坠床。

5）严密监测生命体征。

（2）伤口观察及护理：观察伤口有无渗血渗液，若有，应及时通知医生并更换敷料。

（3）各管道观察及护理

1）输液管保持通畅，留置针妥善固定，注意观察穿刺部位皮肤。

2）尿管按照尿管护理常规进行，一般术后第1d可拔除尿管。拔管后注意关注患者自行排尿情况。

3）保持引流管通畅，观察引流量及颜色、性状。

（4）疼痛护理

1）评估患者疼痛情况。

2）遵医嘱给予镇痛药物。

3）提供安静舒适的环境。

（5）基础护理：做好口腔护理、尿管护理、定时翻身、雾化、患者清洁等工作。

4. 介入手术护理

（1）术前护理

1）评估患者心理状态，做好心理护理及术前健康宣教。

2）术前禁食禁饮8h。

3）术区备皮（腹股沟及会阴部）。

4）术前1~2d要让患者练习在床上大小便，防止患者因为术后不习惯在床上解小便而导致充盈性尿失禁。

5）术晨建立静脉通道时最好能选择左侧上肢，以免影响医生术中操作。

6）术前应记录患者肌力和足背动脉搏动情况，作为术后观察对照，便于及早判断是否有并发症发生。

（2）术后护理

1）术后观察：神志、瞳孔、生命体征、四肢活动度，以及穿刺点出血征象。

2）术后患者需平卧24h。穿刺肢体伸直，避免术肢屈曲，防止活动过早引起局部血肿。制动期间避免喝牛奶,以免引发腹胀。

3)穿刺部位护理:术中全身肝素化会导致穿刺点和全身出血风险的增加,局部加压是防止穿刺部位出血最为简便有效的方法。可选择用术后 2h 手指强压,术后 2h 后用 2kg 盐袋/沙袋压迫 6h(压迫期间前 2h 每 15min 扪足背动脉 1 次,每 2h 测血压,记录生命体征)或术后即用动脉压迫止血器压迫穿刺处,2h 后逆时针旋转 360°放松压迫器,继续压迫 6h 后去除压迫器。

4)注意观察穿刺肢体动脉搏动及色泽,询问患者有无下肢疼痛、麻木现象。若术侧足背动脉搏动较对侧明显减弱和(或)下肢疼痛明显,皮肤色泽发绀,提示有下肢栓塞可能。穿刺点加压包扎过度也可致动脉血运不良,应迅速松解加压包扎绷带。

5)嘱清醒患者多饮水,昏迷患者适当加快输液速度,利于造影剂排出,观察小便量的变化。

6)术后使用抗凝药物的患者应观察有无出血倾向:皮下出血点、牙龈出血、胃溃疡等,加强凝血机制及血生化的检测。

(九)并发症的处理及护理

1.脑血管痉挛

(1)尼莫地平的应用:术后通常会应用尼莫地平以防止脑血管痉挛。尼莫地平为乙醇溶媒,使用前首先询问患者有无过敏史。输注时应注意速度(常规微量泵泵入)并随时观察血压,防止出现低血压甚至休克。并应避光输注。

(2)密切警惕有无肢体瘫痪程度加重和出现新的瘫痪,注意患者有无头痛、呕吐、失语及癫痫等神经系统症状。

(3)血压调控:血压变化可引起脑灌注流量改变,从而诱发脑血管痉挛,术后应根据患者情况调控血压于稳定、适中水平。

2.再出血

(1)术后动态观察患者的意识、瞳孔、生命体征,观察有无新增神经功能缺损表现或原有神经症状的恶化。

(2)应注意保护头部,防止外力作用引起出血。

(3)头部引流管一般于术后 24～48h 拔除,在此期间,应密切观察并记录引流液的颜色、性质及量。如引流液颜色由浅变深,提示有再出血的可能,需及时报告医生。

(4)遵医嘱应用镇静剂和抗癫痫药物,防止患者躁动和癫痫发作。

(5)采用护理干预手段,避免一切引起血压和颅内压增高的因素,如用力咳嗽、排便、情绪激动等。

3.神经功能障碍

(1)术后严密观察患者肢体活动情况,及时汇报医生、及时处理。

(2)做好晨晚间护理,保持床单元整洁。

(3)防压疮、跌倒/坠床的发生。

(4)保持肢体功能位。

(5)病情稳定后根据肢体功能状况循序渐进进行功能锻炼。

二、硬脑膜动静脉畸形

（一）概述

硬脑膜动静脉畸形（dural arteriovenous malformations，DAVM）是硬脑膜内的动静脉沟通或动静脉瘘，由硬脑膜动脉或颅内动脉的硬脑膜支供血，并回流至静脉窦或动脉化的脑膜静脉。约占颅内动静脉畸形的 12%。以横窦、乙状窦区最为常见。

（二）病因

硬脑膜动静脉畸形的确切病因不清。

1.获得性　常见诱因有头外伤、医源性颅脑手术创伤、体内激素水平改变和临床可致高凝状态的疾病，如怀孕、感染和口服避孕药等。

2.先天性　少数患者年幼起病，同时伴有包括血管肌纤维发育不良等其他复杂的先天畸形。

3.原发性　部分患者病因不明，多为 45 岁以上的中老年妇女。一般认为可能与以前发生的静脉窦炎及静脉窦血栓有关。

（三）病理

本病的自然病程变化较大，难以预测。硬脑膜动静脉畸形一类是自皮层向静脉窦引流，称为顺流；一类是因静脉窦高压，血流由静脉窦逆流至皮层，称为逆流，可致局部静脉压增高，皮质静脉反流而引起静脉迂曲或囊性扩张。另外由于颅内动静脉交通开放可引起盗血症状及静脉阻塞症状。

（四）诊断要点

1.临床表现　主要取决于引流静脉的部位、大小，而与供血动脉的来源无关，绝大部分 DAVM 没有症状或仅有颅内杂音，头痛常是患者的主诉。

（1）搏动性耳鸣及颅内血管杂音：约 70% 患者有搏动性颅内血管杂音，杂音可在病变部位，也可遍及整个头部，多数 DAVM 伴有动静脉瘘，瘘口的存在是颅内杂音的基础，杂音高低取决于瘘口的情况，若血流量大，瘘口小，则可闻及高调杂音，反之，杂音较小或无杂音。

（2）头痛：约 50% 患者出现头痛，可在病变局部，也可遍及整个头部，可呈持续性、搏动性剧烈头痛，活动、体位变化或血压高时加重。海绵窦后下方的 DAVM 可引起三叉神经痛。

（3）颅内压增高：各种因素引起静脉窦阻塞，静脉回流受阻，甚至逆流至软脑膜静脉，影响脑脊液吸收，引起颅内压增高。患者会出现头痛、呕吐和视乳头水肿的等高颅压症。

（4）颅内出血：约有 20% 的患者在病程中出现颅内出血，可表现为蛛网膜下隙出血，硬膜下出血或血肿，脑内出血或血肿。

（5）脑盗血症状：大量动脉血直接回流静脉窦，脑组织血供减少，造成脑缺血。主要有癫痫和局灶性神经功能障碍症状，和 AVM 引起的盗血症状相似。

（6）其他症状：不同部位的 DAVM，静脉回流不同，出现相应定位症状。如海绵窦内 DAVM 由于静脉高压，眼静脉回流减少，出现复视及视力减退、突眼、结膜充血水肿等症状。

2.辅助检查

（1）脑血管造影：是目前确诊和研究本病唯一可靠的手段，是 DAVM 诊断和分型的最重要手段，可以清楚显示畸形血管自动脉期至静脉期各阶段表现，对治疗方案的设计具有决定作用。

（2）磁共振动脉造影/静脉造影（MRA/MRV）：能无创显示硬脑膜动静脉的解剖结构。但分辨率较差，目前仅作为筛选和随访 DAVM 的手段之一。

（3）CT 扫描：有助于发现病变和颅内出血。

（4）磁共振成像（MRI）：可作为 DAVM 筛选和鉴别诊断的手段。DAVM 显示畸形血管团紧邻硬膜窦，并有"流空现象"，但对治疗方法的选择和预后判断帮助不大。

（五）治疗

应根据患者过去的临床表现、目前的临床状况和血管造影表现，选择和制订治疗方案。

1. 内科治疗　对于发病早期、症状较轻、畸形血管团较小的患者，可保守观察一段时间，也可使用颈动脉压迫法。

2. 外科手术治疗　外科治疗仍是目前治疗 DAVM 的最有效方法。手术适应证为以下几点。

（1）合并颅内血肿，有占位效应。

（2）引流静脉呈静脉瘤样扩张，有破裂可能。适用于有皮质引流静脉或近期内出现进行性神经功能障碍的病变。由于手术操作难度较大，术中止血较困难，据统计横窦、乙状窦区 DAVM 的手术死亡率和严重病残率约为 15%，因此术前要进行详尽的血管造影检查和周到的术前准备。

3. 血管内介入治疗　随着介入放射血管内治疗的不断发展，血管内栓塞治疗 DAVM 逐渐成为主要的治疗途径，包括：

（1）经动脉血管内栓塞治疗。

（2）经静脉血管内栓塞治疗。

4. 放射治疗　DAVM 的畸形血管团一般较小，放疗可取得一定效果，且不良反应小，总剂量为 30～50Gy。

（六）主要护理问题

1. 舒适程度改变　头痛。

2. 有受伤的危险　与癫痫发作有关。

3. 潜在并发症　颅内出血、颅内压增高、脑疝、癫痫发作、球结膜溃疡。

（七）护理目标

（1）患者头痛及伴随症状能缓解或去除。

（2）癫痫发作时能做好安全防护，避免受伤。

（3）预防并发症，以及并发症发生时能及时发现和处理。

（八）护理措施

1. 头痛的护理　多数患者存在头痛，且头痛与劳累、紧张、睡眠、血压等有关，嘱患者注意劳逸结合、生活规律，避免情绪激动，有高血压的患者应注意控制血压。头痛发作时应保持环境安静，观察头痛性质、部位、时间，必要时遵医嘱服用止痛药。

2. 眼部护理　部分患者因海绵窦内 DAVM 向眼静脉回反流，会出现突眼、结膜充血等症状，易导致眼球干燥，继发感染，而可能出现球结膜溃疡。可涂抗生素眼膏或滴入甲基纤维素滴眼液，用手协助患者眼睑闭合后以塑胶带封眼睑，或以生理盐水纱布覆盖眼睑。

三、海绵状血管瘤

（一）概述

海绵状血管瘤是一种常见病，在普通人群中的发病率约为 0.5%，其是由众多薄壁血管组成的海绵状异常血管团，这些畸形血管紧密相贴，血管间没有或极少有正常脑实质组织。它们并非真性肿瘤，按组织学分类属于脑血管畸形。脑海绵状血管瘤多见于 20～50 岁的青壮年，儿童少见。

（二）病因

海绵状血管瘤的病因迄今为止不清楚，主要有下列学说。

1. 先天性学说 婴儿患者和家族史支持先天性来源的假说。

2. 后天性学说 认为常规放疗、病毒感染、外伤、手术、出血后血管性反应均可诱发海绵状血管瘤。

（三）病理

病灶外观为紫红色，表面呈桑葚状，剖面呈海绵状或蜂窝状。可发生在中枢神经系统的任何部位。典型的脑内海绵状血管瘤多认为是起自脑内毛细血管水平的血管畸形，由从状薄壁的血管窦样结构组成，管壁为菲薄的内皮细胞和成纤维细胞组成，缺乏弹力纤维和肌层，窦内血流慢，压力低，没有明显的供血动脉和引流静脉。国内报道病变灶常位于硬脑膜外中颅窝底，占 70%～80%，少部分位于脑内。国外报道脑内病灶最常见脑内病变常有自发性反复小量出血的倾向，瘤内有含铁血黄素沉积和钙化点，脑外病变常以占位效应为主。

（四）诊断要点

1. 临床表现

（1）无症状：占总数的 11%～44%。轻微头痛可能是唯一主诉，常因此主诉或体检做影像学检查而发现本病。

（2）癫痫：占 40%～100%。见于大多数幕上脑内海绵状血管瘤，表现为各种形式的癫痫，其中约 40% 为难治性癫痫。一般多认为是由于病灶反复出血，栓塞和红细胞溶解造成周围脑实质内含铁血黄素沉积和胶质增生，正常脑组织受到机械性或化学性刺激形成癫痫灶所致。

（3）出血：一般发生在病灶周围脑组织内，较少进入蛛网膜下隙或脑室。女性患者，尤其是怀孕的女性海绵状血管瘤患者的出血率较高，位于大脑半球深部的更易出血，出血一般发生在病灶周围的脑组织内，较少进入到蛛网膜下隙或脑室内，出血量常较少。反复出血可引起病灶增大并加重局部神经功能障碍。

（4）局部神经功能缺失：占 15.4%～46.6%。急性及进行性局部神经功能缺失常继发于病灶出血，症状取决于病灶部位与体积，可表现为静止性、进行性或混合性。大量出血引起严重急性神经功能症状加重较少见。

2. 辅助检查

（1）CT 扫描：诊断海绵状血管瘤的敏感性为 70%～100%，但特异性小于 50%。

（2）MRI 扫描：MRI 检查是诊断海绵状血管瘤最敏感的方法，其与病理符合率达 80%～100%。无水肿的高信号病灶伴其周围低信号环是海绵状血管瘤最常见、最典型的 MRI 表现（图 4-12）。CA 影像学表现与病灶反复少量出血，血栓形成、钙化，胶质增生等病理相关。

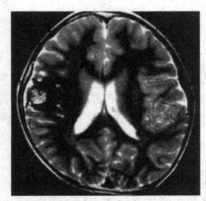

图 4-12 T$_2$ 加权显示典型的海绵状血压瘤的 MRI 特征

（3）颅骨 X 线平片。

（4）正电子放射扫描（PET）。

（五）治疗

1.保守治疗　对无症状或仅有轻微头痛的海绵状血管瘤可保守治疗，并定期随访。

2.手术治疗　显微手术全切病变是治疗海绵状血管瘤的主要手段。有明显症状如神经功能缺失、显性出血（即使仅有 1 次）、难治性癫痫、病灶增大或有高颅内压者均应手术治疗。

3.放射治疗　治疗的目的是使病灶完全闭塞，防止再出血，控制癫痫和改善神经功能。目前尚无微创检查手段来证实术后血管闭塞的程度以评价疗效。

（六）主要护理问题

1.舒适程度改变　头痛。

2.有受伤的危险　与癫痫发作有关。

3.潜在并发症　颅内出血、脑积水、颅内压增高、脑疝、癫痫发作。

（七）护理目标

（1）患者头痛及伴随症状能缓解或去除。

（2）癫痫发作时能做好安全防护，避免受伤。

（3）预防并发症，以及并发症发生时能及时发现和处理。

（八）护理措施

护理措施详见本节脑动静脉畸形的护理。

四、脑静脉畸形

（一）概述

脑静脉畸形也称脑静脉瘤，是先天性正常、局部脑引流静脉的异常扩张，其外形异常，但生理功能为引流静脉。目前，"脑静脉畸形"及"脑静脉血管瘤"已统称为脑发育性静脉异常。该病多见于 30～40 岁的成人，男性稍多于女性。其中，癫痫大发作是最常见的临床表现。静脉畸形可分为浅表型和深部型。浅表型指深部髓静脉区域通过浅表髓静脉引流入皮质静脉；深部型指皮质下区域引流入深部静脉系统。

（二）病因

多数学者认为脑静脉畸形源于正常胚胎发育障碍。有研究认为，该疾病是继发于妊娠期胎儿脑静脉栓塞后的一种代偿性发育结构，也可能与人类第 9 对染色体短臂的基因突变有关,其确切病因还有待进一步研究。

（三）病理

脑静脉畸形病变主要位于皮质下的白质,常可合并有 AVM、海绵状血管瘤或面部血管瘤。脑静脉畸形是由许多异常扩张的髓样静脉汇集成一中央引流静脉,外形呈蜘蛛样。复杂的脑静脉畸形可以有多支引流静脉,同时向浅部及深部引流。

（四）诊断要点

1. 临床表现　大多数患者临床上很少有症状或出血表现,症状的发生依其部位而定,脑静脉畸形发生的出血主要为脑内和脑室内出血。主要临床表现有:

（1）癫痫。是最常见的临床表现,主要为癫痫大发作和局灶性癫痫。

（2）局限性神经功能障碍。表现为单侧肢体轻瘫,可伴有感觉障碍。

（3）头痛常为持续性、反复发作性头痛。

（4）颅内出血。一般认为脑静脉畸形出血率在 15%～20%,幕下病灶特别是小脑病灶比幕上病灶更易于出血,患者突然剧烈头痛、呕吐,昏迷或出现偏瘫、语言障碍等。

2. 辅助检查

（1）脑血管造影:诊断脑静脉畸形的金标准,见图 4-13。

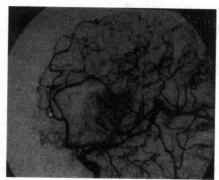

图 4-13　DSA 示脑静脉畸形

（2）CT 扫描:增强 CT 能提高脑静脉畸形检出率,但特异性较差。

（3）MRI 扫描:可以呈现出"海蛇头"的特异性表现,见图 4-14。

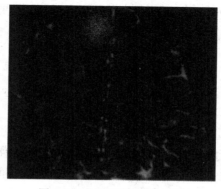

图 4-14　MRI 示脑静脉畸形

（五）治疗

（1）对有癫痫的脑静脉畸形患者,给予抗癫痫治疗效果良好。

(2)一般的对症支持治疗。

(3)手术治疗:可采取血管内栓塞、外科手术阻断等措施。对有出血者,可做开颅血肿清除或脑室内血肿清除引流术,术后患者多能得到较好的恢复。

(4)放射治疗。

(六)主要护理问题

1.舒适的改变　与头痛有关。

2.知识缺乏　与患者对病情不熟悉有关。

3.有受伤的危险　与癫痫发作有关。

4.有窒息的危险　与呕吐有关。

(七)护理目标

(1)患者头痛及伴随症状能缓解或去除。

(2)患者对疾病有一定的了解,并配合治疗及护理。

(3)癫痫发作时能做好安全防护,避免受伤。

(4)癫痫发作时保持呼吸道通畅,避免误吸,防止脑缺氧。

(八)护理措施

护理措施详见本节脑动静脉畸形的护理。

(九)并发症的处理及护理

1.颅内出血

(1)临床表现:是最严重的并发症,患者意识障碍、恶心、呕吐,肢体活动异常。

(2)处理:严格控制血压,避免一切引起血压骤升因素,如发现异常及时通知医生,同时嘱患者绝对卧床3d。

2.脑血管痉挛

(1)临床表现:剧烈头痛,肢体麻木、瘫痪等。

(2)处理:遵医嘱用尼莫地平扩张血管,严格控制尼莫地平输液速度,掌握尼莫地平在使用中的注意事项及不良反应。

3.穿刺部位皮下血肿

(1)临床表现:皮下渗血青紫,疼痛。

(2)处理:术后24h内冷敷,24h后热敷,指导患者咳嗽,排便时需用手紧压穿刺口,避免出血,必要时使用止血药、抗生素。

4.脑梗死

(1)临床表现:意识障碍、偏瘫、失语、偏盲、感觉障碍。

(2)处理:严密观察意识、瞳孔、生命体征,以及评定四肢肌力,如发现异常及时通知医生,并协助处理。

5.脑血栓

(1)临床表现:足背动脉搏动消失,感觉迟钝,肢体皮温下降伴小腿剧烈疼痛,趾端发白。

(2)处理:鼓励患者多饮水,血栓形成立即进行下肢动脉彩超或血管造影,必要时实施急诊溶栓术。

(十)特别关注

(1)观察头痛性质、部位、时间。

（2）出血的观察、急救与护理。

（3）癫痫发作的预防和处理。

（4）减少并发症的发生。

（5）发生呕吐时护理。

（6）出院患者的健康教育。

第五节　颈动脉海绵窦瘘的护理

一、概述

颈动脉海绵窦瘘（CCF）是指颅内海绵窦段的颈内动脉本身或其在海绵窦段内的分支破裂，与海绵窦之间形成异常的动、静脉沟通，导致海绵窦内的压力增高而出现一系列表现，少数颈动脉海绵窦瘘由颈外动脉供血，称颈外动脉海绵窦瘘。颈动脉海绵窦瘘按发生原因分为外伤性、自发性和先天性3种情况；按血流动力学分为直接型和间接型；按瘘口流速分为高流速和低流速。

二、病因

直接型颈动脉海绵窦瘘最多见的原因是外伤，外伤引起者占3/4,颅底骨折时可引起颈内动脉窦内段及其分支的撕裂或横断；少数直接型颈动脉海绵窦瘘是自发性的，多为颈内动脉海绵窦段的动脉瘤破裂所致，少数由动脉血管壁异常（肌纤维发育不良）引起。间接型的病因和发病机制仍不清楚。

三、病理

由于高压动脉血直接注入窦内，导致海绵窦内压剧增，向眼静脉引流，眶区静脉回流不畅，也可使动静脉瘘远端的动脉血流减少。CCF向皮层静脉引流时，皮层静脉瘀血，皮层静脉高压还可以造成脑出血或蛛网膜下隙出血。

四、诊断要点

1.临床表现

（1）搏动性突眼：患侧眼球向前突出，指压患侧颈总动脉，搏动减弱或消失。

（2）震颤与杂音：夜晚及安静时尤为明显，指压患侧颈总动脉，杂音减弱或消失。

（3）球结膜水肿和充血。

（4）眼球运动受限（不多见）：第Ⅲ、第Ⅳ、第Ⅵ脑神经麻痹。

（5）视力障碍：患侧视力下降甚至失明。

（6）神经功能障碍及蛛网膜下隙出血。

（7）鼻出血，可能与假性动脉瘤有关。

（8）头痛：多见于早期，位于眼眶部位。

（9）眼底征象：视乳头水肿，视网膜出血。

（10）三叉神经第1支受侵犯：额部、眼部疼痛和角膜感觉减退。

2.辅助检查

(1)全脑血管造影:诊断颈动脉海绵窦瘘最可靠的方法。

(2)CT 检查:眼肌肥大、眼静脉和海绵窦扩张;可发现颅内出血。

(3)MRI 检查。

(4)超声波检查。

(5)经颅多普勒检查:了解颈动脉海绵窦瘘的血流动力学参数。

五、治疗

(1)若瘘孔不大,行颈动脉压迫疗法可能自愈。

(2)血管内介入治疗:首选治疗。

(3)手术治疗:多数需结扎颈总动脉、颈内动脉或颈外动脉,堵塞瘘口,消除颅内杂音,保存视力,改善血供。

(4)放射治疗。

六、主要护理问题

1.自我形象紊乱　与眼球突出有关。

2.焦虑/恐惧　与患者担心疾病预后有关。

3.舒适性改变　与搏动性头痛有关。

4.知识缺乏　与患者和家属对相关疾病不了解有关。

5.潜在并发症　出血、感染。

七、护理目标

(1)患者眼球突出得到改善。

(2)患者焦虑/恐惧程度减轻,配合治疗及护理。

(3)患者主诉不适感减轻或消失。

(4)患者及家属对相关疾病有一定的了解,对战胜疾病有一定的信心。

(5)术后未发生相关并发症,或并发症发生后能得到及时治疗与处理。

八、术前护理措施

1.心理护理

(1)解释颈动脉海绵窦瘘手术的必要性、手术方式、注意事项。

(2)鼓励患者表达自身感受。

(3)教会患者自我放松的方法。

(4)对个体情况进行有针对性的心理护理。

(5)鼓励患者家属和朋友给予患者关心和支持。

2.营养　根据情况给予高蛋白、高热量、高维生素、低脂、易消化食物,患者在手术前后饮食都应该以清淡为主,可以多食用对眼部有益的食材,如维生素 A,富含维生素 A 的食材是胡萝卜和动物肝脏,多吃新鲜蔬菜也有保护眼睛的功效。

3.胃肠道准备　术前 8h 禁食禁饮。

4.眼部护理

(1)观察并记录患者眼部体征:眼球突出情况;球结膜充血;眼球活动。

(2)观察视力情况,如有视力下降或失明,要加强安全护理。

(3)加强眼部护理,以预防角膜溃疡和结膜炎。白天用眼药水滴眼,晚上涂红霉素眼药膏并覆盖湿盐水纱布,用消毒棉签擦拭眼内分泌物。对眼结膜感染患者,先用生理盐水清洗眼内分泌物,然后再滴药。

(4)球结膜充血水肿严重者可请眼科医师给予眼睑缝合。

(5)Matas试验:其目的是评估患者对脑缺血的耐受力,在刚开始治疗前,患者需要行心电监护,以防因压迫而出现心动过缓。一定要告诉患者,如果出现肢体无力、感觉异常或精神状态异常等脑缺血症状则迅速停止压迫。

5.脑血管造影后的护理

(1)严密观察股动脉伤口敷料有无渗血情况。

(2)拔管后按压局部伤口4～6h,先用手压2h,再用沙袋压4h。压力要适度,也可采用动脉压迫器压迫穿刺点,2h后逆时针松解压迫器一圈,再过6h后取下压迫器,以不影响下肢血液循环为宜。

(3)注意观察双侧足背动脉搏动情况。

(4)密切观察患侧足背皮肤温度及末梢血运情况。

(5)嘱患者尽量避免穿刺侧肢体弯曲,卧床休息24h。

(6)密切观察患者有无头痛,有无恶心、呕吐,有无尿潴留。

6.术前常规准备

(1)术前行抗生素皮试,术晨遵医嘱带入手术室以备术中用药。

(2)协助完善相关术前检查:心电图、B超、出凝血试验等。

(3)术前医护共同核查术前准备是否完善并书面记录,如有遗漏及时通知医生整改。

(4)术前2d用洗发剂洗头吹干后用氯己定揉搓头皮5min,手术当日入手术室后根据手术标记推剪去手术部位头发。

(5)术晨更换清洁病员服。

(6)术晨建立静脉通道。

(7)术晨与手术室人员进行患者、CT、MRI和药物核对后,送入手术室。

(8)送患者入手术室前,打印手术患者术前护理评估及交接记录单,核对无误后签字送入手术室。

(9)麻醉后置尿管。

九、术后护理措施

1.外科术后护理常规

(1)全麻术后护理常规

1)了解麻醉和手术方式、术中情况、切口和引流情况。

2)持续低流量吸氧2～3L/min。

3)持续心电监护。

4)全麻未清醒者,予去枕平卧位,头偏向一侧。床挡保护防坠床,必要时行保护性约束。

（2）病情观察：动态观察患者的意识、瞳孔、生命体征、神经系统体征等，有异常变化，应高度重视，随时 CT 复查，排除是否有颅内出血。

（3）伤口观察及护理：观察伤口或穿刺点敷料有无渗血、渗液，若有应及时通知医生并更换敷料。

（4）各管道观察及护理

1）输液管保持通畅，留置针妥善固定，注意观察穿刺部位皮肤有无红肿、渗液。

2）尿管按照尿管护理常规进行，开颅术后患者清醒后，一般术后第 2d 可拔除尿管，拔管后注意观察患者自行排尿情况。

（5）疼痛护理

1）观察头部体征，有无头痛、呕吐等。

2）手术后患者如诉头痛，应分析头痛的原因。切口疼痛发生在手术后 24h 内。颅内压增高引起的头痛发生在脑水肿高潮期，即术后 2～4d。

3）遵医嘱给予镇痛药物或降压药物（颅脑手术后不论何种原因引起的头痛都不宜使用吗啡及哌替啶）。

4）提供安静舒适的环境。

（6）基础护理：做好口腔护理、尿管护理、定时翻身、拍背及雾化，加强患者晨晚间护理等工作。

2. 饮食护理　清醒患者术后 6h 进食，第 2d 可进半流质饮食，以后逐渐过渡到普食；昏迷患者则于第 2d 安置保留胃管，给予管喂流质饮食。饮食以高蛋白、高维生素、低糖、清淡易消化为宜。

3. 体位与活动　患者清醒后抬高床头 15°～30°，能改善颈静脉回流和降低颅内压，头部应处于中间位，避免转向两侧。患者术后活动应循序渐进，首先在床上坐，后在床边坐，再在陪护搀扶下下地活动，避免突然改变体位引起脑部供血不足致头晕或昏倒。

4. 健康宣教

（1）饮食：以高蛋白、高维生素、低糖、清淡易消化的为宜。

（2）眼睛护理

1）用 3％硼酸湿纱布覆盖，直至眼球充血、水肿完全消失。做好健康宣教，保持眼部卫生，洗脸用清洁柔软毛巾，勿揉眼部。

2）日间戴太阳镜或眼罩保护。

3）夜间用干净湿纱布覆盖。

4）眼睛干燥时可用眼药水。

（3）用药指导：坚持术后抗凝和抗血小板治疗。

（4）复查：3 个月、6 个月、1 年分别复查。

（5）自我保健

1）保持稳定的情绪。

2）保持大便通畅。

3）保持良好的生活习惯：活动规律；睡眠充足；劳逸结合等。

（6）心理护理：根据患者不同的心理情况进行不同的心理护理，解释病情；介绍相关疾病知识；给予社会支持。

十、并发症的处理及护理

1. 术后颅内出血

(1)临床表现

1)是最严重的并发症,患者意识障碍加深,双瞳不等大。

2)伤口敷料有新鲜血液渗出等。

3)神经功能废损加重。

(2)处理

1)保守治疗:遵医嘱合理使用脱水药、止血药。

2)及时更换敷料。

3)保守治疗无效者应及时行再次手术。

2. 穿刺部位血肿

(1)临床表现:皮下渗血,青紫,疼痛。

(2)处理:术后 24h 内冷敷,24h 后热敷。

3. 脑过度灌注

(1)临床表现

1)患者剧烈头痛。

2)眼胀。

(2)处理

1)使用脱水药。

2)观察意识、瞳孔、生命体征。

4. 脑梗死

(1)临床表现

1)失语。

2)肢体麻木。

(2)处理

1)严密观察意识、瞳孔、生命体征,肢体感觉与运动、语言功能。

2)如有变化,及时通知医生,随时 CT 复查。

5. 术后感染

(1)临床表现

1)切口感染:局部有明显红肿、压痛及脓性分泌物。

2)颅内感染:头痛、呕吐及发热,白细胞增加并可查见脓球。

(2)处理:保持伤口敷料清洁、干燥,保持呼吸道通畅,遵医嘱合理使用抗生素,遵医嘱予物理降温及药物降温。

6. 下肢动脉血栓

(1)临床表现:足背动脉搏动消失,感觉迟钝,肢体皮温下降伴小腿剧烈疼痛,趾端发白。

(2)处理:鼓励患者多饮水,血栓形成立即进行下肢动脉彩超或血管造影,必要时实施急诊溶栓术。

十一、特别关注

(1)注意观察眼部体征。

(2)加强对眼睛的护理。

(3)视力下降或失眠时的安全护理。

(4)加强防跌倒、坠床的健康宣教。

(5)术后并发症的早期观察及处理。

(6)出院患者的随访。

(7)规律生活,避免暴饮暴食、酗酒。

第六节　缺血性脑卒中的护理

一、概述

脑梗死(cerebral infarction)是最常见的缺血性脑卒中(cerebral ischemic stroke)类型,占全部脑卒中的 60%～80%,是指各种原因引起的脑部血液供应障碍,使局部脑组织发生不可逆性损伤,导致脑组织缺血、缺氧性坏死。脑梗死包括脑血栓形成和脑栓塞。脑血栓形成指脑动脉的主干或其皮层支因动脉粥样硬化及各类动脉炎等血管病变导致血管的管腔狭窄或闭塞,并进而发生血栓形成,造成脑局部供血区血流中断,发生脑组织缺血、缺氧,软化坏死,出现相应的神经系统症状和体征。脑栓塞是指各种栓子随血流进入颅内动脉系统使血管腔急性闭塞引起相应供血区脑组织缺血坏死及脑功能障碍。

二、病因

最常见的病因为动脉粥样硬化,高血压、高脂血症和糖尿病等可加速脑动脉粥样硬化的发展。其他病因有非特异性脑动脉炎、高同型半胱氨酸血症、动脉瘤、脑淀粉样血管病、Moyamoya 病等。血液学异常引起者较少见。

三、病理

脑组织对缺血、缺氧损害非常敏感,脑动脉闭塞致供血区缺血超过 5min 以上即可出现脑梗死。急性脑梗死病灶是由中心坏死区及其周围的缺血半暗带组成。中心坏死区由于严重的完全性缺血致脑细胞死亡;而缺血半暗带内仍有侧支循环存在。

四、诊断要点

(一)临床表现

多见于 50～60 岁及 60 岁以上有动脉粥样硬化的老年人。根据受累部位的不同、侧支循环形成情况的差异等,会出现相应的神经系统的局灶性症状与体征。

1.颈内动脉系统(前循环)脑梗死　对侧肢体瘫痪、感觉障碍及双眼对侧同向偏盲,优势半球受累尚可出现不同程度的失语、失用和失认。非优势半球受损可有体象障碍。当眼动脉受累时,可出现单眼一过性黑矇。

2.椎-基底动脉系统(后循环)脑梗死表现为眩晕、恶心、呕吐、眼球震颤、吞咽困难。优势半球受累可见失语、失读、失认、失写等症状;非主侧半球受累可出现体象障碍。

(二)辅助检查

1.血液化验　血常规、血糖、血沉、血脂、凝血功能检查等。

2.心电图。

3.影像学检查

(1)平扫CT:平扫CT可准确识别绝大多数颅内出血,并帮助鉴别非血管性病变(如脑肿瘤),是疑似脑卒中患者首选的影像学检查方法(图4-15)。

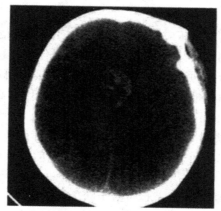

图4-15　CT显示右侧颞叶脑梗死

(2)多模式CT:灌注CT可区别可逆性与不可逆性缺血,因此可识别缺血半暗带。

(3)标准MRI:标准MRI(T_1加权、T_2加权及质子相)在识别急性小梗死灶及后颅窝梗死方面明显优于平扫CT。可识别亚临床缺血灶,无电离辐射,不需碘造影剂。

(4)多模式MRI:包括弥散加权成像(DWI)、灌注加权成像(PWI)、水抑制成像(FLAIR)和梯度回波(GRE)等。DWI在症状出现数分钟内就可发现缺血灶并可早期确定大小、部位与时间,对早期发现小梗死灶较标准MRI更敏感。PWI可显示脑血流动力学状态。弥散-灌注不匹配(PWI显示低灌注区而无与之相应大小的弥散异常)提示可能存在缺血半暗带。GRE序列可发现CT不能显示的无症状性微出血,但对溶栓或抗栓治疗的意义尚不明确。

4.脑血管检查　MRA和CTA可提供有关血管闭塞或狭窄的信息。以DSA为参考标准,MRA发现椎动脉及颅外动脉狭窄的敏感性和特异性为70%～100%。MRA可显示颅内大血管近端闭塞或狭窄,但对远端或分支显示不清。DSA的准确性最高,仍是当前血管病变检查的金标准,但主要缺点是有创性和有一定风险。

5.颅外血管检查　颈动脉双功超声对发现颅外颈部血管病变,特别是狭窄和斑块很有帮助;TCD可检查颅内血流、微栓子及监测治疗效果,但其局限是受操作技术水平和骨窗影响较大。

五、治疗

治疗包括内科治疗、外科治疗和介入治疗。

(一)内科治疗

1.原则　超早期治疗,个体化治疗,防治并发症,整体化治疗。

2.治疗方法

(1)卒中单元(stroke unit):是组织化管理住院脑卒中患者的医疗模式,把传统治疗脑卒中的各种独立方法,如药物治疗、肢体康复、语言训练、心理康复、健康教育等组合成一种综合的治疗系统,明显降低了脑卒中患者的病死率和残疾率。

(2)超早期溶栓治疗:溶栓应在 4.5h 内的治疗时间窗内进行,才可能挽救缺血半暗带。

(3)抗血小板治疗:不符合溶栓适应证且无禁忌证的缺血性脑卒中患者应在发病后尽早给予口服阿司匹林 150～300mg/d。急性期后可改为预防剂量(50～150mg/d);溶栓治疗者,阿司匹林等抗血小板药物应在溶栓 24h 后开始使用;对不能耐受阿司匹林者,可考虑选用氯吡格雷等抗血小板治疗。

(4)调控血压:准备溶栓者,血压应控制在收缩压＜180mmHg、舒张压＜100mmHg;血压持续升高,收缩压≥200mmHg 或舒张压≥110mmHg,或伴有严重心功能不全、主动脉夹层、高血压脑病,可予缓慢降压治疗,并严密观察血压变化,必要时可静脉使用短效药物(如拉贝洛尔、尼卡地平等),最好应用微量输液泵,避免血压降得过低;有高血压病史且正在服用降压药者,如病情平稳,可于卒中 24h 后开始恢复使用降压药物。

(5)抗凝治疗:对大多数急性缺血性脑卒中患者,不推荐无选择地早期进行抗凝治疗;关于少数特殊患者的抗凝治疗,可在谨慎评估风险/效益比后慎重选择,治疗期间应监测凝血功能。

(6)调控血糖:血糖超过 11.1mmol/L 时给予胰岛素治疗。

(7)控制脑水肿:卧床,避免和处理引起颅内压增高的因素,如头颈部过度扭曲、激动、用力、发热、癫痫、呼吸道不通畅、咳嗽、便秘等;可使用甘露醇静脉滴注;必要时也可用甘油果糖或呋塞米等。

(8)降纤治疗:对不适合溶栓并经过严格筛选的脑梗死患者,特别是高纤维蛋白血症者可选用降纤治疗。

(9)神经保护:使用神经保护剂、亚低温治疗、高压氧治疗可能减少细胞损伤、加强溶栓效果,或者改善脑代谢。

(10)营养支持:卒中后由于呕吐、吞咽困难可引起脱水及营养不良,可导致神经功能恢复减慢。正常经口进食者无需额外补充营养;不能正常经口进食者可鼻饲,持续时间长者经本人或家属同意可行胃造口(PEG)管饲补充营养。

(二)外科治疗

对于发病 48h 内,60 岁以下的恶性大脑中动脉梗死伴严重颅内压增高、内科治疗不满意且无禁忌证者,以及压迫脑干的大面积小脑梗死患者,可行去骨瓣减压术,挽救患者生命。

(三)介入治疗

介入治疗有动脉溶栓术、血管内支架成形术、经皮血管扩张成形术。

六、主要护理问题

1.脑组织灌注异常　与脑水肿有关。

2.躯体移动障碍　与偏瘫或平衡能力降低有关。

3.语言沟通障碍　与意识障碍或大脑语言中枢功能受损、气管切开有关。

4.有窒息的危险　与意识障碍或延髓麻痹有关。

5.有皮肤完整性受损的危险　与意识障碍、偏瘫、感知改变、大小便失禁有关。

6.生活自理缺陷　与偏瘫、认知障碍、体力不支有关。

7.吞咽困难　与意识障碍或延髓麻痹有关。

8.有受伤的危险　与偏瘫或躁动有关。

9.排便模式的改变　与意识障碍、感知改变、大小便失禁有关。

10.清理呼吸道低效/无效　与痰液黏稠、排痰无力有关。

11.焦虑/抑郁　与偏瘫、失语或缺乏社会支持等有关。

12.有废用综合征的危险　与意识障碍、偏瘫所致长期卧床有关。

13.知识缺乏　缺乏疾病、药物及护理等相关知识。

14.潜在并发症　泌尿系感染、肺部感染、深静脉血栓形成、肢体挛缩、颅内压增高等。

七、护理目标

(1)合理用药,改善脑组织灌注。

(2)患者掌握移动躯体的正确方法,在帮助下可进行活动。

(3)患者语言功能恢复或能采取各种沟通方式表达自己的需要。

(4)患者或家属能采取有效的防止误吸的方法,未发生窒息。

(5)患者卧床期间感到清洁舒适,生活需要得到满足。

(6)患者皮肤完好,未发生压疮。

(7)患者能进行自理活动,如梳头、洗脸、如厕、穿衣等。

(8)患者恢复到原来的日常生活自理水平。

(9)患者能够进食或能够依赖胃管/造瘘管提供所需营养。

(10)患者排便恢复正常或未发生相关并发症。

(11)患者痰液能够排除,呼吸道通畅。

(12)患者有适当的社会交流,有应对焦虑的有效措施,情绪稳定。

(13)患者或家属了解疾病、药物及护理等相关知识。

(14)患者未发生并发症或早发现、早处理,及早控制病情进展和变化。

八、护理措施

1.一般护理

(1)病情观察

1)严密监测生命体征。

2)观察神志、瞳孔变化情况。

3)观察患者肌力、肌张力恢复情况。

4)观察患者皮肤情况。

(2)更换衣物

1)指导患者穿衣时先穿患侧,后穿健侧;脱衣时先脱健侧,后脱患侧。

2)鼓励患者选择穿脱方便的较宽松柔软的棉质衣服,避免穿套头衫。

3)穿不用系带、大小合适的鞋,最好穿防滑鞋。

（3）舒适卧位

1）根据患者瘫痪情况，选取适宜的良肢卧位。

2）头部适当抬高，应避免头颈部过度歪曲、用力。

（4）呼吸道护理

1）低氧血症患者给予吸氧。

2）定时翻身拍背，促进痰液排出，可使用排痰机协助排痰。

3）痰液黏稠者，可以雾化吸入，帮助稀释痰液。

4）不能自行咳出痰液者，及时给予吸痰，保持呼吸道通畅。

5）气道功能严重受损者，及时给予气管插管/气管切开，必要时给予机械辅助通气。

（5）大便失禁护理

1）尽量掌握患者排便规律，适时给予便盆排便。

2）饮食调节，增加食物中膳食纤维的含量，有助于恢复肠道功能，形成排便规律性，能改善大便失禁状况。

3）患者臀下垫清洁、柔软的尿布，保持尿布平整，如有粪便浸渍需立即更换，并且要随时更换污染的衣物和被单。

4）腹泻严重时可使用 1 次性气囊导管插入直肠 15～20cm，气囊充气，使导管固定，粪便引流出来，减轻粪便对皮肤的刺激；也有报道称可使用造口袋粘贴于肛周以保护肛周皮肤。

5）保持肛周皮肤的清洁干燥，每次大便结束后用温水清洗肛周皮肤，皮肤未破损时可以外擦紫草油或使用透明薄膜保护肛周皮肤；已经破损的皮肤在清洗干净后可以用溃疡贴保护或局部喷撒溃疡粉促进皮肤的愈合。

（6）小便失禁护理

1）女性患者可使用柔软、干净的尿布，有尿液后及时更换并且用温水清洗会阴，保持局部清洁干燥。

2）男性患者可使用假性尿袋，减少尿液对皮肤的浸渍。

3）必要时安置保留尿管。

（7）防止受伤

1）感觉减退或障碍的患者防止烫伤或冻伤，忌用热水袋。

2）行走不稳的患者，取用适宜的辅助用具，教会患者正确移动躯体的方法。

3）躁动的患者专人守护，床挡保护，防止受伤、坠床，必要时给予保护性约束。

（8）防止误吸

1）床旁备吸引装置。

2）昏迷患者取下义齿。

3）及时清除口腔中的分泌物及食物残渣。

4）进食时采取端坐位或半坐卧位、健侧卧位。

5）根据吞咽功能的评定选取适宜的食物及进食方法。

6）必要时安置保留胃管。

7）保持气道通畅。

（9）维持水、电解质平衡。

1）准确记录出入量，注意液体出入平衡。

2)监测电解质并纠正其紊乱,使其维持在正常水平。

3)通过血气分析纠正酸碱平衡的失调。

(10)有效沟通

1)在患者面前讲话时要尊重患者,语气自然,用词慎重。

2)用多种形式与患者沟通交流,如打手势、实物图片、书写或绘画等。

3)在康复及语言治疗师的帮助下,逐渐恢复语言功能。

(11)心理护理

1)建立优良的环境,使患者心情舒畅,取得患者的信任。

2)向患者及家属介绍疾病的相关知识,了解疾病病程及预后。

3)重视患者的主诉,鼓励其表达自身感受,耐心解答患者的疑问。

4)与患者建立各种形式的有效沟通方式。

5)鼓励患者参与康复及掌握自我护理,增强自信心。

6)指导家属对患者照顾,使患者感到来自家庭的支持和关心。

7)根据患者的各类型心理特点,进行针对性心理护理。

8)重视对患者精神情绪变化的监控,及时干预。

2.下肢深静脉血栓的处理及护理

(1)预防:①积极控制高血压、糖尿病、高血脂、血液高凝状态等危险因素。②注意患肢早期的被动及主动功能训练。③定时翻身拍背,防止瘫痪肢体受压过久,适当抬高患肢,避免在膝下垫硬枕、过度屈髋。④避免在患肢穿刺,减少血管刺激性药物的输入。⑤保持大便通畅,以免增加腹内压,影响下肢静脉回流。⑥患肢可穿弹力袜,使用间歇性充气压力装置。⑦观察患肢有无肿胀、疼痛、皮温改变等体征。

(2)护理:①一旦发生下肢静脉血栓,患肢抬高制动,高出心脏平面 20~30cm。②患肢禁止挤压、按摩、热敷,严格制动,避免发生血栓脱落,形成肺栓塞。③严密观察患肢皮温、色泽、水肿、弹性及肢端动脉搏动情况,每天在同一部位测量 2 次肢体周径并记录。④严禁在患侧股静脉穿刺,注意保护患侧足背浅静脉及下肢浅静脉,禁忌输注溶栓、抗凝药以外的药物。⑤抗凝及溶栓的护理:严格按医嘱用药,准确计算输入药量及时间控制;密切监测患者凝血功能的变化,观察有无其他部位的出血,防止发生脑出血。

3.介入手术护理

(1)术前护理

1)术前禁食禁饮 8h。

2)术区备皮(腹股沟及会阴部)。

3)术前 1~2d 要让患者练习在床上大小便,防止患者因为术后不习惯在床上解小便而导致充盈性尿失禁。

4)建立静脉通道时最好能选择左侧上肢,以免影响医生术中操作。

5)术前应记录患者肌力和足背动脉搏动情况,作为术后观察对照,便于及早判断是否有并发症发生。

(2)术后护理

1)术后观察:神志、瞳孔、生命体征、四肢活动度,以及穿刺点出血征象。

2)术后患者需平卧 24h。穿刺肢体伸直,禁止蜷曲。

3)如为动脉溶栓术,则动脉鞘需保留4～6h方可拔除。

4)穿刺部位护理:术中全身肝素化会导致穿刺点和全身出血风险的增加,防止穿刺部位出血的方法有沙袋压迫止血、压迫器压迫止血、血管内缝合。注意观察局部穿刺处有无渗血、瘀斑、血肿。注意观察穿刺肢体动脉搏动及色泽,询问患者有无下肢疼痛、麻木现象,若术侧足背动脉搏动较对侧明显减弱和(或)下肢疼痛明显,皮肤色泽发绀,提示有下肢栓塞可能。穿刺点加压包扎过度也可致动脉血运不良,应迅速松解加压包扎绷带。

5)加强凝血机制及血生化的检测。

第七节　高血压脑出血的护理

一、概述

脑出血(intracerebral hemorrhage,ICH)是神经内外科最常见的难治性疾病之一,亚洲国家ICH占脑卒中患者的25%～55%,而欧美国家ICH仅占脑卒中患者的10%～15%。ICH 1个月死亡率高达35%～52%,6个月末仍有80%左右的存活患者遗留残疾,是中国居民死亡和残疾的主要原因之一。

脑出血的危险因素以高血压、脑淀粉样血管变性(cerebral amyloid angiopathy,CAA)、脑动静脉畸形、脑动脉瘤、肿瘤卒中、凝血功能障碍等多见。目前国际上尚无公认的分类,欧洲将ICH分为原发性脑出血(primary intracerebral hemorrhage)、继发性脑出血(secondary intracerebral hemorrhage)和原因不明性脑出血;美国有学者将ICH命名为非动脉瘤性、非AVM性、非肿瘤性自发性脑出血。原发性脑出血与继发性脑出血的分类,目前得到较多认可。

原发性脑出血指无明确病因的脑出血,多数合并有高血压。在我国,虽未进行大样本流行病学调查,但就现有文献资料分析,原发性脑出血合并高血压者可高达70%～80%,所以我国一直沿用"高血压脑出血"命名。

二、病因

ICH发病原因复杂,受环境因素和遗传因素共同影响。目前认为高血压和脑淀粉样血管变性是ICH的最重要危险因素。

1.环境因素　如精神压力、不良饮食习惯、高血压、高血糖、吸烟等。

2.遗传因素　有研究表明,遗传因素在ICH发病中有一定作用。

3.其他　如血小板活化因子、凝血因子等。

三、病理

长期高血压伴发脑小动脉病变,小动脉管壁发生玻璃样或纤维样变性和局灶性出血、缺血和坏死,使血管壁强度降低,局限性扩张,并可形成微小动脉瘤。在情绪激动、过度劳累等情况下引起血压急剧升高,导致病变血管破裂出血。血肿造成周围组织受压、缺血、坏死,脑梗死,伴脑水肿,见图4-16。

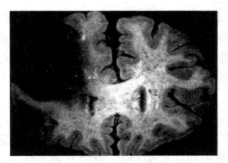

图 4-16　脑出血标本切片

四、诊断要点

1. 临床表现　突然的剧烈头痛、恶心、呕吐,偶有癫痫样发作,继之出现不同程度的意识障碍(小量出血可无),破入脑室的出血或侵入脑干的出血常在发病后立即昏迷,大脑半球内的出血,可因颅内压升高而出现进行性意识障碍,神经系统体征随出血部位而异。

(1)基底节出血:常累及内囊而出现三偏症状:对侧偏瘫、偏身感觉障碍和对侧同向性偏盲,这些体征进行性加重,短时间内达到高峰,病情进一步发展,可出现脑干受压征象。

(2)丘脑出血:常侵犯丘脑底部和中脑,出现双侧瞳孔缩小或大小不等,光反应消失,因累及内囊而出现症状。

(3)桥脑出血:严重者可出现深昏迷,四肢瘫痪,针尖样瞳孔,中枢性高热,病情常迅速恶化,患者在几小时内死亡。

(4)小脑出血:枕部剧痛,频繁呕吐,眩晕,坐立困难等。

2. 辅助检查

(1)头颅 CT 平扫:首选检查,可迅速明确脑内出血部位、范围和血肿量,以及血肿是否破入脑室等(图 4-17)。可根据多田公式粗略计算血肿体积:血肿体积:$T(\mathrm{mL})=\pi/6\times L\times S\times$Slice,式中 L 为血肿的长轴,S 为短轴,Slice 为所含血肿层面的厚度(cm)。

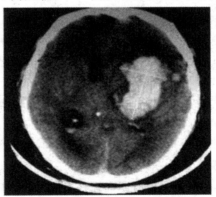

图 4-17　CT 示左侧基底节区出血

(2)MRI:可鉴别诊断脑血管畸形、肿瘤、颅内巨大动脉瘤等。

(3)脑血管检查:脑血管检查有助于了解 ICH 病因和排除继发性脑出血,指导制订治疗方案。常用检查包括 CTA、MRA、CTV、MRV(低场强磁共振脑静脉窦血管成像)、DSA 等。CTA、MRA、CTV、MRV 是快速、无创性评价颅内外动脉血管、静脉血管及静脉窦的常用方法,可用于筛查可能存在的脑血管畸形、动脉瘤、动静脉瘘等继发性脑出血,但阴性结果不能完全排除继发病变的存在。全脑血管造影(DSA)能清晰显示脑血管各级分支,可以明确有无动脉瘤、AVM 及其他脑血管病变,并可清楚显示病变位置、大小、形态及分布,目前仍是血管病变检查的重要方法和金标准。

五、治疗

1.内科治疗 ICH 患者在发病的最初数天内病情往往不稳定,应常规持续生命体征监测(包括血压监测、心电监测、氧饱和度监测)和定时神经系统评估,密切观察病情及血肿变化,定时复查头部 CT,尤其是发病 3h 内行首次头部 CT 患者,应于发病后 8h、最迟 24h 内再次复查头部 CT。

ICH 治疗的首要原则是保持安静,稳定血压,防止继续出血;根据情况,适当降低颅内压,防治脑水肿,维持水电解质、血糖、体温平衡;同时加强呼吸道管理及护理,预防各种颅内及全身并发症。

2.外科治疗 外科治疗 ICH 在国际上尚无公认的结论,我国目前外科治疗的主要目标在于及时清除血肿、解除脑压迫、缓解严重颅内高压及脑疝、挽救患者生命,并尽可能降低由血肿压迫导致的继发性脑损伤和残废。

六、主要护理问题

1.清理呼吸道无效 与意识障碍有关。
2.低效性呼吸型态 与出血压迫呼吸中枢有关。
3.意识形态的改变 与脑组织损害有关。
4.脑组织灌注不足 与出血致脑组织肿胀有关。
5.潜在并发症 脑疝、颅内再出血、消化道出血、感染、深静脉血栓等。

七、护理目标

(1)呼吸道通畅,患者不发生组织缺氧或二氧化碳潴留。
(2)呼吸型态得到改善。
(3)患者不发生外伤和误吸,显示稳定的生命体征,意识逐渐好转。
(4)脑水肿减轻。
(5)术后未发生相关并发症,或并发症发生后能得到及时治疗与处理。

八、术前护理措施

(一)内科治疗的护理

1.控制血压 急性脑出血患者常伴有明显血压升高,且血压升高的幅度通常超过缺血性脑卒中患者,这增加了 ICH 患者残疾、死亡等风险。脑出血早期及血肿清除术后应立即使用药物迅速控制血压,但也要避免长期严重高血压患者血压下降过快、过低可能产生的脑血流量下降。如因 Cushing 反应或中枢性原因引起的异常血压升高,则要针对病因进行治疗,不宜单纯盲目降压。

2.降低颅内压,控制脑水肿 抬高床头约 30°,头位于中线上,以增加颈静脉回流,降低颅内压;对需要气管插管或其他类似操作的患者,静脉应用镇静剂。镇静剂应逐渐加量,尽可能减少疼痛或躁动引起颅内压升高。常用的镇静药物有:丙泊酚(二异丙酚)、依托咪酯、咪达唑仑等;镇痛药有:吗啡、阿芬太尼等;若患者具有颅内压增高的临床或影像学表现,和(或)实测ICP>20mmHg,可应用脱水剂,如20％甘露醇(1～3g/kg·d)、甘油果糖、高渗盐水、白蛋白、利尿剂等,应用上述药物时应监测肾功能、电解质,维持内环境稳定,必要时可行颅内压监护。

3.血糖管理　无论既往是否有糖尿病,入院时的高血糖均预示 ICH 患者的死亡和转归不良风险增高。然而,低血糖可导致脑缺血性损伤及脑水肿,故也需及时纠正。因此,应监测血糖,控制血糖在正常范围内。

4.呼吸道管理　若意识障碍程度重,排痰不良或肺部感染者可考虑气管插管或尽早气管切开,排痰,防治肺部感染。怀疑肺部感染患者,应早期作痰培养及药敏试验,选用有效抗生素治疗。

5.神经保护剂　有临床报道显示神经保护剂是安全、可耐受的,对临床预后有改善作用。

6.体温控制　一般控制体温在正常范围,尚无确切的证据支持低温治疗。

7.预防应激性溃疡　脑出血早期可使用质子泵抑制剂预防应激性溃疡。

8.维持水和电解质平衡　定期检查血生化,监测及纠正电解质紊乱。

9.抗癫痫治疗　若出现临床痫性发作应进行抗癫痫药物治疗。

10.下肢深静脉血栓和肺栓塞的预防　ICH 患者发生深静脉血栓形成和肺栓塞的风险较高,应鼓励患者尽早活动,下肢抬高;尽可能避免穿刺下肢静脉输液,特别是瘫痪侧肢体;可联合使用弹力袜和间歇性空气压缩装置预防下肢深静脉血栓及相关栓塞事件。

(二)外科治疗的护理

1.术前常规准备:心理护理

(1)向患者或家属解释手术的必要性、手术方式、注意事项。

(2)鼓励清醒患者表达自身感受。

(3)针对个体情况进行针对性心理护理。

(4)鼓励患者家属和朋友给予患者关心和支持。

2.营养

(1)根据情况给予高维生素、低盐、低脂、易消化食物。

(2)不能进食者遵医嘱静脉补充热量及管喂营养。

3.胃肠道准备

(1)饮食:术前禁食禁饮 8h。急诊手术例外。

(2)尿管:急诊手术患者安置保留尿管。

4.病情观察及护理

(1)保持环境安静,减少不必要的搬动。

(2)保持呼吸道通畅,持续低流量吸氧。

(3)观察并记录患者血压情况,维持收缩压在 180mmHg 以下。

(4)严密观察患者意识、瞳孔、生命体征、尿量和肢体活动情况。

(5)昏迷患者注意观察皮肤状况并加强护理。

(6)避免各种不良刺激,如咳嗽、情绪激动、烦躁、过度兴奋、屏气用力、精神紧张等易引起再出血的诱因。

5.术前常规准备

(1)术前行抗生素皮试,遵医嘱带入术中用药。

(2)协助完善相关术前检查:心电图、B超、出凝血试验等。

(3)更换清洁病员服。

(4)术前2d用洗发剂洗头吹干后用氯己定揉搓头皮5min,手术当日入手术室后根据手术标记推剪去手术部位头发。

(5)建立静脉通道。

(6)与手术室人员进行患者、药物核对后,送入手术室。

(7)麻醉后置尿管。

九、术后护理措施

1.神经外科术后护理常规

(1)全麻术后护理常规

1)了解麻醉和手术方式、术中情况、切口和引流情况。

2)持续低流量吸氧。

3)持续心电监护。

4)床挡保护防坠床。

5)严密监测生命体征。

(2)伤口观察及护理:观察伤口有无渗血、渗液,若有,应及时通知医生并更换敷料。

(3)各管道观察及护理

1)输液管保持通畅,留置针妥善固定,注意观察穿刺部位皮肤。

2)尿管按照尿管护理常规进行,一般术后第2d可拔除尿管,拔管后注意观察患者自行排尿情况。

3)创腔、硬膜外、硬膜下、皮下、脑室、腰穿持续引流等引流管参照引流管护理相关要求。

(4)疼痛护理

1)评估患者疼痛情况:伤口、颅内高压、颅内低压。

2)遵医嘱给予镇痛药物或降压药物。

3)提供安静舒适的环境。

(5)基础护理:做好口腔护理、尿管护理、定时翻身、雾化、患者清洁等工作。

2.血压管理 血压监测和护理是高血压脑出血患者护理的重点,具体监测和护理内容如下。

(1)严密监测血压:行心电监护,每15～30min测血压,必要时每5min测血压,并做好相应记录。

(2)血压控制标准

1)血压在180/100mmHg以内原则上不行药物降压处理。

2)行药物降压应注意避免血压下降过快、过低。

3)有高血压病史的患者,降压幅度应控制在基础血压的15%～20%,以不超过20%为宜。

4)颅内压(ICP)升高的患者,其血压控制标准应相应提高,至少保证脑灌注压(CPP=

MAP—ICP)在 60～80mmHg。

（3）病情观察：无高血压病史的患者，血压升高要高度警惕急性颅内高压（Cushing 反应：血压升高、脉搏减慢而洪大有力、呼吸深而慢）的可能。

3. 神经外科引流管护理

（1）保持通畅：勿折叠、扭曲、压迫管道。

（2）妥善固定

1）颅内引流管与外接引流瓶或引流袋接头应连接牢固，外用纱布包裹，胶布分别将纱布两端与引流管固定，避免纱布滑落。

2）躁动患者在征得家属同意后适当约束四肢。

3）告知患者及家属引流管的重要性，切勿自行拔出。

4）根据引流管的种类和安置目的调整放置高度。引流管不慎脱出，应检查引流管头端是否完整拔出，并立即通知主管医生处理。

（3）观察并记录

1）严密观察引流液性状、颜色、量。

2）正常情况下手术后 1～2d 引流液为淡血性液，颜色逐渐变淡，若为引流出大量新鲜血液或术后血性液颜色逐渐加深，常提示有出血，应通知医生积极处理。

3）引流量过少应考虑引流管阻塞的可能，采用自近端向远端轻轻挤压、旋转引流管方向、适当降低引流管高度等方法进行处理。

4）采用以上方法处理后引流管仍未通畅时应严密观察患者意识或瞳孔变化，警惕颅内再出血的发生。

5）观察患者伤口敷料情况。

（4）拔管：根据引流量的多少、引流液的颜色、颅内压、引流目的等决定拔管时间。

4. 饮食护理 清醒患者术后 6h 后可进流质饮食，如无不适可逐渐过渡到普食；昏迷患者则于第 2d 安置保留胃管，给予管喂流质饮食。

5. 体位与活动 患者清醒后抬高床头 30°，能改善颈静脉回流和降低 ICP，头部应处于中间位，避免转向两侧。患者术后活动应循序渐进，首先在床上坐，然后在床边做，再在陪护搀扶下下地活动，避免突然改变体位引起脑部供血不足致头晕或昏倒。

6. 健康宣教

（1）饮食：低盐（低于 5g/d）、低脂、低胆固醇、低热量。

（2）药物指导

1）根据医嘱用药。

2）准时服药。

3）不能突然停药。

4）如有不良反应，及时看医生。

（3）功能锻炼

1）肢体瘫痪者，保持肢体在功能位，由被动锻炼到主动锻炼。

2）失语者，教患者锻炼发音，由简单的字到词组，再到简单的句子。

（4）自我保健

1）减轻体重，坚持适当的运动。

2)戒烟。

3)保持稳定的情绪。

4)保持良好的生活习惯:活动规律;睡眠充足;服药定时;劳逸结合等。

5)定期监测血压,维持血压的稳定。

(5)心理护理:进行个体化心理护理。

十、并发症的处理及护理

1.术后颅内出血

(1)临床表现

1)患者意识障碍加深。

2)双瞳孔不等大。

3)引流液颜色逐渐加深。

4)伤口敷料有新鲜血液渗出。

5)神经功能废损加重。

(2)处理

1)保守治疗:使用脱水药、止血药。

2)保守治疗无效者应及时行再次手术。

2.颅内感染

(1)临床表现

1)术后 3d 体温持续性升高。

2)腰穿脑脊液白细胞升高。

3)脑膜刺激征阳性。

(2)处理

1)调整抗生素使用。

2)行物理降温。

3)持续腰穿引流脑脊液。

4)早期行药敏试验。

3.肺部感染

(1)临床表现

1)体温持续性升高。

2)气道痰多。

3)肺部湿啰音。

(2)处理

1)应早期行痰培养及药敏试验。

2)运用有效抗生素治疗。

3)加强全身营养支持。

4)加强翻身、拍背,以有效排痰。

5)气管切开,吸痰。

4.应激性溃疡(消化道出血)

（1）临床表现：胃管内有血性液或咖啡色液体。
（2）处理
1）抗胃酸药物的使用，质子泵抑制剂：洛赛克，耐信等。
2）持续胃肠减压。
3）管喂止血药。

十一、特别关注

（1）血压监测与护理。
（2）引流管的护理。
（3）呼吸系统感染的观察与护理。
（4）中枢性高热的护理。
（5）应激性溃疡的观察及护理。

第五章　心血管内科疾病护理

第一节　心力衰竭的护理

心力衰竭是指由于各种心脏疾病引起心脏结构和功能变化而导致的心室充盈和(或)射血功能低下。根据心脏缩舒功能分为收缩性心力衰竭和舒张性心力衰竭,临床上以收缩性心力衰竭最常见。由于心肌收缩力下降,心排血量不能满足机体代谢需要,而出现的器官和组织血液灌注不足、肺瘀血和(或)体循环瘀血的临床综合征,称为充血性心力衰竭。充血性心力衰竭主要表现为呼吸困难、乏力和水肿。心力衰竭按心脏的受损部位分为左心衰竭、右心衰竭和全心衰竭,按发病的缓急分为慢性心力衰竭和急性心力衰竭。

一、慢性心力衰竭

慢性心力衰竭是大多数心血管疾病的最终归宿和最主要的死亡原因。其发病率及死亡率均较高。

(一)病因与发病机制

1. 基本病因

(1)原发性心肌损害。包括:①缺血性心肌损害,如冠心病心肌缺血和(或)心肌梗死。②心肌炎和心肌病。③心肌代谢障碍性疾病,以糖尿病心肌病最常见。

(2)心脏负荷过重。包括:①心脏压力负荷(后负荷)过重,即左、右心室收缩期射血阻力增加,见于高血压、主动脉瓣狭窄、肺动脉高压、肺动脉瓣狭窄等。②心脏容量负荷(前负荷)过重,见于心脏瓣膜关闭不全(主动脉瓣关闭不全、二尖瓣关闭不全)、房间隔缺损、室间隔缺损、动脉导管未闭、全身性血容量增多(严重贫血、甲状腺功能亢进症)。

2. 诱因　有基础心脏病的患者,其心力衰竭症状往往由一些增加心脏负荷的因素所诱发,最主要的诱因为感染,特别是呼吸道感染,其他如心律失常、血容量增加、过度体力劳动或情绪激动、治疗不当、原有心脏病变加重或并发其他疾病等。

3. 发病机制　心肌舒缩功能发生障碍时,根本问题是心脏排血量下降,引起血流动力学障碍,而维持心脏功能的每一个代偿机制的代偿能力都是有限的,长期维持最终会发生心脏功能失代偿,从而引起心衰。

(1)Frank-Starling 机制:增加心脏的前负荷,使回心血量增多,心室舒张末期容积增加,从而增加心排血量,使心脏做功增多。心室舒张末期容积增加,意味着心室扩张,舒张末期压力也增高,相应的心房压、静脉压也随之升高,待后者达到一定高度时即出现肺的充血或腔静脉系统充血。

(2)神经体液的代偿机制:交感神经兴奋性增强、肾素-血管紧张素-醛固酮系统(RAAS)激活,其有利的一面是增强心肌收缩力,增加心率,以提高心排出量,但同时周围血管收缩,增加了心脏后负荷,心率加快,这些均使心肌耗氧量增加。醛固酮分泌,使水钠潴留,增加总液体量及心脏前负荷,对心力衰竭起到代偿作用。

(3)心肌肥厚与心室重塑:心肌肥厚是心脏后负荷增加的主要代偿机制之一。此时心肌细胞数并不增多,以心肌纤维增多为主,心肌肥厚能增加心肌收缩力,使心排出量在相当长时间内维持正常。肥厚的心肌耗氧量增加,供给能量的线粒体增多的程度和速度均落后于心肌纤维的增多,使心肌相对能源不足,继续发展最终会导致心肌细胞死亡。在心腔扩大、心肌肥厚的过程中,心肌细胞、胞外基质、胶原纤维网等均发生相应变化,即心室重塑,是心力衰竭发生发展的基本病理机制。心肌细胞减少使心肌整体收缩力下降;纤维化的增加又使心室顺应性下降,重塑更趋明显,心肌收缩力不能发挥其应有的射血效应,如此形成恶性循环,最终导致不可逆转的终末阶段。

（二）护理评估

1. 健康史

（1）评估患者有无冠心病、高血压、风湿性心瓣膜病、心肌炎、心肌病等病史。

（2）评估患者有无呼吸道感染、心律失常、劳累过度、情绪激动、服用药物不当等诱发因素。

2. 身体状况

（1）左心衰竭:左心衰竭以肺循环瘀血和心排血量降低为主要表现。

1）症状:①呼吸困难:呼吸困难是左心衰竭最主要的症状,最早出现的是劳力性呼吸困难,呼吸困难主要发生在体力劳动时,休息后缓解;随心衰程度的加重,引起呼吸困难的运动量逐渐减少;最典型的是夜间阵发性呼吸困难,严重者可发生急性肺水肿;晚期出现端坐呼吸。②咳嗽、咳痰与咯血:咳嗽多在体力劳动或夜间平卧时加重,同时可咳出白色浆液性泡沫状痰,偶见痰中带血丝。这是肺泡和支气管黏膜瘀血所致。长期慢性瘀血可导致肺静脉压力升高,使肺循环和支气管血液循环之间形成侧支,侧支血管在支气管黏膜下扩张,一旦破裂可引起大咯血。③其他症状:由于器官、组织灌注不足,还可有疲乏无力、失眠、心悸、少尿及肾功能损害等症状。

2）体征:①肺部湿啰音:由于肺毛细血管压增高,液体可渗出至肺泡,出现湿啰音。开始时只能在两肺底闻及湿啰音,随病情加重,湿啰音可遍及全肺。②心脏体征:除原有心脏病的体征外,多数患者可出现心脏扩大,心率增快,心尖区舒张期奔马律,肺动脉瓣区第二心音亢进。部分患者出现交替脉,是左心衰竭的特征性体征。

（2）右心衰竭:右心衰竭以体循环静脉瘀血为主要表现。右心衰竭因胃肠道及肝瘀血,可引起食欲缺乏、恶心、呕吐、腹胀及肝区胀痛等症状。右心衰竭体征如下。

1）水肿:水肿是右心衰竭的典型体征。水肿首先发生在身体最低垂部位,常为对称性凹陷性水肿。严重者可呈全身性水肿。

2）颈静脉征:颈静脉充盈、怒张、搏动增强是右心衰竭的主要体征。肝颈静脉回流征阳性则更有特征性。

3）肝脏肿大:肝因瘀血肿大常伴有压痛。持续慢性右心衰竭可导致心源性肝硬化,晚期可出现黄疸和腹水。

4）心脏体征:除原有心脏病的体征外,右心衰竭时,因右心室增大显著,可因三尖瓣相对关闭不全而出现反流性杂音。

（3）全心衰竭:常为右心衰竭继发于左心衰竭而形成全心衰竭。当出现右心衰竭时,右心排血量减少,肺瘀血反而减轻,故表现为呼吸困难减轻而发绀加重。

(4)心功能分级:按美国纽约心脏病学会(NYHA)心功能分级标准可将心功能分为如下4级:

Ⅰ级:患者有心脏病,但体力活动不受限制,一般活动不引起疲乏、心悸、呼吸困难或心绞痛。

Ⅱ级:体力活动轻度受到限制,休息时无自觉症状,但平时一般活动会引起疲乏、心悸、呼吸困难或心绞痛。

Ⅲ级:体力活动明显受到限制,休息时无症状,但稍事活动就会引起上述症状。

Ⅳ级:患者不能从事任何体力活动(重度受限),休息时亦出现心力衰竭症状,体力活动后加重。

3.心理及社会资料 心力衰竭往往是心血管疾病发展至晚期的表现。患者常因病程漫长,反复发作的胸闷、气急、咳嗽、咯血等而心情忧郁或焦虑不安。特别是严重心力衰竭时,由于生活不能自理而悲观失望,甚至对治疗、生活失去信心,有的患者担心预后及治疗费用等。家属和亲友可因长期照顾患者而忽视患者的心理感受。

4.辅助检查

(1)超声心动图检查:该项检查可准确反映各心腔大小及瓣膜结构及功能变化,也可计算心排出量(CO)、左室射血分数(LVEF)和心脏指数(CI),还能反映心脏的收缩和舒张功能。

(2)放射性核素检查:放射性核素心血池显影有助于判断心室腔大小、射血分数及舒张功能。

(3)X线片:该项检查提供心脏增大、肺瘀血、肺水肿及原有肺部疾病的信息。肺瘀血主要表现为肺门血管影增强,肺纹理增多等征象。

(4)有创性血流动力学检查:使用漂浮导管可测定肺小动脉楔压(PCWP),计算心脏指数,从而直接反映左心功能。

(三)治疗要点

慢性心力衰竭宜采取综合治疗措施,包括病因治疗、调节心力衰竭的代偿机制、减少其负面效应(如拮抗神经体液因子的过分激活)等。治疗目的除缓解症状外,还应达到以下要求:提高运动耐量,改善生活质量,防止心肌损害进一步加重,降低死亡率。

1.防治病因及诱因 使用药物、介入疗法或手术疗法改善冠心病心肌缺血,控制高血压,治疗心瓣膜病;消除感染病灶,控制心律失常,治疗贫血,避免输液过多过快,避免过度劳累。

2.减轻心脏负荷

(1)休息:控制体力活动、避免精神刺激可降低心脏负荷,改善心功能。

(2)控制钠盐的摄入:减少钠盐的摄入有利于减轻水肿等症状,但应注意在使用强效排钠利尿剂时,过分严格限盐可导致低钠血症。

(3)使用利尿剂:利尿剂是治疗心力衰竭最常用的药物,通过排钠排水减轻心脏的前负荷。常用利尿剂如下。①排钾利尿剂:噻嗪类,如氢氯噻嗪(双氢克尿塞)25mg,每周2次或隔日1次,常用于轻度心力衰竭;袢利尿剂,如呋塞米20～100mg,口服或静脉给药。②保钾利尿剂:螺内酯(安体舒通)20mg,每日3次;氨苯蝶啶50～100mg,每日2次;阿米洛利5～10mg,每日2次,可单独用于轻型心力衰竭患者。保钾利尿剂常与排钾利尿剂合用以防止低钾的发生。

（4）使用血管扩张剂：①小静脉扩张剂：减轻心脏前负荷，如硝酸甘油、硝酸异山梨酯（消心痛）等。②小动脉扩张剂：减轻心脏后负荷，如酚妥拉明、哌唑嗪、肼苯达嗪、乌拉地尔、卡托普利等。

3.使用正性肌力药

（1）洋地黄类药物：此类药物有正性肌力作用和减慢心率作用，它在增加心肌收缩力的同时，不增加心肌耗氧量，是临床上最常用的强心药。

1）适应证：①心力衰竭：是洋地黄的主要适应证，心力衰竭同时伴有心房颤动更是使用洋地黄的最好指征。②心律失常：洋地黄类药物可用于阵发性室上性心动过速、房扑、房颤伴快速心室率的患者。

2）禁忌证：预激综合征合并心房颤动、严重房室传导阻滞、梗阻性肥厚型心肌病、急性心肌梗死在最初 24h 内、对洋地黄中毒及过敏者。

3）洋地黄制剂及其使用方法：①地高辛：0.25mg，每日 1 次，口服，2～3h 血药浓度达高峰，4～8h 获最大效应，适用于中度心力衰竭维持治疗。②毛花苷 C（西地兰）：每次 0.2～0.4mg，稀释后静脉注射，24h 总量 0.8～1.2mg；10min 起效，1～2h 达高峰；适用于急性心力衰竭或慢性心力衰竭加重时，特别适用于心力衰竭伴快速心房颤动者。③毒毛花苷 K：静脉注射，每次 0.25mg，24h 总量 0.5～0.75mg；注射后 5min 起效，0.5～1h 达高峰；用于急性心力衰竭。

（2）非洋地黄类正性肌力药：此类药物主要有 β 受体兴奋剂，如多巴胺、多巴酚丁胺；磷酸二酯酶抑制剂，常用的有氨力农、米力农等。

4.使用肾素-血管紧张素-醛固酮系统抑制剂

（1）血管紧张素转换酶抑制剂：血管紧张素转换酶（ACE）抑制剂除了其扩血管效应外，尚能改善和延缓心室重构，降低远期死亡率，已取代扩血管药在心力衰竭治疗中的作用。如：卡托普利（开博通）12.5～25mg，每日 2 次；贝那普利（洛汀新）5～10mg，每日 1 次；培哚普利（雅施达）2～4mg，每日 1 次。

（2）醛固酮受体拮抗剂：螺内酯小剂量使用，20mg，每日 1～2 次，可抑制心血管的重构，改善慢性心力衰竭的远期预后。

5.β 受体阻滞剂　现代观点认为，β 受体阻滞剂可对抗心力衰竭代偿机制中交感神经兴奋性的增强，防止长期发展过程中对心肌产生有害影响。可用药物有：美托洛尔，每日 12.5mg；比索洛尔，每日 1.25mg；卡维地洛，每日 6.25mg。由于此类药物具有负性肌力作用，因此，支气管痉挛性疾病、心动过缓、二度及二度以上房室传导阻滞禁用。

（四）护理诊断及合作性问题

1.气体交换受损　与左心衰竭致肺循环瘀血有关。

2.活动无耐力　与心排出量下降有关。

3.体液过多　与右心衰竭致体循环瘀血、水钠潴留有关。

4.焦虑　与病程漫长、病情反复及担心预后不良有关。

5.潜在并发症　洋地黄中毒。

（五）护理目标

患者呼吸困难明显改善；主诉活动耐力增加；水肿、腹水减轻或消失；能正确认识疾病，焦虑减轻,治疗疾病的信心增加;不发生洋地黄中毒,或一旦发生中毒,能及时发现和控制。

（六）护理措施

1.一般护理

（1）休息与活动:根据患者心功能分级决定活动量,督促患者坚持动静结合,循序渐进地增加活动量。鼓励患者不要延长卧床时间,当病情好转后,尽早进行适量的活动,因为长期卧床容易出现静脉血栓、肺栓塞、便秘、虚弱、体位性低血压等。具体护理方法如下:

Ⅰ级:不限制一般的体力活动,但必须避免剧烈运动和重体力劳动。

Ⅱ级:可起床稍事活动,但需增加活动的间歇时间和睡眠时间。

Ⅲ级:严格限制一般的体力活动,多卧床休息为宜,日常生活可以自理或在他人协助下自理。

Ⅳ级:绝对卧床休息,取半卧位或坐位,日常生活由他人照顾。

（2）饮食护理:给予低热量、高蛋白、高维生素的易消化清淡饮食。选择含适量纤维素的食品,避免产气食物,注意少食多餐,避免过饱。限制水钠摄入,每日食盐摄入量在5g以下,心功能Ⅲ级时的食盐摄入量为2.5~3g,心功能Ⅳ级时为1g以下,服利尿剂者可适当放宽。告诉患者及家属低盐饮食的重要性并督促其执行。限制含钠量高的食品,如腌制品、海产品、发酵面食、罐头、味精、啤酒、碳酸饮料等。

（3）排便护理:指导患者养成每天按时排便的习惯,预防便秘。排便时切忌过度用力,以免增加心脏负荷,甚至诱发严重的心律失常,必要时使用缓泻剂。

2.病情观察 密切观察患者呼吸困难有无减轻,发绀有无改善,水肿的消长情况。因患者容易出现夜间阵发性呼吸困难,所以应加强夜间巡视。控制输液量及速度,滴速以20~30滴/分为宜,防止输液过多过快诱发肺水肿。详细记录24h液体出入量,定时测量体重并记录。

3.吸氧 一般采用持续吸氧,根据缺氧的程度调节氧流量,一般流量为2~4L/min。

4.用药护理

（1）利尿剂:记录24h液体出入量并测量体重,以判断利尿效果。利尿剂最常见的不良反应是电解质紊乱。袢利尿剂和噻嗪类利尿剂最主要的不良反应是低钾血症,可诱发心律失常或洋地黄中毒。故应监测血钾及观察有无低钾血症的表现,必要时遵医嘱补充钾盐。噻嗪类的其他不良反应还有胃部不适、呕吐、腹泻、高尿酸血症、高血糖等。螺内酯毒性甚小,可有嗜睡、运动失调、男性乳房发育、面部多毛等不良反应,肾功能不全及高钾血症者禁用。另外,非紧急情况下,利尿剂的使用时间以早晨或日间为宜,避免夜间排尿过频而影响患者休息。

（2）洋地黄类药物

1）用药注意事项:①洋地黄用量个体差异性很大,老年人、心肌缺血、低钾、低镁、高钙血症、肾功能减退等情况对洋地黄较敏感,使用时应严密观察患者用药后的反应。②注意不与奎尼丁、普罗帕酮、维拉帕米、钙剂、胺碘酮等药物合用,以免增加药物毒性。③必要时监测血清地高辛浓度。④严格按医嘱给药,教会患者服地高辛时自测脉搏,当脉搏<60/min或节律不规则时应暂停服药并告诉医生;用毛花苷C或毒毛花苷K时务必稀释后缓慢静脉注射,并同时监测心率、心律及心电图变化。

2）密切观察毒性反应:洋地黄中毒最重要的表现是出现各类心律失常,最常见者为室性期前收缩,多呈二联律或三联律,其他如房性期前收缩、室上性心动过速、房室传导阻滞、窦性心动过缓等；胃肠道反应最常见，如食欲缺乏、恶心、呕吐等；神经系统症状如头痛、倦怠、视力模糊、黄视和绿视等十分少见。

3)洋地黄中毒处理：首要措施是立即停用洋地黄和排钾利尿剂，补充钾盐，纠正心律失常。快速性心律失常首选苯妥英钠或利多卡因，有传导阻滞及缓慢心律失常者可用阿托品静脉注射或安置临时起搏器。一般禁用电复律，它易导致心室颤动。

(3)血管扩张剂：使用血管扩张剂时需密切观察血压及心率变化，随时调整静脉滴入的速度和剂量；告知患者在用药过程中，起床动作宜缓慢，以防止出现直立性低血压。

(4)血管紧张素转换酶抑制剂：应注意咳嗽、间质性肺炎、直立性低血压等不良反应，该药有保钾作用，与不同类型利尿剂合用时应特别注意。

(5)β受体阻滞剂：服药后观察心率是否低于 55/min、有无哮喘发作、有无血压显著降低等症状。

5.**心理护理**　加强与患者的沟通，鼓励患者表达焦虑的感受及原因，建立良好的护患关系，指导患者进行自我心理调整，减轻焦虑，保持乐观、积极、愉快的情绪，增强战胜疾病的信心。

6.**健康指导**

(1)指导患者积极治疗原发病，注意避免心力衰竭的诱发因素，如感染、过度劳累、情绪激动、钠盐摄入过多、输液过多过快等。

(2)合理安排休息与活动，建议患者进行散步、打太极拳、练气功等运动。

(3)饮食宜清淡、易消化、富营养，每餐不宜过饱，多食蔬菜、水果，防止便秘。戒烟、限酒。

(4)教会患者自我监测脉搏，观察病情变化，若气急加重、下肢出现水肿、体重增加、夜尿增多，有厌食、饱胀感等，则提示心力衰竭复发。

(5)强调严格遵医嘱服药、不随意增减或撤换药物的重要性。服用洋地黄者应会识别其中毒反应并及时就诊；用血管扩张剂者，改变体位时动作不宜过快，以防止体位性低血压；教育家属给予患者积极的支持，帮助患者树立战胜疾病的信心，保持情绪稳定。

(6)嘱患者定期门诊随访，防止病情发展。

(七)护理评价

患者呼吸是否正常，肺部有无湿啰音；疲乏、气急、虚弱感是否消失，活动时有无不适感，活动耐力是否增加；水肿、腹水是否消失；焦虑是否减轻；能否自测脉搏，是否发生洋地黄中毒。

二、急性心力衰竭

急性心力衰竭是指因急性心脏病变引起心排血量急骤、显著降低导致的组织器官灌注不足和急性瘀血综合征。临床上以急性左心衰最为常见，以急性肺水肿或心源性休克为主要表现。

(一)病因与发病机制

引起急性心力衰竭常见的病因有急性广泛前壁心肌梗死、二尖瓣或主动脉瓣穿孔、二尖瓣腱索断裂、高血压急症、严重心律失常、输液过多过快等。以上原因导致心排血量急剧减少，左室舒张末压迅速升高，肺静脉回流不畅，导致肺静脉压、肺毛细血管压突然显著升高，使血管内液体渗入到肺间质和肺泡内，形成急性肺水肿。

（二）护理评估

1. 健康史　评估患者有无引起急性心力衰竭的原发疾病,询问患者发病前有无急性感染、过度体力劳动、严重心律失常、输液过多过快等诱因。

2. 身体状况　突然出现严重的呼吸困难,呼吸频率常达 30～40/min,端坐呼吸、发绀,有窒息感,面色青灰、冷汗,烦躁不安,频繁咳嗽伴咳大量粉红色泡沫样痰。发病开始时可有血压的一过性升高,病情不缓解,血压可持续下降至休克而导致死亡。听诊两肺布满湿啰音和哮鸣音,心尖部第一心音减弱,频率快,可闻及奔马律,肺动脉瓣第二心音亢进。

3. 心理及社会资料　患者因病情突然加重,极度呼吸困难、咯血、濒死感等而产生恐惧心理或焦虑情绪,生活不能自理而悲观失望,对生活、治疗失去信心,担心预后及治疗费用等。

（三）治疗要点

急性心力衰竭的治疗原则:控制基础病因,去除引起心力衰竭的诱因;取两腿下垂坐位;高流量乙醇湿化给氧;镇静,减轻心脏负荷,增强心肌收缩力,解除支气管痉挛。可静脉使用吗啡、呋塞米、硝普钠、毛花苷 C、氨茶碱等药物。

（四）护理诊断及合作性问题

1. 气体交换受损　与急性肺水肿有关。

2. 恐惧　与突发病情加重而担心疾病的预后有关。

（五）护理目标

低氧血症改善,呼吸困难得到改善,患者了解自己的病情,增强治疗疾病的信心,恐惧感消失,焦虑减轻。

（六）护理措施

1. 体位　患者取坐位,双腿下垂,以减少静脉回心血量。

2. 病情观察　将患者安置于重症监护病房,持续心电监护,观察生命体征,记录 24h 液体出入量,控制静脉补液速度为 20～30 滴/分,如出现恶性心律失常,应立即联系医生。

3. 吸氧　立即高流量(6～8L/min)鼻管给氧,20%～30%乙醇湿化,降低肺泡内泡沫的表面张力,使泡沫破裂,改善通气。

4. 药物护理

(1)做好救治的准备工作:迅速建立两条静脉通道,并保持通畅。

(2)给予吗啡治疗:吗啡 3～5mg 静脉缓注不仅可以使患者镇静,同时能扩张小血管而减轻心脏负荷。

(3)快速利尿:呋塞米 20～40mg 静脉注射,于 2min 内推完,4h 后可重复一次。

(4)血管扩张剂:硝普钠为动、静脉扩张剂,可同时降低心脏的前后负荷,初始剂量0.3μg/(kg•min)滴入,根据血压调整用量,维持收缩压在 100mmHg 左右,维持量 50～100μg/min;硝普钠含有氰化物,连续用药时间不宜超过 24h,硝普钠遇光易分解,应现配现用,避光滴注。硝酸甘油初始剂量 10μg/min,每 10min 增加 5～10pg,维持量 50～100μg/min。

(5)洋地黄类药物:用毛花苷 C 静脉给药,首剂可给予 0.4～0.8mg,2h 后可酌情再给予0.2～0.4mg。

(6)氨茶碱:该药可解除支气管痉挛,并有一定的正性肌力、扩血管及利尿作用,必须稀释后缓慢静脉注射。该药起辅助作用。

5. 健康指导　应保持大便通畅,因腹内压增加使心脏负担加重导致心肌缺氧加重,又由于迷走神经张力过高,反射性引起心律失常而危及生命;向患者及家属说明急性左心衰竭的病因及诱因,应避免诱发因素,并积极治疗原发病。定期随访,如发现异常,及时就医。

（七）护理评价

呼吸困难是否减轻或消失,肺部湿啰音是否消失,恐惧是否消失,情绪是否稳定。

第二节　原发性高血压的护理

原发性高血压(primary hypertension)是指病因未明的以体循环动脉血压升高为主要表现的临床综合征,通常简称为高血压,是最常见的心血管疾病,可引起心、脑、肾严重并发症,迄今仍为心血管病死亡的主要原因之一。2002年我国卫生部调查资料显示,在我国,18岁以上成人高血压患病率已达到18.8%。流行病学调查显示,我国高血压患病率北方高于南方,城市高于农村,沿海高于内地。性别差异不大,青年期男性略高于女性,中年后女性稍高于男性。

高血压是指体循环动脉收缩压和(或)舒张压的持续升高。根据1999年世界卫生组织和国际高血压学会(WHO/ISH)提出的高血压治疗指南,高血压的诊断标准为:在未服抗高血压药的情况下,收缩压≥140mmHg(18.7kPa)和(或)舒张压≥90mmHg(12kPa)。WHO/ISH提出新的高血压分类标准,它将18岁以上成人的血压按不同水平分类(见表5-1)。

表5-1　血压水平的分类

类　别	收缩压/mmHg	舒张压/mmHg
正常血压	<120	<80
正常高值	120～139	80～89
Ⅰ级高血压(轻度)	140～159	90～99
Ⅱ级高血压(中度)	160～179	100～109
Ⅲ级高血压(重度)	≥180	≥110
单纯收缩期高血压	≥140	<90

注　当收缩压与舒张压分属不同级别时,以较高的级别作为标准。

一、病因与发病机制

高血压的病因和发病机制尚不完全清楚,研究表明,它与以下因素有关。①年龄:高血压发病率随年龄增长而上升,35岁以后发病率明显增加。②遗传:有高血压病家族史的子女高血压的发病率明显增高,但高血压并非遗传性疾病。③肥胖:肥胖者易患高血压,其发病率是体重正常者的2～6倍。④摄盐量:摄入食盐量与高血压的发生有密切关系,盐摄入量高的地区发病率明显高于盐摄入量低的地区。⑤职业:脑力劳动者发病率高于体力劳动者。⑥其他因素:大量吸烟、长期的噪声影响、反复的精神刺激、持续性精神紧张等均与高血压的发生有相关性。

高血压的发病机制为如下几点:①反复过度紧张和长期精神刺激引起大脑皮质兴奋与抑制过程失调,皮质下血管运动中枢功能失调,交感神经活动增强,导致全身小动脉收缩,外周血管阻力增高,血压上升。②肾素-血管紧张素-醛固酮系统(RAAS)的活动增强,使肾小球旁细胞分泌肾素,可将血管紧张素原水解为血管紧张素Ⅰ,经转换酶的作用转化为血管紧张素Ⅱ,后者致使小动脉平滑肌强烈收缩,引起血管阻力增加,还可刺激肾上腺皮质分泌醛固酮,使肾小管对钠的重吸收增加,造成水钠潴留,其结果均使血压升高。③近年来的研究表明,胰岛素抵抗是2型糖尿病和高血压发生的共同病理生理基础。胰岛素抵抗引起继发性高胰岛素血症,使肾脏对水钠重吸收增加,交感神经系统活性亢进,动脉弹性降低,血压升高。

二、护理评估

(一)健康史

详细询问患者的职业、饮食习惯,有无高血压家族史,有无烟酒嗜好,是否超重等。

(二)身体状况

1. 一般表现　大多数患者起病缓慢,早期症状不明显,只是在精神紧张、情绪波动后才出现血压暂时性升高,随后即可恢复正常;部分患者没有症状,只在体格检查时发现血压升高。随着病情的进展,血压升高逐渐趋于明显,但一天之内血压仍有明显的差异。高血压的常见症状有头痛、头晕、眼花、耳鸣、失眠、乏力等,体格检查时可听到主动脉瓣第二心音亢进。高血压后期的临床表现常与心、脑、肾损害程度有关。

2. 并发症　随病程进展,血压持久升高,可导致心、脑、肾等靶器官受损。

(1)脑部表现:长期高血压可形成小动脉的动脉瘤,血压急剧上升可致血管破裂而出现脑出血。也可能使脑动脉发生粥样硬化,还可引起TIA及脑血栓形成。血压极度上升可发生高血压脑病,血压下降即可逆转。

(2)心脏表现:血压长期升高使左心室后负荷过重,使左心室肥厚扩大,导致心力衰竭。高血压可促使冠状动脉粥样硬化的形成及发展,并使心肌氧耗量上升,可出现心绞痛、心肌梗死甚至猝死。

(3)肾脏表现:长期持久血压上升可致进行性肾硬化,并加速肾动脉粥样硬化的发生,可出现蛋白尿、肾功能损害,但肾衰竭并不常见。

(4)眼底表现:视网膜小动脉可从痉挛到硬化,血压急骤升高时可引起视网膜出血、渗出。

(5)血管表现:除心、脑、肾血管病变外,严重高血压可促使主动脉夹层形成并破裂,常可致命。

3. 高血压急症和亚急症

(1)高血压急症:指高血压患者在某些诱因的作用下,血压突然和明显升高,一般超过180/120mmHg,伴有进行性心、脑、肾等重要靶器官功能障碍的表现。高血压急症包括高血压脑病、颅内出血、脑梗死、急性左心衰、急性冠状动脉综合征、主动脉夹层、子痫等。高血压脑病是指在高血压病程中发生急性脑血循环障碍,引起脑水肿和颅内压增高而产生神经功能障碍的临床征象。临床表现有严重头痛、呕吐、神志改变,较轻者可仅有烦躁、意识模糊,严重者可发生抽搐、昏迷等,发生机制可能为过高的血压突破了脑血管的自身调节机制,导致脑灌注过多,引起脑水肿所致。少数高血压急症患者病情急骤发展,舒张压持续≥130mmHg,并出现头痛、视力模糊、眼底出血、渗出和视乳头水肿,肾脏损害突出,持续蛋白尿、血尿与管型尿,称为恶性高血压。

(2)高血压亚急症:指血压明显升高但不伴有靶器官损害。患者可有血压明显升高引起的症状,如头痛、胸闷、鼻出血和烦躁不安等。

4.高血压患者心血管危险分层　高血压患者的预后不仅与血压升高水平有关,还与其他心血管危险因素的存在以及靶器官损害程度有关。因此,现主张对高血压患者做心血管危险分层,分层标准依据血压升高水平(Ⅰ、Ⅱ、Ⅲ级)、其他心血管危险因素、靶器官损害及并发症情况。

造成高血压的其他心血管危险因素:男性>55 岁、女性>65 岁、吸烟、血脂异常、糖耐量受损和(或)空腹血糖异常、早发心血管病家族史、腹型肥胖、缺乏体力活动、血同型半胱氨酸升高。

高血压可造成的靶器官损害:左心室肥厚、动脉壁增厚、血清肌酐轻度升高、微量白蛋白尿。

高血压并发症:心脏疾病(心绞痛、心肌梗死、心力衰竭)、脑血管疾病(脑卒中、短暂性脑缺血发作)、肾脏疾病(糖尿病肾病、血肌酐升高或蛋白尿)、血管疾病、高血压性视网膜病变。

按危险度可将高血压患者分为低危、中危、高危和极高危(表 5-2)。

表 5-2　高血压患者心血管危险分层

其他危险因素和病史	Ⅰ级高血压	Ⅱ级高血压	Ⅲ级高血压
无其他危险因素	低危	中危	高危
1~2 个危险因素	中危	中危	极高危
3 个以上危险因素,或靶器官损害	高危	高危	极高危
有并发症或合并糖尿病	极高危	极高危	极高危

(三)心理及社会资料

高血压轻症及早期患者因无症状和体征,患者能正常工作,常被本人、家庭忽视;或初发时心情紧张,希望药到病除,常会盲目用药。当重要脏器受累时,患者又易产生焦虑/恐惧,有沉重的心理压力,不利于有效地控制血压和治疗。特别是出现心、脑血管并发症时,患者丧失工作能力,给家庭带来沉重的生活及经济负担,从而加重上述不良情绪。

(四)辅助检查

1.心电图　可见左心室肥厚、劳损。

2.胸部 X 线　可见主动脉迂曲延长、左心影扩大。

3.超声心动图　提示左心室和室间隔肥厚,左心房和左心室腔增大。

4.动态血压监测　与通常的血压测量不同,动态血压监测是由仪器自动定时测量血压,用小型携带式血压记录仪测定 24h 血压动态变化,对高血压的诊断有较高的价值。

5.眼底检查　眼底检查有助于了解高血压的严重程度。

6.其他　如尿常规、空腹血糖、血脂、血尿素氮和肌酐等检测。

三、治疗要点

治疗目的是使血压下降达到或接近正常范围,预防或延缓靶器官损害,防止和减少并发症所致的病死率和病残率。一般需长期甚至终身治疗。

(一)非药物治疗

非药物治疗主要指通过改善生活行为,预防或延缓高血压的发生,降低并发症的风险。

(1)减轻体重,控制体重指数,尽量使体重指数(BMI)<25。

(2)限制钠盐摄入,每日食盐量不超过 6g 为宜。

(3)每日补充钙 400mg 和钾 1000mg,食用新鲜蔬菜 400~500g,牛奶 500mL。

(4)减少脂肪摄入,脂肪量应控制在膳食总热量的 25% 以下。

(5)戒烟、限制饮酒,每日饮酒量不超过 50g 乙醇的量。

(6)低、中强度运动,可根据年龄和身体状况选择运动方式如慢跑、步行,每周 3~5 次,每次可进行 30~60min。

(二)药物治疗

降压药物应用原则:①小剂量开始,根据需要逐步增加剂量。②优先选择长效制剂,以有效控制夜间血压与晨峰血压,更有效预防心脑血管并发症。③联合用药,以提高降压效果,减少不良反应。④个体化,选择适合患者的降压药物。

常用的降压药物有 5 大类,即利尿剂、β 受体阻滞剂、钙通道阻滞剂(CCB)、血管紧张素转换酶抑制剂(ACEI)、血管紧张素 Ⅱ 受体阻滞剂(ARB),详见表 5-3。

(三)高血压急症的治疗

1. 迅速降血压 在血压严密监测的情况下,静脉给予降压药,根据血压情况及时调整给药剂量。

2. 控制性降压 为防止短时间内血压骤然下降,使机体重要器官的血流灌注明显减少,应采取逐步控制性降压。一般初始阶段(数分钟至 1h 内)血压控制的目标为平均动脉压的降低幅度不超过治疗前水平的 25%;在其后的 2~6h 内将血压降至较安全水平,一般为 160/100mmHg 左右。如果病情稳定,在随后的 24~48h 逐步降至正常水平。如果降压后患者重要器官出现缺血的表现,血压降低幅度应更小。在之后的 1~2 周内,再将血压逐步降到正常水平。

3. 合理选择降压药 处理高血压急症要求使用起效快、作用持续时间短、不良反应小的药物,临床常用的有硝普钠、硝酸甘油、尼卡地平、拉贝洛尔等,一般情况下首选硝普钠。

(1)硝普钠:可扩张动脉和静脉,降低心脏前后负荷。可适用各种高血压急症,静脉滴注 10~25μg/min。

(2)硝酸甘油:可扩张静脉,选择性扩张冠状动脉和大动脉。主要用于急性心力衰竭或急性冠脉综合征时高血压急症,起效快。密切观察血压情况下,静脉滴注 5~10μg/min。

四、护理诊断及合作性问题

1. 疼痛 头痛与血压增高有关。

2. 有受伤的危险 与高血压致头晕、视力模糊及降压药致低血压有关。

3. 焦虑 与长期高血压导致不适及治疗效果不理想有关。

4. 知识缺乏 即缺乏长期自我监控血压、改善生活方式、药物治疗的相关知识。

5. 潜在并发症 高血压急症、脑血管意外、心力衰竭、肾衰竭。

五、护理目标

患者血压控制在正常范围,头痛减轻,无意外发生,能自我调整情绪,患者能描述高血压预防、保健方面的知识,患者能坚持遵医嘱用药,无并发症发生。

六、护理措施

(一)一般护理

1. 休息 适当休息,保证充足的睡眠,选择合适的运动,如慢跑或步行、打太极拳、练气功等。重症患者应增加卧床休息时间,协助生活护理。保持病室安静,减少声光刺激,限制探视。必要时遵医嘱使用镇静剂。避免受伤,如避免迅速改变体位等危险因素。

2. 饮食护理　减少钠盐摄入,每人每日食盐量以不超过 6g 为宜;补充钙和钾盐,如多吃新鲜蔬菜、多饮牛奶;肥胖者适当控制食量以减轻体重;减少脂肪摄入;限制饮酒,每日不可超过相当于 50g 乙醇的量。

（二）病情观察

定期监测血压。密切观察并发症征象,如出现血压急剧升高、剧烈头痛、呕吐、烦躁不安、视力模糊、意识障碍及肢体运动障碍,应立即报告医师并协助处理。

（三）用药护理

常用降压药物的不良反应及禁忌证见表 5-3。使用降压药时应注意如下事项。

表 5-3　常用降压药物的名称、剂量、用法、不良反应及禁忌证

药物分类	药物名称	剂量(mg)	用法(每日)	不良反应及禁忌证
利尿剂	氢氯噻嗪	12.5	1~2 次	乏力,血钾、血钠降低,血尿酸增高;痛风患者禁用;保钾利尿剂可引起高血钾
	氨苯蝶啶	50	1~2 次	
	螺内酯	20~40	1~2 次	
	阿米洛利	5~10	1 次	
	呋塞米	20~40	1~2 次	
β 受体阻滞剂	普萘洛尔	10~20	2~3 次	负性肌力作用,心动过缓,支气管收缩;急性心力衰竭、支气管哮喘、房室传导阻滞等禁用
	美托洛尔	25~50	2 次	
	阿替洛尔	50~100	1 次	
	比索洛尔	5~10	1 次	
钙通道阻滞剂	硝苯地平	5~10	3 次	头痛、面部潮红、心率增快、下肢水肿
	硝苯地平控释剂	30~60	1 次	
	尼群地平	10	2 次	
	非洛地平缓释剂	5~10	1 次	
	氨氯地平	5~10	1 次	
血管紧张素转换酶抑制剂	卡托普利	12.5~50	2~3 次	刺激性干咳,血管神经性水肿,高钾血症、妊娠妇女和双侧肾动脉狭窄患者禁用
	依那普利	10~20	2 次	
	贝那普利	10~20	1 次	
	赖诺普利	10~20	1 次	
血管紧张素Ⅱ受体阻滞剂	氯沙坦	50~100	1 次	不良反应很少,禁忌证与血管紧张素转换酶抑制剂相同
	缬沙坦	80~160	1 次	

（1）降压药物一般从小剂量开始服用,遵医嘱调整剂量,不可自行增减或突然撤换药物,多数患者需长期服用维持量。

（2）注意降压不可过快、过低,某些降压药物有体位性低血压反应,应指导患者在改变体位时动作缓慢,警惕服用降压药后可能发生的低血压反应,服药后如有晕厥、恶心、乏力,应立即平卧,取头低足高位,以促进静脉回流,增加脑部血流量。

（3）服药后不要站立太久,因长时间站立会使腿部血管扩张,血液淤积于下肢,会使脑部

血流量减少。

（4）避免用过热的水洗澡，更不可使用蒸汽浴，防止周围血管扩张导致晕厥。

（四）高血压急症的护理

（1）一旦发生高血压急症，应绝对卧床休息，抬高床头，避免一切不良刺激和不必要的活动，协助生活护理。避免躁动，必要时使用镇静剂。

（2）保持呼吸道通畅，吸氧 2～4L/min。

（3）立即建立静脉通道，遵医嘱尽早准确给药，以达到快速降压和脱水降颅内压的目的。一般首选硝普钠静脉滴注，需避光，严密监测血压，根据血压调整滴速，有高血压脑病时宜给脱水剂，如甘露醇快速静脉滴注。

（4）定期监测血压，严密观察病情变化，做好心电、血压、呼吸监测，一旦发现血压急剧升高，有剧烈头痛、呕吐、大汗、视力模糊、面色及神志改变、肢体运动障碍等症状，应立即通知医生。

（5）制止抽搐，发生抽搐时用牙垫置于上、下臼齿间防止唇舌咬伤；患者意识不清时应加床挡，防止坠床；避免屏气或用力排便。

（五）心理护理

指导患者学会自我调节，使用放松技术，如心理训练、音乐治疗和缓慢呼吸等，减轻精神压力，保持健康的心理状态。对易激动的患者应做好家属工作，给患者以理解、宽容与支持，保证患者有安静舒适的休养环境。

（六）健康指导

1.合理膳食　坚持低盐饮食，减少膳食中脂肪摄入，补充适量蛋白质，多食蔬菜和水果，摄入足量钾、镁、钙。进食应少量多餐，避免暴饮暴食及饮用刺激性饮料，戒烟酒。

2.预防便秘　采用适当的措施，如多食粗纤维食物、饮蜂蜜水等，保持大便通畅。由于便秘会使降压药的吸收增加或变得不规则而引起危险的低血压反应，排便时用力还会使胸、腹压上升，极易引起收缩压升高，甚至造成血管破裂，因此应预防便秘。

3.适当运动　可根据年龄及身体状况选择慢跑、太极拳等不同方式的运动，应避免提重物或自高处取物，因这样会屏气用力，导致血压升高。鼓励患者参加有兴趣的休闲娱乐活动，不应感受到有压力，如养花、养鸟。

4.指导用药　告诉患者及家属有关降压药的名称、剂量、用法、作用、不良反应、注意事项，并提供书面材料。教育患者服药剂量必须遵医嘱，不可随意增减药量或突然撤换药物。

5.自测血压　建议患者自备血压计，教会患者或家属定时测量血压并记录。血压的测量应在静息情况下进行，测量血压前应休息 5～10min，测量前 30min 内不要吸烟，避免喝咖啡、浓茶及其他刺激性饮料。定期门诊复查。

6.保持情绪稳定　创造安静、舒适的休养环境，避免过度兴奋，减少影响患者情绪的因素。教会患者训练自我控制能力，消除紧张和压力，保持最佳心理状态。

七、护理评价

患者血压是否控制在正常范围；头痛是否减轻；是否发生意外；焦虑是否减轻，情绪是否稳定；患者能否描述高血压预防、保健方面的知识；患者能否坚持遵医嘱用药；是否有并发症发生。

第三节　冠状动脉粥样硬化性心脏病的护理

一、概述

冠状动脉粥样硬化性心脏病(coronary atherosclerotic heart disease)简称冠心病,是指冠状动脉粥样硬化,使血管腔狭窄或阻塞,或伴冠状动脉痉挛,导致心肌缺血缺氧,甚至坏死而引起的心脏病。冠心病主要发生在 40 岁以上的人群,男性多于女性,脑力劳动者多见。

(一)病因与发病机制

冠心病病因尚未确定,可能是多种因素作用于不同环节所致,这些因素称为危险因素,主要的危险因素为以下几个方面。

1. 年龄　冠心病和年龄关系密切:多在 40 岁以后发病,50 岁以后进展加快,是中老年人的常见病。

2. 性别　冠心病多见于男性,男女发病比例为(2~5):1,女性多在绝经后发病率增加。

3. 高脂血症　脂质代谢紊乱是动脉粥样硬化最重要的危险因素,高密度脂蛋白降低、低密度脂蛋白增高者,发生冠心病的机会较高。

4. 高血压　高血压患者冠心病的患病率较血压正常者高 3~4 倍,60%~70%的冠心病患者有高血压。

5. 长期吸烟　吸烟仅次于高脂血症与高血压,是冠心病的第三大危险因素。

6. 糖尿病　有糖尿病患者比无糖尿病患者的冠心病发病率高数倍,且病变进展迅速。

7. 其他危险因素　肥胖、体力活动少、脑力活动紧张的职业、西方饮食方式(高脂、高热量、高盐)、遗传、A 型性格(性情急躁、争强好胜)、高同型半胱氨酸血症等都是冠心病的危险因素。

(二)分型

1979 年世界卫生组织曾将冠心病分为 5 型:无症状性心肌缺血、心绞痛、心肌梗死、缺血性心肌病、猝死。近年来临床医学家将冠心病分为急性冠状动脉综合征和慢性冠状动脉病两大类。前者包括不稳定型心绞痛、非 ST 段抬高性心肌梗死和 ST 段抬高性心肌梗死,也包括冠心病猝死;后者包括稳定型心绞痛、冠状动脉正常的心绞痛、无症状性心肌缺血和缺血性心力衰竭(缺血性心肌病)。

本节主要介绍心绞痛和心肌梗死患者的护理。

二、心绞痛

心绞痛(angina pectoris)是由于冠状动脉供血不足导致的心肌突然缺血、缺氧所引起的以发作性胸痛或胸部不适为主要表现的临床综合征。心绞痛分为稳定型和不稳定型两种,稳定型心绞痛即稳定型劳力性心绞痛;不稳定型心绞痛包括恶化型心绞痛、卧位型心绞痛、静息型心绞痛、变异型心绞痛、梗死后心绞痛、混合性心绞痛等。下文主要介绍稳定型心绞痛。

(一)病因与发病机制

引起心绞痛最常见的原因是冠状动脉粥样硬化引起的血管管腔狭窄和(或)痉挛。其次是重度主动脉瓣狭窄或关闭不全、肥厚型心肌病、先天性冠状动脉畸形、冠状动脉扩张症、冠状动脉栓塞等。

心绞痛的发病机制主要是冠状动脉的供血与心肌的需血之间发生矛盾,当冠状动脉血流量不能满足心肌代谢的需要时,就会出现心肌急剧、暂时性的缺血缺氧,从而发生疼痛。

(二)护理评估

1. 健康史　评估时注意有无引起冠状动脉粥样硬化的危险因素,还应了解原有心脏病史、既往健康状况。了解患者生活方式、工作性质和发病前情绪状态,有无劳累、情绪激动、饱食、受寒、阴雨天气、急性循环衰竭等诱因。

2. 身体状况

(1)症状:以发作性胸痛为主要临床表现。

1)部位:位于胸骨体中段或上段之后,可波及心前区,有手掌大小范围,甚至横贯前胸,界限不很清晰。常放射至左肩、左臂内侧达无名指和小指,或至咽、颈、背、上腹部等。

2)性质:常为压迫、发闷或紧缩性,也可有堵塞、烧灼感,偶伴濒死感。

3)诱因:常因体力劳动或情绪激动(如愤怒、焦虑、过度兴奋)而诱发,也可在饱餐、寒冷、阴雨天气、吸烟、心动过速时发病。

4)持续时间:疼痛出现后逐步加重,一般可持续 3~5min,很少超过 15min。

5)缓解方式:大多在停止原来的活动后即缓解,或舌下含化硝酸甘油几分钟内缓解。

(2)体征:一般无异常体征。心绞痛发作时常出现面色苍白、表情焦虑、皮肤湿冷,或出汗、血压升高、心率增快。

3. 心理及社会资料　患者多为易激动、急躁、性格好强者,心绞痛发作时的濒死感会使患者精神紧张、恐惧,发作后又易产生焦虑或夜间噩梦现象。患者在缓解期仍能正常工作,但因担心病情突然加重而出现意外,常会出现紧张、焦虑的情绪反应。

4. 辅助检查

(1)心电图:心电图是发现心肌缺血,诊断心绞痛最常用的检查方法。

1)普通心电图:心绞痛发作时,绝大多数患者可出现暂时性心肌缺血性的 ST 段压低 0.1mV 以上,T 波低平或倒置,发作缓解后可逐渐恢复,如图 5-1 所示。变异型心绞痛可出现 ST 段抬高。

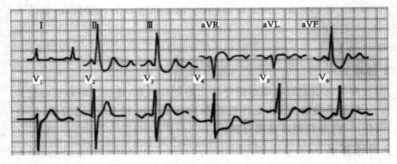

图 5-1　心绞痛发作时的心电图

2)运动负荷试验:若运动中出现典型心绞痛,心电图改变以 ST 段水平型或下斜型压低 0.1mV 以上,持续 2min 为运动试验阳性标准。

3)24h 动态心电图:连续记录 24h 心电图,心绞痛发作时可发现 ST 段压低,T 波低平或倒置等心肌缺血性改变和各种心律失常。胸痛发作时相应时间的缺血性 ST-T 改变有助于心绞痛的诊断。

(2)放射性核素检查:利用放射性铊显示灌注缺损可显示心肌供血不足或消失区域,有助于心肌缺血的诊断。

(3)冠状动脉造影:选择性冠状动脉造影可使左、右冠状动脉及其主要分支得到清晰的显影。管腔面积缩小 70%～75%以上会严重影响心肌血供,缩小 50%～70%有一定意义。该项检查具有确诊价值,对于选择治疗方案及预后判断极为重要。

(三)治疗要点

治疗原则是改善冠状动脉供血,减少心肌耗氧,治疗动脉粥样硬化。

1.发作时的治疗

(1)休息:发作时立即休息,一般在停止活动后症状即可消除。

(2)药物治疗:首选作用快、疗效高的硝酸酯制剂。这类药物可扩张冠状动脉,降低阻力,增加冠状动脉血供,还可扩张外周血管,减少回心血量,减轻心脏前后负荷,从而缓解心绞痛。常用药物有硝酸甘油片 0.3～0.6mg 或硝酸异山梨酯片 5～10mg 舌下含化,两者均可迅速被唾液所溶解而吸收。新近还有喷雾剂。在使用上述药物的同时,可考虑同时使用镇静剂。

2.缓解期治疗

(1)一般治疗:控制危险因素,避免各种诱因,调节饮食,尤其不宜过饱。应禁烟酒,劳逸适度。

(2)药物治疗

1)硝酸酯类:长效的有硝酸酯类制剂,如硝酸异山梨酯片、单硝酸异山梨酯片、硝酸甘油贴剂(贴在胸前或上臂皮肤上,可预防夜间发生心绞痛)。

2)β受体阻滞剂:该类药物具有降低心肌收缩力、减慢心率、减少心肌耗氧量的作用,但支气管哮喘、心力衰竭患者禁用。

3)钙通道阻滞剂:该类药物能抑制钙离子进入动脉平滑肌细胞,从而扩张冠状动脉和周围血管,解除其痉挛,还能抑制心肌收缩,减少心肌氧耗。常用药物有维拉帕米、硝苯地平等。

4)抑制血小板聚集的药物:长期服用此类药物如阿司匹林可防止血栓形成,预防发作。

3.冠状动脉介入治疗 对符合适应证的心绞痛患者可行经皮穿刺腔内冠状动脉成形术(PTCA)及冠状动脉内支架植入术。

4.外科治疗 对病情重、药效不佳,经冠状动脉造影后显示不适合介入治疗者,应及时做冠状动脉搭桥术。

(四)护理诊断及合作性问题

1.疼痛 胸痛与心肌缺血、缺氧有关。

2.焦虑 与心绞痛反复发作有关。

3.潜在并发症 急性心肌梗死。

(五)护理目标

患者能避免各种诱因,疼痛缓解,情绪稳定,焦虑感减轻或消失,无并发症发生。

(六)护理措施

1.一般护理

(1)休息:心绞痛发作时立即停止一切活动,就地休息或卧床休息,取舒适体位,注意保暖;缓解期可逐渐增加活动量。

(2)饮食护理:合理选择食谱,给予低热量、低脂肪、低胆固醇、适量蛋白质、高维生素、清淡易消化饮食,避免刺激性食物并戒烟酒,多食粗纤维食物以保持大便通畅,肥胖者控制体重。

(3)给氧:必要时给氧,氧流量以 4~6L/min 为宜。

2.病情观察　注意观察患者胸痛的部位、性质、持续时间及缓解方式,密切监测生命体征及心电图变化,观察有无心律失常、不稳定型心绞痛,识别心肌梗死发作的先兆表现。

3.用药护理　发作时遵医嘱使用硝酸酯类药物,告诉患者舌下含化药物时,舌下应保留一点唾液,以便让药物完全溶解。必要时按医嘱微泵注射硝酸甘油,要根据血压调整滴速。向患者解释,硝酸酯类药物可能会出现头昏、头胀痛、头部跳动感、面红、心悸等不良反应,但不影响疗效。少数患者对硝酸甘油过度敏感而出现体位性低血压,因此服药时宜平卧。

4.心理护理　专人守护患者,给予心理安慰,解除患者的紧张情绪,增加患者的安全感,以减少心肌耗氧量。指导患者采取放松技术,缓解焦虑/恐惧。必要时给予镇静剂。

5.健康指导

(1)冠心病饮食:低热量、低脂肪、低胆固醇、低盐、高纤维素;保持大便通畅,戒烟酒,肥胖者控制体重,劳逸适度。

(2)指导患者避免诱因及发作时应采取的方法。

(3)坚持按医嘱服药,自我监测不良反应;外出时随身携带硝酸甘油以应急。硝酸甘油见光易分解,应放在棕色瓶内,存放于干燥处,以免光解或潮解失效。药瓶开封后每 6 个月更换 1 次,以确保疗效。

(4)定期进行心电图、血糖、血脂检查,积极治疗高血压、糖尿病、高脂血症。

(5)患者洗澡不宜在饱餐或饥饿时进行,水温勿过冷、过热,时间不宜过长,门不要上锁。

(6)患者如疼痛比以往频繁,程度加重,服用硝酸甘油不易缓解,应到医院就诊,警惕发生心肌梗死。

(七)护理评价

患者心前区疼痛是否缓解;是否情绪稳定、焦虑减轻或消失;是否出现并发症。

三、心肌梗死

心肌梗死(myocardial infarction,MI)是指在冠状动脉病变的基础上发生冠状动脉供血急剧减少或中断而使相应的心肌因严重而持久的缺血而导致的心肌坏死。心肌梗死临床表现为持久的胸骨后剧烈疼痛、血清心肌坏死标记物增高以及心电图进行性改变,可发生心律失常、休克或心力衰竭,属冠心病的严重类型。心肌梗死男性多见,男、女之比为(2~5)∶1,40 岁以上占绝大多数,冬春两季发病率较高,北方地区比南方地区多。

(一)病因与发病机制

心肌梗死的基本病因:冠状动脉粥样硬化造成一支或多支血管管腔狭窄,而侧支循环未完全建立,在此基础上,一旦血供急剧减少或中断,使心肌严重而持久的急性缺血达 20~30min 以上,即可发生心肌梗死。

心肌梗死的诱发因素:①大多数心肌梗死是由于粥样斑块破溃、出血、管腔内血栓形成或血管持续痉挛使冠状动脉完全闭塞。②休克、脱水、出血、外科手术或严重心律失常,使排血量骤降,冠状动脉灌流量锐减。③体力活动、情绪过分激动或血压骤升,致使左心负荷明显加重,儿茶酚胺分泌增多,心肌需氧量猛增,冠状动脉供血明显不足。

（二）护理评估

1. 健康史　询问心绞痛发作史,疼痛加重的表现。心肌梗死多发生在饱餐,特别是在进食过量脂肪后,或用力排便时。应了解患者发病的原因、发病时的情绪状况等。

2. 身体状况

（1）先兆症状:约有半数患者在起病前数日至数周有乏力、胸部不适,活动时心悸、气急,烦躁等前驱症状。心绞痛发作较以往频繁,程度较重,时间较长,硝酸甘油疗效较差。疼痛时伴恶心、呕吐、大汗、血压波动和心律失常等。

（2）主要症状:与心肌梗死面积的大小、部位以及侧支循环情况密切相关。

1）疼痛:疼痛为最早、最突出的症状。其性质和部位与心绞痛相似,但多无明显诱因,常发生于安静时,程度更剧烈,伴有大汗、烦躁不安、恐惧及濒死感,持续时间可长达数小时或数天,服硝酸甘油无效。少数急性心肌梗死患者可无疼痛,开始即表现为休克或急性心力衰竭。部分患者疼痛位于上腹部,被误认为胃痉挛、急性胰腺炎等急腹症。

2）全身症状:可有发热、心动过速、白细胞增高、红细胞沉降率增快等。体温可升高至38℃左右,很少超过39℃,持续约1周。一般在疼痛发生后24～48h出现,由坏死物质吸收引起。

3）胃肠道症状:疼痛剧烈时常伴频繁的恶心、呕吐、上腹胀痛和肠胀气等。

4）心律失常:心律失常见于75%～95%的患者,多发生在起病1～2d内,以24h内最多见,以室性心律失常最多见,尤其是室性期前收缩。如果室性期前收缩频发、成对出现或呈短阵室性心动过速、多源性或RonT时,常为心室颤动的先兆。心室颤动是急性心肌梗死早期,特别是24h内死亡的主要原因。前壁心肌梗死易发生室性心律失常,下壁心肌梗死易发生房室传导阻滞。

5）低血压和休克:疼痛期可表现血压下降,休克多在起病后数小时至1周内发生,发生率约为20%,这主要是心肌广泛坏死、心排血量急剧下降所致。如果疼痛缓解而收缩压仍低于80mmHg,有烦躁不安、面色苍白、皮肤湿冷、脉细而快、大汗淋漓、尿量减少（<20mL/h）等症状,则为休克的表现。

6）心力衰竭:主要为急性左心衰竭,可在起病最初几日内发生,或在疼痛、休克好转阶段发生,为梗死后心脏收缩力显著减弱或不协调所致。表现为呼吸困难、咳嗽、发绀及烦躁等,重者出现肺水肿。

（3）体征:心浊音界可正常或轻、中度增大,心率多增快,少数可减慢,心尖区第一心音减弱,可出现第四或第三心音奔马律,部分患者有收缩期杂音或咔嚓音,10%～20%的患者起病2～3d出现心包摩擦音。几乎所有患者都有血压下降,且可能不再恢复到起病前的水平。当伴有心律失常、休克或心力衰竭时可出现相应体征。

（4）并发症:①乳头肌功能失调或断裂:造成二尖瓣脱垂并关闭不全,可引起心力衰竭,重者可出现急性肺水肿。②心脏破裂:少见,常在起病1周内出现,多为心室游离壁破裂,造成心包积血引起急性心包压塞而猝死。③心室壁瘤:主要见于左心室,可见左侧心界扩大,心搏广泛,瘤内附壁血栓时,心音减弱,心电图ST段持续抬高;X线、超声心动图等检查可见局部心缘突出或反常搏动。④栓塞:见于起病后1～2周,如为左室附壁血栓,则引起脑、肾、脾或四肢等动脉栓塞;由下肢静脉血栓形成部分脱落所致的,则产生肺动脉栓塞。⑤心肌梗死后综合征:于心肌梗死后数周至数月内出现,可反复发生,表现为心包炎、胸膜炎或肺炎,这可能是机体对坏死物质产生过敏反应所致。

3.心理及社会资料　多数患者为初次发生心肌梗死,部分患者既往有心绞痛。急性心肌梗死时胸痛更为剧烈,持续时间更长,从而产生濒危感,极度恐惧。另外,患者入院后常需在短期内采取一系列的检查和治疗措施,这进一步增加了患者的紧张和焦虑。家属、亲友探视受到限制也会使患者感到孤独而忧郁。当患者体验到心脏受损,考虑到以后的生活和工作时,可出现悲哀的情绪。

4.辅助检查

(1)血液检查:白细胞计数增高,红细胞沉降率增快,可持续1~3周。

(2)血清心肌坏死标记物测定:①肌酸激酶同工酶(CK-MB):起病后4h内增高,16~24h达高峰,3~4d恢复正常,其增高程度能较准确地反映梗死的范围,其高峰出现时间是否提前有助于判断溶栓治疗是否成功。②肌钙蛋白I(cTnI)或T(cTnT):起病3~4h升高,cTnI于11~24h达高峰,7~10d降至正常,cTnT于24~48h达高峰,10~14d降至正常。肌钙蛋白是诊断心肌梗死的敏感指标。③肌红蛋白:于起病后2h内升高,12h内达高峰,24~48h内恢复正常。〔注:以往沿用多年的"血清心肌酶测定"包括肌酸激酶(CK)、天门冬氨酸氨基转移酶(AST)及乳酸脱氢酶(LDH),这些心肌酶的特异性及敏感性均远不及上述血清心肌坏死标记物。〕

(3)心电图检查:有特征性的改变和动态性的改变(图5-2、图5-3)。

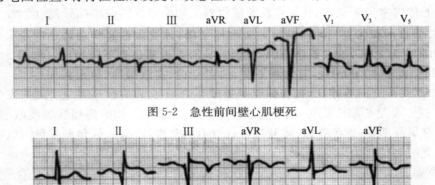

图 5-2　急性前间壁心肌梗死

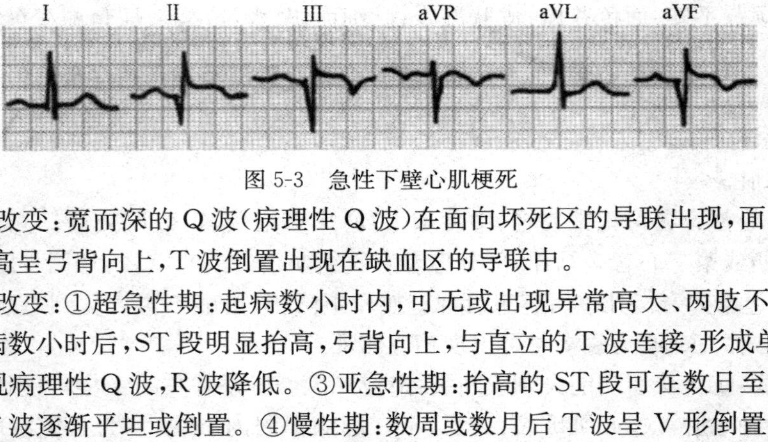

图 5-3　急性下壁心肌梗死

1)特征性改变:宽而深的Q波(病理性Q波)在面向坏死区的导联出现,面向损伤区的导联的ST段抬高呈弓背向上,T波倒置出现在缺血区的导联中。

2)动态性改变:①超急性期:起病数小时内,可无或出现异常高大、两肢不对称的T波。②急性期:起病数小时后,ST段明显抬高,弓背向上,与直立的T波连接,形成单向曲线;数小时至2d内出现病理性Q波,R波降低。③亚急性期:抬高的ST段可在数日至2周内逐渐回到基线水平,T波逐渐平坦或倒置。④慢性期:数周或数月后T波呈V形倒置,两肢对称,波谷尖锐。T波倒置可永久存在,也可在数月至数年内逐渐恢复,病理性Q波大多永久存在。

(4)超声心动图检查:超声可了解心室各壁的运动情况和左心室功能,诊断室壁瘤和乳头肌功能不全,为治疗及判断预后提供重要依据。

(三)治疗要点

治疗原则是保护和维持心脏功能,挽救濒死心肌,防止梗死扩大,缩小心肌缺血范围。如药物治疗不能缓解或为冠状动脉的主干病变,可行冠状动脉旁路移植手术(简称冠脉搭桥术)。

1.监护和一般治疗 急性期卧床休息,加强监护,间断或持续给氧2～3d,流量以4～6L/min为宜。

2.解除疼痛 哌替啶(杜冷丁)50～100mg肌内注射,或吗啡5～10mg皮下注射,或再试用硝酸甘油0.3mg舌下含化或静脉滴年。

3.心肌再灌注疗法 起病3～6h,最多在12h内,使闭塞的冠状动脉再通,心肌得到再灌注,濒死的心肌可能得以存活或使坏死范围缩小,预后改善。

(1)经皮冠状动脉介入治疗(PCI):主要包括经皮冠状动脉腔内成形术(PTCA)和冠状动脉内支架植入术,对具备适应证的患者应尽早实施直接PCI,以获得更好的治疗效果。

(2)溶栓治疗:常用药物尿激酶(UK)或链激酶(SK)100万～150万U加生理盐水100mL,30～60min内静脉滴注;新型溶栓剂重组组织型纤维蛋白溶酶原激活剂,100mg在90min内静脉滴注。

4.消除心律失常 心律失常必须及时消除,以免演变为严重心律失常甚至猝死。若发现室早或室速,立即用利多卡因50～100mg静脉注射,必要时3～5min后重复,心律失常控制后以1～3mg/min的速度静脉滴注维持1～2d。发生室颤时,尽快采用非同步直流电除颤。发生严重的房室传导阻滞心动过缓时,宜尽早安装心脏起搏器。

5.控制休克 补充血容量,使用升压药及血管扩张剂,纠正酸中毒,避免脑缺血,保护肾功能。在用药的同时有条件的医院可考虑用主动脉内气囊反搏术进行辅助循环,随即进行急诊介入治疗或手术治疗,可挽救一些患者生命。

6.治疗心衰 主要是治疗急性左心衰,除使用吗啡、利尿剂、血管扩张剂外,目前广泛使用ACEI降低心衰发生率和死亡率。急性心肌梗死24h内尽量避免使用洋地黄制剂。

7.其他治疗

(1)抗凝疗法:此法多用于溶栓疗法之后,单独使用者少。常用药物为肝素500～1000U/h,静脉滴注,维持凝血时间在正常的2倍左右。目前临床上也用肝素钙或低分子量肝素,其他口服药,如华法林、双香豆素等,疗程至少4周,一旦发生出血,即应中止抗凝治疗,并给予鱼精蛋白等静脉滴注。

(2)β受体阻滞剂和钙通道阻滞剂:起病早期即用β受体阻滞剂,尤其是前壁心肌梗死伴交感神经功能亢进者,可防止梗死范围扩大,改善预后有利,但应注意其对心脏收缩功能的抑制,钙通道阻滞剂中的地尔硫草亦有类似效果。

(3)极化液疗法:氯化钾1.5g,胰岛素8～12U加入10％葡萄糖溶液500mL中静脉滴注,7～14d为一疗程,可促进心肌摄取和代谢葡萄糖,使钾离子进入细胞内,恢复细胞膜的极化状态,以利于心脏的正常收缩,减少心律失常。

(四)护理诊断及合作性问题

1.疼痛 胸痛与心肌缺血、坏死有关。

2.活动无耐力 与心肌氧的供需失调有关。

3.恐惧 与剧烈胸痛伴濒死感、处于监护病室的陌生环境有关。

4.有便秘的危险 与进食少、活动少、不习惯床上排便有关。

5.潜在并发症 心律失常、心力衰竭和心源性休克。

（五）护理目标

患者胸痛减轻或消失；活动耐力逐渐提高；恐惧感减轻或消失，情绪平稳；患者能描述预防便秘的措施，排便通畅，无便秘发生；无并发症发生。

（六）护理措施

1. 一般护理

（1）休息：发病12h内应绝对卧床休息，若无并发症，24h内应鼓励患者在床上进行肢体活动，若无低血压，第3天可在病房内走动；梗死后的4～5d逐步增加活动直至每天3次步行100～150m。活动以不出现胸闷气促为原则。限制探视，减少干扰，安慰患者，稳定患者情绪。

（2）饮食护理：在最初2～3d应以流质为主，以后随着症状的减轻而逐渐过渡到低钠、低脂、低胆固醇清淡饮食，提倡少食多餐。

（3）排便护理：进食清淡易消化、含纤维素丰富的食物，每日清晨给予蜂蜜20mL加适量温开水同饮；适当进行腹部按摩（按顺时针方向）；遵医嘱给予通便药物如麻仁丸、果导等，必要时使用开塞露。嘱患者勿用力排便，以防诱发心力衰竭、肺梗死甚至心脏骤停。

2. 病情观察　安置患者于冠心病监护病房（CCU），密切监测心电图、血压、呼吸、意识、皮肤黏膜色泽、心率、心律及尿量等；对于严重心力衰竭者还需监测肺毛细血管压和静脉压；备好除颤器和各种急救药品；若发现心律失常、心力衰竭和休克等早期征象应立即报告医生并协助抢救。

3. 用药护理　使用吗啡或哌替啶，注意有无呼吸抑制、脉搏加快、血压下降等不良反应；硝酸酯类药物随时监测血压变化，严格控制静脉输液量和滴速；溶栓前需询问患者有无活动性出血、脑血管病等溶栓禁忌证，检查血常规、出血和凝血时间及血型；溶栓过程中应观察有无过敏反应，如寒战、发热、皮疹，低血压和出血等，严重时应立即终止治疗；注意观察溶栓疗效，可根据下列指标间接判断溶栓成功：①心电图抬高的ST段2h内回降大于50%。②胸痛2h内基本消失。③2h内出现再灌注性心律失常。④血清CK-MB峰值提前出现（14h内）。

4. 心理护理　专人守护患者，给予心理支持。医护人员进行各项抢救操作时，应沉着、冷静、正确和熟练，给患者以安全感。协助患者和家属提高应对疾病的能力。

5. 健康指导

（1）调整生活方式：注意饮食，戒烟限酒，保持乐观、平和的心情，避免饱餐，防止便秘。

（2）告诉患者家属要积极配合与支持，给患者创造一个良好的身心休养环境。

（3）建议出院后继续康复门诊随访，进行康复治疗，经2～4个月锻炼后，酌情恢复部分轻松的工作，以后部分患者可恢复全天工作。

（4）指导患者遵医嘱服用β受体阻滞剂、血管扩张剂、钙通道阻滞剂、降血脂药及抗血小板药物等，并定期复查。

（5）指导患者及家属识别病情变化，掌握简易的急救方法。

（七）护理评价

患者胸痛是否减轻或消失，活动耐力是否增强，情绪是否稳定，大便是否通畅，是否出现并发症。

第四节　感染性心内膜炎的护理

感染性心内膜炎(infective endocarditis，IE)是指各种病原微生物经血行途径引起的心内膜、心瓣膜或邻近大动脉内膜的炎症，其特征是心瓣膜上赘生物形成。赘生物是大小不等、形状不一的血小板和纤维素团块，内含微生物和炎症细胞。瓣膜是最常受累部位。根据病程，分为急性感染性心内膜炎和亚急性感染性心内膜炎，后者临床常见。前者主要由金黄色葡萄球菌引起，全身中毒症状明显，病情发展快，数天或数周引起瓣膜损害，迁移性感染多见；后者主要由草绿色链球菌引起，中毒症状轻，病程长，可数周至数月，迁移性感染少见。根据受累瓣膜类型，可分为自体瓣膜心内膜炎、人工瓣膜心内膜炎和静脉药瘾者心内膜炎。本节主要阐述自体瓣膜心内膜炎。

一、病因与发病机制

感染性心内膜炎主要发生于原有心脏病基础上，最常见于心脏瓣膜病，尤以二尖瓣狭窄和主动脉瓣关闭不全最多见；其次是先天性心脏病如室间隔缺损、动脉导管未闭、法洛四联症。

急性感染性心内膜炎主要由金黄色葡萄球菌引起，少数由肺炎球菌、淋球菌、A 族链球菌和流感杆菌所致。亚急性感染性心内膜炎以草绿色链球菌感染最常见，其次为 D 族链球菌、表皮葡萄球菌。

二、护理评估

（一）健康史

评估患者有无心脏瓣膜病、先天性心脏病等病史；发病前有无上呼吸道感染、咽峡炎、扁桃体炎、肠道感染等；近期是否做过拔牙或扁桃体摘除术、心脏手术、人工流产、器械检查等；有无静脉药瘾史。

（二）身体状况

1.症状

（1）发热：本病最常见的症状。亚急性者起病隐匿，多表现为弛张性低热，一般不超过39℃，以午后和夜间明显，伴全身乏力、食欲缺乏、头痛、肌肉关节酸痛、体重减轻等症状。急性者常有急性化脓性感染，呈暴发性败血症过程，全身中毒症状极为明显，有高热、寒战。突发心力衰竭较为常见。

（2）动脉栓塞：多见于疾病后期，但也有少数患者为首发症状。与赘生物脱落有关，可发生在机体的任何部位，如脑、心、脾、肾、肠系膜及四肢，以脑栓塞最为常见。右心内膜炎的赘生物脱落可引起肺栓塞，表现为突然咳嗽、呼吸困难、咯血或胸痛等症状。

（3）非特异性症状如脾大、贫血等，部分患者可见杵状指(趾)。

2.体征

（1）心脏杂音：80%～85%的患者可闻及心脏杂音，由基础心脏病和(或)心内膜炎导致瓣膜损害所致。

（2）周围体征：多为非特异性，可能是微血管炎或微栓塞所致。周围体征包括：①瘀点，多

0

见于病程长者,可出现于任何部位,以锁骨上皮肤、口腔黏膜和睑结膜常见。②指(趾)甲下线状出血。③Roth 斑,为视网膜的卵圆形出血斑,其中心呈白色,多见于亚急性者。④Osler 结节,为指(趾)垫出现的豌豆大的红色或紫色痛性结节,较常见于亚急性感染。⑤Janeway 损害,为手掌和足底处直径 1～4mm 的无痛性出血红斑,主要见于急性患者。

3. 并发症

(1)心脏并发症:心力衰竭最常见,主要由瓣膜关闭不全所致,以主动脉瓣受损患者最多见。其次可并发心肌脓肿、急性心肌梗死、化脓性心包炎和心肌炎等。

(2)细菌性动脉瘤:多见于亚急性患者,受累动脉主要为近端主动脉,脑、内脏和四肢动脉。

(3)迁移性脓肿:多见于急性患者,常发生于肝、脾、骨髓和神经系统。

(4)神经系统:约 1/3 患者有神经系统受累表现,如脑栓塞、脑细菌性动脉瘤、脑出血、中毒性脑病、化脓性脑膜炎、脑脓肿等,其中脑栓塞约占 1/2,最常累及大脑中动脉及其分支。

(5)肾脏:大多数患者有肾脏损害,包括肾动脉栓塞、肾梗死、肾小球肾炎、肾脓肿等。

(三)心理及社会资料

本病病情较重,治疗时间较长,有累及多个器官的可能,导致患者和家属产生紧张、焦虑情绪;患者可因并发症的出现,担心疾病预后而惶惶不安。

(四)辅助检查

1. 血液检查 亚急性者常呈正细胞正色素性贫血,白细胞计数正常或轻度升高,急性者常有白细胞计数增多和中性粒细胞比例增大,核左移;红细胞沉降率几乎均增快。

2. 尿液检查 常有镜下血尿和轻度蛋白尿。肉眼血尿提示肾梗死。红细胞管型和大量蛋白尿提示弥漫性肾小球肾炎。

3. 血培养 血培养是诊断菌血症和感染性心内膜炎最重要的方法。近期未使用过抗生素治疗的患者阳性率可高达 95% 以上,2 周内用过抗生素或采血、培养技术不当常使血培养的阳性率降低。

4. 免疫学检查 80% 的患者血清中出现免疫复合物,25% 的患者有高丙种球蛋白血症,病程 6 周以上的亚急性患者中有 50% 类风湿因子阳性。

5. X 线检查 可了解心脏外形、肺部表现等。CT 扫描有助于脑梗死、脑脓肿和出血的诊断。

6. 心电图 可发现各种心律失常、典型急性心肌梗死改变等。

7. 超声心动图 可清楚显示赘生物的大小及位置,以及有无瓣叶破裂、腱索断裂、瓣周脓肿和心包积液等,对明确诊断、判断预后及指导治疗有重要价值。经食管超声心动图(TEE)可显示 <5mm 的赘生物,敏感性高达 95% 以上。

三、治疗要点

1. 抗微生物药物治疗 本病最重要的治疗措施。用药原则:①早期应用,在采取血培养标本后立即开始。②充分用药,大剂量(剂量应比常规剂量大 2～3 倍)、长疗程(至少 6～8 周)选用抗生素。③静脉用药为主,保持高而稳定的血药浓度。

(1)病原微生物不明时,经验治疗:急性者选用针对金黄色葡萄球菌、链球菌和革兰阴性杆菌均有效的广谱抗生素,如萘夫西林、氨苄西林;亚急性者应选用针对链球菌、肠球菌的抗生素,以青霉素为主或加庆大霉素静脉滴注。

(2)培养出病原微生物时,应根据药物敏感试验结果选择用药。

1)对青霉素敏感的细菌:至少用药4周。对青霉素敏感的细菌如草绿色链球菌、牛链球菌、肺炎球菌等。

2)对青霉素耐药的链球菌:可选用:①青霉素加庆大霉素,青霉素应用4周,庆大霉素应用2周。②万古霉素,静脉滴注,疗程4周。

3)肠球菌心内膜炎:可选用:①大剂量青霉素加庆大霉素静脉滴注。②氨苄西林加庆大霉素,用药4～6周。③治疗效果不佳或不能耐受者可改用万古霉素,静脉滴注,疗程4～6周。

4)金黄色葡萄球菌和表皮葡萄球菌:可选用:①萘夫西林或苯唑西林,静脉滴注,用药4～6周,治疗开始3～5d加用庆大霉素。②青霉素过敏或无效患者,可用头孢唑林,静脉滴注,用药4～6周,治疗开始3～5d,加用庆大霉素。③如青霉素和头孢菌素无效时,可用万古霉素4～6周。

5)耐药的金黄色葡萄球菌和表皮葡萄球菌:应用万古霉素治疗4周。

6)真菌感染:用两性霉素B,静脉滴注。

2.外科治疗　有严重心脏并发症或抗生素治疗无效的患者,应及时考虑手术治疗。

四、护理诊断及合作性问题

1.体温过高　与感染有关。

2.营养失调(低于机体需要量)　与长期发热导致机体消耗过多有关。

3.焦虑　与病情反复、疗程长、发热、出现并发症有关。

4.潜在并发症　心力衰竭、动脉栓塞。

五、护理目标

(1)感染得到控制,体温恢复正常。

(2)营养状况好转,体重增加。

(3)情绪稳定,焦虑减轻或消失。

六、护理措施

(一)一般护理

急性患者应卧床休息,保持病室环境清洁,空气新鲜。注意保暖,保持口腔、皮肤清洁,避免呼吸道、皮肤感染。给予高热量、高蛋白、高维生素、易消化的半流质或软食,做好口腔护理,以促进食欲,补充营养。

(二)病情观察

1.观察体温及皮肤黏膜变化　每4～6h测体温1次,准确绘制体温曲线,以判断病情进展及治疗效果;观察患者皮肤情况,检查有无指(趾)甲下线状出血、手掌和足底无痛性出血红斑、Osler结节等周围体征。

2.观察心率、心律、血压的变化　注意心脏杂音的部位、强度、性质有无改变,如有新杂音出现、杂音性质改变,往往与赘生物导致瓣叶破损、穿孔或腱索断裂有关。

3.观察栓塞征象 脑栓塞出现神志和精神的改变、偏瘫、失语、抽搐或昏迷等;肾栓塞出现腰痛、血尿等;肺栓塞突然发生胸痛、呼吸困难、发绀和咯血等;脾栓塞出现左上腹剧痛;肢体动脉栓塞表现为肢体突发剧烈疼痛、皮肤温度降低、动脉搏动减弱或消失等。

(三)发热护理

高热患者应卧床休息,给予物理降温如冰袋、温水擦浴等,记录降温后的体温变化。及时更换被汗浸湿的衣物、床单、被套,患者出汗较多时可在衣服与皮肤之间垫以柔软毛巾,便于及时更换,避免因频繁更衣导致患者受凉。患者高热、大汗时应及时补充水分,必要时补充电解质,以维持水、电解质的平衡。加强口腔护理,防止感染,增进食欲。

(四)正确采集血标本

正确采集合格的血培养标本对明确诊断和合理选用抗生素至关重要,告知患者暂时停用抗生素和反复多次采血的必要性,以取得患者的理解与配合。留取血培养标本方法如下:①未经治疗的亚急性患者,应在第一日每隔1h采血1次,共3次,如次日未见细菌生长,重复采血3次后,开始抗生素治疗。②已用过抗生素者,应在停药2~7d后采血。③采血的最佳时间为体温上升时,每次取静脉血10~20mL作需氧和厌氧培养,至少应培养3周。

(五)用药护理

遵医嘱使用抗生素治疗,观察药物疗效。告诉患者病原菌隐藏在赘生物内和内皮下,需坚持大剂量、长疗程的抗生素治疗才能杀灭,需严格按时间、剂量准确使用,以确保维持有效的血药浓度。注意保护静脉,可使用静脉留置针,以保证完成长期治疗。

(六)心理护理

加强与患者的沟通,多安慰鼓励,对于患者提出的顾虑,应耐心解释,帮助患者树立信心,使其积极配合治疗。

(七)健康指导

(1)告知患者及家属本病的相关知识,强调坚持足够疗程的抗生素治疗的重要性。

(2)指导患者预防感染,平时注意防寒保暖,少去公共场所,避免感冒;加强营养,提高机体抵抗力;保持口腔和皮肤清洁,不挤压痤疮、痈、疖等感染病灶,减少病原体入侵的机会。

(3)告诉患者在施行口腔手术如拔牙、扁桃体摘除术,泌尿、生殖、消化道侵入性器械检查或其他外科手术前,应向医生说明患有心内膜炎病史,以便预防性使用抗生素。

(4)教会患者自我监测病情,如自测体温以观察体温变化,观察有无栓塞表现,定期门诊随诊。

(5)取得患者家属支持,教育家属在疾病诊治过程中,照顾患者生活,提供心理支持,鼓励协助患者积极治疗。

七、护理评价

(1)感染是否得到控制,体温是否恢复正常。

(2)营养状况有无好转,体重是否增加。

(3)情绪是否稳定,焦虑有无减轻或消失。

第五节　心肌病的护理

心肌病(cardiomyopathy)是由遗传、感染等不同病因引起的以心肌结构和功能异常为主的一组心肌疾病。

2008年欧洲心脏病学学会(ESC)根据心脏结构和功能表现,把心肌病分为5型:①扩张型心肌病:左心室或双心室扩张,有收缩功能障碍。②肥厚型心肌病:左心室或双心室肥厚,多为非对称性室间隔肥厚。③限制型心肌病:左室生理功能异常,心肌间质纤维化,室壁不厚,左室充盈状态,单心室或双心室舒张容积正常或降低。④致心律失常型右室心肌病:右心室进行性纤维脂肪变,右室功能障碍。⑤未定型心肌病:不适合归类于上述类型的心肌病,如左室致密化不全、应激性心肌病。

本节主要阐述扩张型心肌病和肥厚型心肌病两型。

一、扩张型心肌病

扩张型心肌病(dilated cardiomyopathy,DCM)是临床心肌病最常见的一种类型,其主要特征是单侧或双侧心腔扩大,心肌收缩功能减退,常伴心力衰竭、心律失常。近年来,本病发病呈增长趋势,青中年男性多见,病死率较高。

(一)病因与发病机制

病因与发病机制尚不明确。扩张型心肌病常表现出家族性发病趋势,目前对DCM的家系分析研究中已定位了26个染色体位点与该病相关,并从中找出22个致病基因。

近年来的研究证实,DCM的发生与持续病毒感染和自身免疫反应有关,尤其以柯萨奇病毒B感染最为常见。此外,围生期、酒精中毒、抗癌药物、心肌能量代谢紊乱和神经激素受体异常等亦可引起本病。

本病的病理改变以心腔扩大为主,肉眼可见室腔扩大,室壁变薄,纤维瘢痕形成,常伴附壁血栓。光镜下可见非特异性心肌细胞肥大、变性,出现程度不同的纤维化。

(二)护理评估

1.健康史　评估家族中有无心肌病患者,有无造成心肌损害的因素,如是否患过病毒性心肌炎;是否使用对心肌损害的药物,如长期使用化疗药物;有无诱发和加重心肌病的因素如过度疲劳、感染、酒精中毒等。

2.身体状况　本病起病缓慢,早期多无明显症状,随病情发展,逐渐出现乏力、气促、心悸甚至端坐呼吸、水肿、肝大等充血性心力衰竭的症状和体征,心律失常多见,部分患者可发生栓塞或猝死。主要体征为心脏扩大、奔马律、肺循环和体循环瘀血的表现等。

3.心理及社会资料　由于病程长、疗效差,反复出现心悸、气促,且逐渐丧失劳动力而使患者烦躁易怒、焦虑担心,甚至产生悲观、绝望心理。

4.辅助检查

(1)X线检查:心影明显增大,心胸比>0.5,肺瘀血征。

(2)心电图:可发现各种心律失常如室性心律失常、心房颤动、房室传导阻滞等。可有ST-T改变,低电压,R波减低,少数可见病理性Q波,多由心肌广泛纤维化所致,需与心肌梗死相鉴别。

（3）超声心动图：心脏四腔均增大，以左心室扩大为显著，心室壁变薄而运动减弱，提示心肌收缩力下降；彩色血流多普勒显示二尖瓣、三尖瓣反流。

（4）心导管检查：早期接近正常，有心力衰竭时可见左、右心室舒张末压、左心房压和肺毛细血管楔压增高。心室造影可见心腔扩大，室壁运动减弱，心室射血分数低下。

（5）其他：心内膜心肌活检、放射性核素检查等均有助于诊断。

（三）治疗要点

本病目前尚无特殊的治疗方法，治疗原则是控制心力衰竭和心律失常，预防栓塞和猝死，提高患者的生活质量和生存率。具体措施如下所述。

1. 病因治疗　对于原因不明的 DCM，应寻找病因并积极治疗。如控制感染，尤其是病毒感染时应密切观察心脏情况，及时给予抗病毒治疗；严格限酒或戒酒、改变不良的生活方式等。

2. 控制心力衰竭　限制体力活动；低钠饮食；合理使用利尿剂、血管扩张剂、血管紧张素转换酶抑制剂等药物。本病容易发生洋地黄中毒，应慎用洋地黄。

3. 改善心肌代谢　常用辅酶 Q_{10}，10mg/次，3次/日。

4. 预防栓塞　对于心脏明显扩大、有心房颤动或深静脉血栓形成风险，且没有禁忌证的患者，可给予阿司匹林防止附壁血栓形成。已有附壁血栓形成或发生栓塞的患者，可长期口服华法林抗凝治疗。

5. 预防猝死　室性心律失常和猝死是 DCM 的常见症状。预防猝死主要是控制诱发室性心律失常的可逆性因素，如纠正心力衰竭，纠正低钾、低镁血症，避免某些药物如洋地黄、利尿剂的不良反应，及时有效控制心律失常等。对于严重心律失常，药物无法控制者，可置入心脏复律除颤器，以预防猝死的发生。

6. 外科治疗　内科治疗无效的重症病例，可考虑心脏移植。

二、肥厚型心肌病

肥厚型心肌病（hypertrophic cardiomyopathy，HCM）是以心室壁非对称性肥厚、心室腔变小为特征，以左心室血液充盈受阻、舒张期顺应性下降为基本病态的心肌病。约50%患者有家族史，男性多见，是青年猝死的常见原因之一。临床上根据左室流出道有无梗阻分为梗阻型和非梗阻型两类。

（一）病因与发病机制

本病常有明显家族史，为常染色体显性遗传疾病。此外，还有研究发现儿茶酚胺代谢异常、细胞内钙调节机制异常、高血压、高强度运动等均可促进本病发生。

主要病理改变为心肌显著肥厚，室腔变小，以左心室为多见，常伴有二尖瓣瓣叶增厚。显微镜下可见心肌细胞肥大、心肌纤维增粗、形态特异、排列紊乱。

（二）护理评估

1. 健康史　评估家族中有无肥厚型心肌病患者，有无猝死的先例；有无诱发和加重心肌病的因素如情绪激动、高血压、高强度运动等。

2. 身体状况

（1）症状：部分患者无明显症状，因猝死、心力衰竭或于体检中被发现。主要症状为劳力性呼吸困难、胸痛、心悸、各种类型的心律失常，伴有流出道梗阻的患者，由于左心室舒张期充盈不足、心排血量降低,可出现黑矇,在起立或运动时可出现眩晕,甚至晕厥。严重室性心律失常、室壁过厚、左室流出道压力阶差增大是引起猝死的主要危险因素。

(2)体征:心脏轻度增大,梗阻型患者可在胸骨左缘第3~第4肋间闻及喷射性收缩期杂音,心尖区亦常可闻及吹风样收缩期杂音。凡能增加心肌收缩力、减少左心室容量的因素,如含服硝酸甘油片、应用强心药、Valsalva动作或取站立位等,均可使杂音增强;相反,凡减弱心肌收缩力或使左心室容量增加的因素,如应用β受体阻滞剂、取下蹲位或举腿,可使杂音减弱。

3.心理及社会资料　因病程长、症状重,反复出现心悸、气促、心绞痛甚至晕厥,导致患者紧张、焦虑和恐惧。

4.辅助检查

(1)X线检查:心影增大多不明显,如有心力衰竭,则心影明显增大。

(2)心电图:最常见的表现为左心室肥大,可有ST-T改变,深而不宽的病理性Q波。此外,出现各种心律失常,如室内传导阻滞、期前收缩等。

(3)超声心动图:为临床主要诊断手段。可显示室间隔的非对称性肥厚,舒张期室间隔厚度与左心室后壁厚度之比≥1.3,间隔运动低下。梗阻型患者可见室间隔流出道向左心室内部突出、二尖瓣前叶在收缩期前移、左心室顺应性降低导致舒张功能障碍等。彩色多普勒血流显像可测定左室流出道压力阶差,以判断是否伴有梗阻。

(4)心导管检查:左室舒张末期压上升。梗阻型在左心室腔与流出道之间存在收缩期压力阶差,心室造影显示左心室变形。

(5)心内膜心肌活检:心肌细胞畸形肥大,排列紊乱,有助于诊断。

(三)治疗要点

本病的治疗原则是减轻左室流出道梗阻,防止心动过速,维持正常窦性心律,抗室性心律失常。①避免诱因:避免情绪激动、剧烈运动、负重、突然起立或屏气等诱因,减少猝死的发生;避免使用增强心肌收缩力的药物(如洋地黄类)及减轻心脏负荷的药物(如硝酸酯类),以免加重左室流出道梗阻。②药物治疗:常用β受体阻滞剂及钙通道阻滞剂,以减慢心率,降低心肌收缩力,减轻流出道梗阻。常用药物有美托洛尔、维拉帕米、地尔硫䓬。③介入治疗:重症梗阻型患者可作无水乙醇室间隔消融术或安装DDD型起搏器。④手术治疗:切除最肥厚部分心肌是目前有效治疗的标准方案。任何治疗均无效时,可考虑心脏移植。

(四)护理诊断及合作性问题

1.活动无耐力　与心肌病变导致心肌收缩力减弱,心排血量减少有关。

2.气体交换受损　与心力衰竭有关。

3.疼痛　胸痛与肥厚心肌耗氧量增加、冠状动脉供血相对不足有关。

4.焦虑　与疾病呈慢性经过、治疗效果欠佳、病情日益加重有关。

5.潜在并发症　心力衰竭、心律失常、栓塞、晕厥、猝死。

(五)护理目标

(1)活动耐力增加。

(2)能维持理想的气体交换状态,呼吸困难缓解。

(3)胸痛减轻或消失。

(4)情绪稳定,焦虑减轻或消失。

(六)护理措施

1.一般护理

(1)休息与活动:急性期卧床休息,限制体力活动。心衰症状明显者,应绝对卧床休息,以减轻心脏负荷、改善心功能。急性期后,应在医护人员指导下逐渐增加活动量,活动中应观察患者有无出汗、头昏、软弱无力、血压心率有无异常改变等。肥厚型心肌病患者在活动后有晕厥和猝死的危险,应避免持重、屏气和剧烈运动如跑步、球类比赛等,一旦出现头晕、黑矇等先兆时应立即平卧,以免摔伤。

(2)饮食护理:给予低热量、低胆固醇、低脂肪、适量蛋白质、高维生素饮食,增加粗纤维素食物,保持大便通畅,少量多餐,避免饱餐及刺激性食物,戒烟酒。心衰时应给低盐饮食。

2.病情观察 密切观察心率、心律、呼吸和血压,必要时进行心电监护。注意心力衰竭、疼痛等病情的变化,及时发现心律失常,预防猝死发生。观察有无偏瘫、失语、血尿、胸痛、咯血等栓塞表现,以便及时报告医生处理。肥厚型心肌病应注意有无发生晕厥。

3.疼痛护理 嘱患者避免劳累、剧烈运动、突然屏气或站立、提取重物、情绪激动、饱餐、寒冷刺激等,以免诱发心绞痛;疼痛发作时,应立即停止活动,卧床休息,并给予氧气吸入,氧流量 2～4L/min;安慰患者,缓解紧张情绪;遵医嘱使用 β 受体阻滞剂或钙通道阻滞剂,注意药物的不良反应;梗阻型患者禁用硝酸酯类药物,以免加重病情。

4.用药护理 扩张型心肌病患者对洋地黄耐受性差,容易发生洋地黄中毒,使用时要密切观察有无中毒症状。严格控制输液量及速度,以免诱发急性肺水肿。应用 β 受体阻滞剂及钙通道阻滞剂时,注意有无心动过缓等不良反应。

5.心理护理 不良情绪使交感神经兴奋,心肌耗氧量增加,还可加重疾病发展。护理人员应多与患者交流,了解其心理特点,做好解释、安慰工作,解除其思想顾虑和紧张,促进身心休息,树立战胜疾病的信心。

6.健康指导

(1)指导患者合理安排休息与活动:症状明显者应卧床休息,症状轻者可参加轻体力工作,但应避免劳累。肥厚型心肌病患者应避免剧烈运动和强体力活动如跑步、球类比赛等,避免提取重物、突然起立或屏气、情绪激动、饱餐、寒冷刺激等,以免诱发晕厥和猝死。有晕厥病史者应避免独自外出活动,以免发生意外。

(2)指导患者进食高蛋白、高维生素、富含纤维素的清淡饮食,以促进心肌代谢,增强机体抵抗力。心力衰竭患者应低盐饮食。要注意多食用蔬菜、水果,保持大便通畅。

(3)保持室内空气流通,阳光充足,注意防寒保暖,尽量避免去人多的场所,预防呼吸道感染。

(4)坚持遵医嘱服药,向患者介绍药物的名称、剂量及用法,教会患者识别药物疗效和不良反应。嘱患者定期门诊随访,症状加重或病情有变化时立即就诊,以防止病情进展、恶化。

(七)护理评价

(1)乏力和活动后心悸、气促症状有无减轻或消失。

(2)是否能维持理想的气体交换状态,呼吸困难有无减轻或消失。

(3)胸痛发作的次数是否减少或消失,疼痛程度是否减轻。

(4)情绪是否稳定,焦虑有无减轻或消失。

第六章 消化内科疾病护理

第一节 消化系统常见症状和体征的护理

消化和吸收是人体获得能源赖以生存的重要功能。消化系统由食管、胃、肠、肝、胆、胰等器官组成,其生理功能是将人体所摄食物进行消化、吸收,变为体内物质,供全身组织利用。未被吸收和无营养价值的残渣构成粪便,被排出体外。

消化系统疾病病因复杂,可由感染、外伤、理化因素、大脑皮质功能失调、营养缺乏、代谢紊乱、吸收障碍、肿瘤、自体免疫、遗传和医源性因素等引起。消化系统中的一些疾病发病急、病情重、变化快,如不及时治疗、精心护理,常常危及患者生命;一些疾病需手术治疗,充分的术前准备及术后护理,是保证手术成功、促进患者早日康复的重要组成部分;一些疾病的发生与饮食关系密切,疾病本身也常引起消化吸收障碍、营养失调、水和电解质紊乱,因此饮食护理就显得十分重要;一些疾病的发生和症状的出现与精神因素有关,因此,心理护理也是本系统疾病患者护理的重点之一。

消化系统疾病的常见症状有:恶心与呕吐、呕血与黑便、腹痛、腹泻、便秘、黄疸等。

一、恶心与呕吐

恶心是一种欲吐的感觉,伴上腹特殊不适感,常为呕吐先兆,也可单独发生。呕吐是指胃内容物或部分肠内容物通过食管逆流入口腔的反射性动作。呕吐可排出进入胃内的有毒物质,对机体有益。但频繁呕吐又可引起脱水、电解质紊乱、代谢性碱中毒及营养障碍,对机体不利。

(一)护理评估

1.健康史 中枢性呕吐常见于颅内压增高,如脑炎、脑出血等。妊娠反应、尿毒症、低钾与低钠血症、代谢性酸中毒、洋地黄中毒、神经衰弱等也可引起中枢性呕吐。

周围性呕吐常见于:消化系统疾病,如胃炎、胃癌、幽门梗阻、腹腔脏器和腹膜的急性炎症、肠梗阻等;前庭神经功能障碍,如迷路炎、晕动病、梅尼埃(Meniere)病等。

2.身体状况 胃、肠源性呕吐常先恶心,后呕吐,吐后患者感到轻松。颅内高压引起的呕吐常无恶心先兆,且顽固,呈喷射性。食物中毒引起的呕吐常有进不洁食物史。进食 6~8h 后发生呕吐,吐出大量带有酸腐味的宿食,提示幽门梗阻。呕吐物带有粪臭味,提示低位肠梗阻。呕吐伴剧烈腹痛,可能为胆石症、胰腺炎、阑尾炎、肠梗阻等所致。伴腹泻者可能为急性胃肠炎。

呕吐频繁且量大者可引起脱水、电解质紊乱、代谢性碱中毒。长期呕吐伴厌食者可引起营养不良。

3.心理及社会资料 长期或剧烈呕吐,常使患者烦躁不安、焦虑/恐惧,而不良的心理反应又可使症状加重。

4.辅助检查 可做呕吐物毒物分析或细菌培养等检查,呕吐物量大者可做电解质和酸碱平衡相关检测。

（二）护理诊断及合作性问题

1.有体液不足的危险　与频繁呕吐导致失水有关。

2.营养失调（低于机体需要量）　与呕吐导致营养物质摄入不足、丢失过多有关。

3.活动无耐力　与呕吐导致水、电解质紊乱有关。

（三）护理目标

呕吐减轻至消失，体液处于平衡状态。呕吐消失，饮食恢复正常，体重和营养状态逐渐恢复正常。水、电解质处于平衡状态，活动耐力增加。

（四）护理措施

1.一般护理　患者呕吐时协助其坐起或侧卧，取容器接呕吐物。防止误吸。吐毕给患者漱口，清理被污染的衣物、被褥，并开窗通风，消除异味。

2.病情观察　定时测量生命体征，观察意识、皮肤黏膜湿度、皮肤弹性，记录呕吐次数，呕吐物的性质、量、颜色、气味，记录液体出入量。

3.对症护理　指导患者用深呼吸、转移注意力等方法，减少呕吐发生。疑有肠梗阻时，应禁食并进行胃肠减压。

4.用药护理　遵医嘱给予止吐药或针刺止吐。对呕吐频繁不能进食和水、电解质紊乱者，应通过静脉补充液体、电解质及营养物质。

5.心理护理　关心患者，了解其心理状态，给患者以解释和安慰，使患者保持稳定的情绪，有利于症状的缓解。

（五）护理评价

恶心、呕吐是否减轻或消失，是否有水、电解质紊乱；饮食是否恢复正常，营养状态是否恢复正常；活动耐力是否增加。

二、呕血与黑便

上消化道（指屈氏韧带以上的消化道，包括食管、胃、十二指肠、胰、胆道）出血经口腔呕出，称为呕血。黑便是指上消化道出血后，血红蛋白中的铁在肠道经硫化物作用形成黑色的硫化铁使大便呈黑色。

（一）护理评估

1.健康史　最常见的病因是消化性溃疡，其次是食管下段和胃底静脉曲张破裂、急性胃黏膜损害和胃癌。其他病因有食管炎、食管癌、胆道和胰腺的炎症、癌症等上消化道疾病，以及血液病、尿毒症、应激性溃疡等全身性疾病。

2.身体状况

（1）呕血与黑便是上消化道出血的直接表现：呕血必伴有黑便，黑便不一定有呕血。血液如在胃内停留时间较长，经胃酸作用形成正铁血红素，呈咖啡渣样；在肠道停留时间较长，则出现黑便，黑便呈柏油样，黏稠而发亮。大便隐血试验阳性提示消化道出血在 5mL 以上，出现黑便提示出血在 50mL 以上，呕血表明胃内潴血至少 250mL。

（2）呕血与咯血的鉴别：呕血与咯血的鉴别见表 6-1。

表 6-1 咯血与呕血的鉴别

项目	咯血	呕血
病因	肺结核、肺癌、支气管扩张、心脏病	消化性溃疡、肝硬化、急性胃黏膜损害、胃癌
出血先兆	喉部痒感、胸闷、咳嗽	上腹部不适、恶心、呕吐
出血方式	咯出	呕出，可呈喷射状
血中混有物	痰、泡沫	食物残渣、胃液
血色	鲜红	黯红色、棕褐色或咖啡色，偶有鲜红色
酸碱反应	碱性	酸性
黑便	若无血咽下，则无黑便	有，呕血停止后仍持续数日
痰的性状	常有血痰数日	无痰

（3）出血程度的估计：出血程度的估计见表6-2。

表 6-2 消化道出血程度的估计

分级	失血量	血压	脉搏	血红蛋白	临床表现
轻度	占全身总血量10%～15%，成人失血量<500mL	基本正常	正常	无变化	一般不引起全身症状或仅有头晕、乏力
中度	占全身总血量20%左右，成人失血量1000mL左右	收缩压下降	≈100 次/分	70～100g/L	眩晕、口渴、心悸、烦躁、尿少、肤色苍白
重度	占全身总血量30%以上，成人失血量>1500mL	收缩压在 80mmHg 以下	>120 次/分（细弱或摸不到）	<70g/L	神志恍惚、四肢厥冷、少尿或无尿

（4）判断出血是否停止：下列征象提示继续出血或再出血：①反复呕血及黑便次数增多，肠鸣音亢进。②经补液、输血而周围循环衰竭不能改善。③红细胞计数、血红蛋白量继续下降。④网织红细胞计数和血尿素氮持续升高。

3.心理及社会资料 评估患者对出血的认识，有无紧张、恐惧心理。患者及家属对治疗和护理有何要求。

4.辅助检查 尿液检查、血常规检查、血尿素氮检查。

（二）护理诊断及合作性问题

1.有体液不足的危险 与消化道大量出血有关。

2.恐惧 与担心出血危及生命及再出血有关。

3.潜在并发症 失血性休克。

（三）护理目标

出血停止，生命体征正常，尿量、意识状态恢复正常，皮肤和黏膜的颜色、温度和湿度恢复正常。恐惧感消失，情绪平稳。

（四）护理措施

1.一般护理 大量出血时，患者应绝对卧床休息，取去枕平卧位。呕血时，头偏向一侧，以防误吸。保持环境安静，避免刺激。

2.饮食护理 严重呕血或伴恶心、呕吐者应禁食，少量呕血者，特别是消化性溃疡患者可进温凉流质饮食，如牛奶、面汤，以中和胃酸。出血停止后可由流质、半流质饮食改为普通饮食。

3.病情观察 严密观察病情，如生命体征、出血是否停止，如有循环衰竭或再出血表现，应及时报告医生。

4. 止血护理　对大量出血患者,应迅速建立静脉通路,并立即配血,配合医生进行输血、输液、止血等各种抢救措施。胃溃疡出血可用冰盐水洗胃,胃内降温可使血管收缩,血流减少,减少胃的分泌和运动功能;急性胃黏膜损害及消化性溃疡引起的出血常用 H_2 受体拮抗剂或质子泵抑制剂止血;食管胃底静脉曲张破裂出血首选三腔二囊管压迫止血;胃内灌注去甲肾上腺素适用于胃、十二指肠出血;垂体后叶素适用于食管胃底静脉曲张破裂出血,对消化性溃疡、急性胃黏膜损害也有止血作用;急性胃出血者可进行内镜直视下止血。

5. 心理护理　做好心理护理,向患者说明消除紧张、恐惧心理有利于止血的道理。及时清除呕血后的血迹、污物,以减少不良刺激。

(五)护理评价

出血是否停止,生命体征是否正常,意识是否清醒,尿量是否正常,恐惧感是否消失,情绪是否恢复正常。

三、腹痛

腹痛是指腹部感觉神经纤维受到某些因素(如炎症、缺血、牵拉、腹膜刺激、肌肉痉挛等)刺激后产生的一种疼痛和不适感。按其发生的急缓可分为急性腹痛和慢性腹痛。

(一)护理评估

1. 健康史

(1)急性腹痛:常见于:①腹腔脏器的急性炎症,如胃炎、胆囊炎、阑尾炎、肠炎、胰腺炎等。②急性胃、肠穿孔引起的弥漫性腹膜炎。③空腔脏器梗阻或扩张,如胆道结石、胆道蛔虫、肠梗阻、泌尿系统结石等。④腹腔脏器破裂,如肝、脾破裂,异位妊娠输卵管破裂等。

(2)慢性腹痛:常见于:①腹腔脏器的慢性炎症及溃疡,如消化性溃疡、胃炎、肝炎等。②恶性肿瘤,如胃癌、肝癌、胰腺癌、结肠癌等。③肠道寄生虫病。④胃肠神经官能症。

(3)其他:过敏性紫癜、糖尿病酮症酸中毒、痛经等也能引起急、慢性腹痛。

2. 身体状况　隐痛、钝痛提示多为慢性病变;锐痛、绞痛多为急性病变;阵发性绞痛,常见于空腔脏器梗阻,如机械性肠梗阻、胆石症等;持续性疼痛常见于腹腔脏器炎症、出血,实质性脏器肿大等;胃、十二指肠引起的腹痛常为上腹部疼痛,伴厌食、恶心、呕吐、反酸;小肠病变呈脐周疼痛,伴有腹泻、腹胀;大肠病变所致的腹痛为腹部一侧或双侧疼痛;急性胰腺炎常出现腹部中上位置剧痛,并向腰背部呈带状放射;急性腹膜炎呈弥漫性全腹剧痛,伴腹肌紧张、压痛和反跳痛称为腹膜刺激征。妇产科腹痛以下腹和盆腔内疼痛为主,常伴白带增多、阴道流血或停经史。

3. 心理及社会资料　评估患者腹痛时有无紧张、焦虑、恐惧等心理反应。

4. 辅助检查　根据不同病种行相应的实验室检查,必要时做腹腔穿刺、X 线检查、消化道内镜检查等。

(二)护理诊断及合作性问题

1. 疼痛　腹痛与腹腔脏器炎症、肿瘤、平滑肌痉挛、缺血、溃疡及腹膜受刺激等有关。

2. 焦虑或恐惧　与突发剧痛、紧急手术及担心预后有关。

(三)护理目标

疼痛减轻或消失,焦虑或恐惧感消除,情绪平稳,能正确对待病情变化。

（四）护理措施

1.一般护理　根据疾病选择适宜体位,如急性腹膜炎可取仰卧位,两腿屈曲,以松弛腹壁,缓解疼痛;急性胰腺炎取坐位稍前倾,可使腹痛缓解。根据病情调整饮食。急腹症患者入院后应暂禁食。对于慢性疾病患者,应进营养丰富、易消化、富含维生素的饮食。

2.病情观察　严密观察患者腹痛的部位、性质及程度。如果疼痛性质突然发生改变,且经一般对症处理不能减轻,反而加剧,须警惕某些并发症的出现,如穿孔、弥漫性腹膜炎等。定时测量生命体征,注意有无休克表现,如出现血压下降、腹膜刺激征,提示病情加重,应及时报告医生。

3.对症护理　教会患者非药物缓解疼痛的方法,特别是慢性疼痛的患者,可采用疼痛局部热敷(急腹症除外)、针灸、气功疗法及转移注意力等有助于减轻疼痛。

4.用药护理　遵医嘱给予止痛药物。一切诊断不明或治疗方案未确定的急腹症患者应禁用吗啡、哌替啶等麻醉性镇痛药,以免掩盖病情。

5.心理护理　应安慰、关心患者,对患者进行心理疏导,消除患者的紧张、恐惧心理,使患者精神放松,情绪稳定,增强对疼痛的耐受性。

（五）护理评价

腹痛是否消失,恐惧及焦虑的情绪是否消失,情绪是否稳定。

四、腹泻和便秘

腹泻是指排便次数明显多于平时,且粪质稀薄或有黏液、脓血相夹杂的现象。按腹泻发生急缓和病程长短,分为急性腹泻和慢性腹泻两类。

便秘是指排便减少(一周内排便次数少于 2～3 次),排便困难,大便干结的现象。

（一）护理评估

1.健康史

(1)急性腹泻:病因以食物中毒、急性传染病最常见;其次是饮食不当、肠道变态反应性疾病、毒物中毒、药物中毒。

(2)慢性腹泻:常见于:①胃源性腹泻,如慢性萎缩性胃炎、胃切除术后等。②肠源性腹泻,如慢性肠道感染、肠结核、溃疡性结肠炎等。③胰源性腹泻,如慢性胰腺炎、胰腺癌等。④肝胆疾病,如慢性肝炎、肝硬化、阻塞性黄疸等。⑤甲状腺功能亢进症、尿毒症、胃肠神经官能症等。

(3)便秘的常见病因:进食过少或食物缺乏纤维素、水分,不足以促进肠道的正常蠕动;结肠平滑肌张力降低和蠕动减弱;各种原因引起的肠梗阻;排便反射减弱或消失,腹肌、膈肌及盆肌张力降低;结肠痉挛缺乏驱动性蠕动等。便秘常见于全身性疾病、身体虚弱、不良排便习惯、功能性便秘等情况,以及结肠、直肠、肛门疾病。

询问患者腹泻发生的急缓、原因和诱因、病程长短,排便次数,粪便的量、性状、气味,是否伴发热、腹痛、恶心、呕吐、里急后重,有无口渴、乏力等。

2.身体状况

(1)腹泻:急性腹泻起病急骤,排便次数可达每天 10 次以上,易引起水、电解质紊乱及酸碱平衡失调。慢性腹泻起病缓慢,反复发作,病程超过 2 个月,常导致营养缺乏、贫血、水肿。进食后不久即腹泻,可能为食物中毒、肠道变态反应引起。粪便中含黏液、脓血,可由炎症、癌症引起。腹泻伴腹痛,便后腹痛缓解,提示结肠病变。便后腹痛不能缓解,提示小肠病变。腹泻伴里急后重,提示直肠病变。

(2)便秘:自然排便次数减少,粪便干硬,量少,难以排出;因粪块长时间停留在肠道内,不能及时排出,可引起腹胀、腹痛;粪便在肠道细菌作用下产生大量有害毒素吸收入血,可引起头痛、头晕、食欲缺乏、乏力等。排便时,可有左腹部痉挛性疼痛及下坠感。粪便过于坚硬时,排便可引起肛门疼痛,甚至引起肛裂和痔疮出血,而由此惧怕排便更加重了便秘。

3. 心理及社会资料　询问患者长期腹泻有无焦虑反应,急性腹泻伴呕吐、腹痛时有无恐惧,便秘的患者有无害怕排便时疼痛,对治疗和护理有何要求。

4. 辅助检查　采集新鲜粪便做大便常规检查,必要时可做细菌学检查。血液检查有无电解质紊乱及酸碱平衡失调。必要时可做消化道内镜检查。

(二)护理诊断及合作性问题

1. 腹泻　与肠道疾病、饮食不当有关。

2. 有体液不足的危险　与严重腹泻导致失水有关。

3. 营养失调(低于机体需要量)　与长期腹泻、消化吸收障碍有关。

4. 便秘　与饮食中缺乏纤维素、液体量摄入不足、运动量少、情绪紧张等有关。

(三)护理目标

排便次数逐渐减少,粪质恢复正常;体液处于平衡状态;腹泻消失、消化吸收功能恢复正常、体重逐渐增加至标准体重;便秘消失。

(四)护理措施

1. 一般护理

(1)腹泻患者应进食营养丰富、少渣、低脂、易消化食物,避免生、冷、多纤维素食物及刺激性强的调味品,以免刺激肠蠕动而加重腹泻。急性腹泻患者应根据病情或医嘱禁食,或给予流质、半流质饮食或软食。全身症状明显者,应卧床休息。肠道传染病应严格进行消毒隔离。

(2)便秘患者应多饮开水,每天清晨可饮一杯温开水或盐水。多食含粗纤维丰富的食物,如芹菜、豆角、白菜等。另外水果或其他多渣食物如香蕉、西红柿、笋类、麦片等也利于通便。患者要养成定时排便的习惯,全身状况欠佳或腹肌衰弱的患者,应加强活动和体育锻炼。

2. 病情观察　加强病情观察,注意生命体征、神志、尿量变化,及早发现水、电解质紊乱和休克。正确采取粪便标本,及时送检。

3. 对症护理　腹泻患者可用热敷,以减弱肠蠕动,减少排便次数,缓解疼痛。排便频繁时,可能会使肛周皮肤受损。故排便后可用温水清洗肛周,保持其清洁干燥,亦可涂凡士林以保护肛周皮肤。便秘者可做腹部按摩:静卧或坐位,双手重叠,从右下腹开始向上、向左,再向下顺时针方向按摩,每次 10~20 回,每日 2~3 次。

4. 用药护理　腹泻患者遵医嘱给予药物或补液。一般可口服补液,严重腹泻伴呕吐或禁食者应静脉补液。注意补液速度,尤其是老年人,更应注意,因老年人易因腹泻发生脱水,也易因补液过快而发生心力衰竭。长期便秘患者使用泻剂的原则是,交替使用各种泻药,避免使用强烈的泻药,以免产生耐药性和降低结肠对刺激的应激性(应激性降低容易出现习惯性便秘)。

5. 心理护理　慢性腹泻治疗效果不明显时,患者往往对预后感到担忧,纤维结肠内镜等检查有一定痛苦,某些腹泻如肠易激综合征与精神因素有关,故应注重患者心理状况的评估和护理,通过解释、鼓励来提高患者对配合检查和治疗的认识,稳定患者情绪。

（五）护理评价

排便次数是否减少;有无脱水和电解质紊乱;消化功能是否恢复,营养状况是否好转;便秘是否消失。

五、黄疸

黄疸是由于血清中胆红素升高,并渗入皮肤、黏膜和巩膜将其染成黄色的现象。正常胆红素浓度相对稳定在 $1.7\sim17.1\mu mol/L$,胆红素浓度在 $34.2\mu mol/L$ 以下时,黄疸不易察觉,称为隐性黄疸;胆红素超过 $34.2\mu mol/L$ 时可以观察到巩膜、皮肤黏膜黄染,称显性黄疸。

（一）临床分类

临床上按发病机制将黄疸分为以下 3 类。

1.溶血性黄疸　见于先天性溶血性贫血,后天获得性溶血性贫血。后者如不同血型输血后出现的溶血等。

2.肝细胞性黄疸　见于病毒性肝炎、中毒性肝炎、肝硬化等肝细胞广泛损伤。

3.胆汁淤积性黄疸　肝内胆汁淤积性黄疸见于肝内泥沙样结石,毛细胆管性病毒性肝炎等;肝外胆汁淤积性黄疸多由胆总管结石、肿瘤及蛔虫等阻塞引起。

（二）护理评估

1.健康史　有无溶血性疾病、肝脏疾病、胆道疾病等病史;有无肝炎患者的密切接触史或近期内血液制品使用史;有无长期使用某些药物或长期接触某些化学毒物史;有无长期大量酗酒;有无营养失调;有无食用蚕豆史。

2.身体状况

（1）黄疸的特点:黄疸伴食欲缺乏、恶心、呕吐、肝区轻度胀痛,多见于急性病毒性肝炎;伴体重减轻、恶病质多见于癌症;伴右上腹阵发性绞痛多见于胆石症;伴寒战、发热、腰痛和血红蛋白尿(尿呈酱油色)应警惕急性溶血;胆汁淤积性黄疸可出现浓茶样尿、大便颜色变浅或呈白陶土样便、皮肤瘙痒、出血倾向等。黄疸最早出现的部位在巩膜。

（2）真性黄疸的判断:应与假性黄疸相鉴别。摄入过多的胡萝卜、南瓜、橘子等可使血中胡萝卜素增高而引起手掌、足底、前额等处黄染,一般无巩膜和口腔黏膜黄染。

3.心理及社会资料　皮肤瘙痒常使患者烦躁不安,影响休息和睡眠,而巩膜和皮肤明显黄染可使患者产生病情严重的预感及焦虑、恐惧等情绪反应。

4.辅助检查　血清胆红素及尿胆红素、尿胆原等检查,可对黄疸进行分类（表 6-3）。ALT、AST、碱性磷酸酶等测定,其他如超声、X 线检查等。

表 6-3　三种黄疸实验室检查

	血			尿	
	总胆红素	结合胆红素	未结合胆红素	尿胆原	尿胆红素
溶血性	增高	正常	明显增高	(++)	(—)
肝细胞性	增高	增高	增高	(+)	(+)
胆汁淤积性	增高	明显增高	正常	(—)	(++)

（三）护理诊断及合作性问题

有皮肤完整性受损的危险,与皮肤瘙痒有关。

（四）护理目标

黄疸减轻至消失，皮肤瘙痒减轻至消失，未发生皮肤破损。

（五）护理措施

1.一般护理　安静卧床，宜给予清淡、易消化、丰富维生素饮食；蛋白质供应视肝功能情况而定；禁忌烟酒。

2.病情观察　注意观察患者的尿色、粪色，注意观察皮肤、巩膜黄染的动态变化，观察伴随症状、诱因是否消除。注意观察尿量，以及时发现有无肾衰竭的表现。

3.对症护理　皮肤瘙痒者应注意清洁，睡前行温水浴，局部擦炉甘石洗剂等止痒剂，剪短指甲，以免抓破皮肤。

4.用药护理　遵医嘱用药，注意观察药物的不良反应。

5.心理护理　关心患者，耐心地给患者解释病情，使患者保持稳定的情绪。

（六）护理评价

黄疸是否减轻或消失，皮肤有无破损。

第二节　慢性胃炎的护理

慢性胃炎（chronic gastritis）是由多种原因引起的胃黏膜慢性炎症性病变，是一种常见病，其发病率在各种胃疾病中居首位，男性稍多于女性，任何年龄段均可发病，但随年龄增长发病率逐渐升高。病变基本局限于黏膜层，分布不均匀，以淋巴细胞和浆细胞浸润为主，间或有少量中性粒细胞和嗜酸性粒细胞。慢性胃炎分为浅表性、萎缩性和特殊类型 3 大类。慢性浅表性胃炎是指胃黏膜层以淋巴细胞和浆细胞为主的慢性炎症细胞浸润但不伴有胃黏膜萎缩性改变的慢性胃炎。慢性萎缩性胃炎是指胃黏膜已经发生了萎缩性改变的慢性胃炎，常伴有肠上皮化生，进一步发展可形成异型性增生，异型性增生是癌前病变。慢性萎缩性胃炎可再分为多灶萎缩性胃炎（B 型胃炎）和自身免疫性胃炎（A 型胃炎）。多灶萎缩性胃炎常见，其萎缩性改变在胃内呈多灶性分布，以胃窦为主，多由幽门螺杆菌感染引起；自身免疫性胃炎少见，其萎缩性改变主要位于胃体部，由自身免疫引起。特殊类型胃炎种类很多，由不同病因所致，临床上较为少见。

一、病因与发病机制

1.幽门螺杆菌感染　目前认为幽门螺杆菌感染是慢性胃炎最主要的病因。幽门螺杆菌具有鞭毛，可在胃内黏液层中自由活动，其所分泌的黏附素与胃黏膜上皮细胞紧密接触，直接侵袭胃黏膜。幽门螺杆菌能够分泌尿素酶，尿素酶分解尿素产生的 NH_3，一方面中和胃酸，另一方面损伤上皮细胞，其分泌的空泡毒素蛋白可使上皮细胞损伤，细胞毒素相关基因蛋白能产生强烈的炎症反应，幽门螺杆菌菌体胞壁可作为抗原引起免疫反应。

2.自身免疫　壁细胞损伤后能作为自身抗原刺激机体产生壁细胞抗体和内因子抗体，破坏壁细胞，使胃酸分泌减少乃至缺失，还可影响维生素 B_{12} 吸收，导致恶性贫血。

3.理化因素　长期饮浓茶、酒、咖啡，食用过热、过冷或过于粗糙的食物，可损伤胃黏膜；服用大量非甾体类抗炎药可破坏黏膜屏障。

4.其他因素　十二指肠液反流、胃黏膜的退行性变等也是慢性胃炎的病因。此外,心力衰竭、肝硬化门静脉高压、尿毒症以及营养不良等也使胃黏膜易于受损。

二、护理评估

（一）健康史

询问患者有无饮食无规律,是否经常食用刺激性食物、吸烟、酗酒,是否曾服用损伤胃黏膜的药物;有无口腔、咽喉部慢性炎症,有无慢性肝、胆及胰腺疾病,有无类风湿性关节炎,是否做过胃手术或胆囊切除术,有无急性胃炎等病史,首次发病的时间,本次发病的诱因等。

（二）身体状况

慢性胃炎病程迁延,常反复发作,缺乏特异性症状,主要表现为上腹部饱胀不适或无规律的上腹隐痛、嗳气、反酸、食欲缺乏等消化不良症状,少数患者有呕血与黑便。自身免疫性胃炎可出现明显厌食和体重减轻,可伴有恶性贫血。体征多不明显,可有上腹部轻压痛。

（三）心理及社会资料

了解患者的心理活动及对疾病的认识:是否因症状反复发作而产生紧张、焦虑、恐惧心理,是否因症状轻而忽视治疗。了解患者对治疗和护理的要求等。

（四）辅助检查

1.胃液分析　多灶性萎缩性胃炎胃酸正常或偏低,自身免疫性胃炎有胃酸缺乏。

2.血清学检查　部分慢性胃炎血清促胃液素水平明显升高,血清中可有壁细胞抗体和内因子抗体,维生素 B_{12} 水平明显降低。

3.胃镜及胃黏膜活组织检查　该项检查是诊断慢性胃炎最可靠的方法,通过胃镜在直视下观察黏膜的病损,可取活检进一步确定类型,并可检测幽门螺杆菌。

4.幽门螺杆菌检查　可通过培养、涂片、尿素酶测定等方法检测出幽门螺杆菌。

三、治疗要点

慢性胃炎的主要治疗原则是寻找和消除病因,缓解症状。若系药物引起者应立即停服药物并给予制酸剂或胃黏膜保护剂如硫糖铝等;若因胆汁反流所致,可使用考来烯胺或氢氧化铝凝胶;由幽门螺杆菌引起的胃炎,常用三联疗法根除幽门螺杆菌感染;自身免疫性胃炎无特异治疗方法,有恶性贫血时,可注射维生素 B_{12} 纠正;有进食后腹胀等症状时,可给予促胃肠动力药如多潘立酮、西沙必利等对症处理。

四、护理诊断及合作性问题

1.疼痛　腹痛与胃酸分泌增加、胃痉挛、胃黏膜炎症刺激等有关。

2.营养失调(低于机体需要量)　与食欲缺乏、吸收障碍有关。

3.焦虑　与病程迁延不愈、担心癌变有关。

五、护理目标

腹痛缓解或消失;进食量恢复正常,消化吸收功能良好,营养中等或良好;焦虑感消失,情绪平稳。

六、护理措施

（一）一般护理

1. 休息与活动　慢性胃炎的发作期或有上消化道出血者,应卧床休息。病情缓解后可恢复正常活动,但应避免过度劳累。

2. 饮食护理　少量出血患者可给予牛奶、米汤等饮食以中和胃酸,有利于黏膜的修复;剧烈呕吐、呕血者应禁食,可静脉补充营养。患者生活要有规律,注意劳逸结合,避免过度劳累。可进食营养丰富、易消化的食物,定时进餐,少量多餐,细嚼慢咽,避免食用生冷、过热、粗糙和辛辣的刺激性食物,戒烟限酒,少食油炸、油煎食物,养成良好的饮食习惯。胃酸缺乏者给予刺激胃酸分泌的食物,如肉汤、鸡汤等或适当食用酸性食物,如山楂、食醋等;胃酸高者应避免进食酸性、高脂肪食物。

（二）病情观察

严密观察疼痛的部位、性质、程度及其变化,观察呕吐物的量、色及性状,对急性腹痛患者还应观察有无生命体征的改变,对慢性腹痛患者应监测体重及大便隐血试验,如发现异常,应尽快报告医生。

（三）用药护理

硫糖铝在餐前 1h 与睡前服用效果最好。多潘立酮、西沙必利等促胃肠动力药应餐前服用,不宜与阿托品等解痉剂合用。制酸药宜餐后 0.5～2h 服用。同时要注意药物的不良反应,如上腹部不适、食欲减退、口干、心慌、头晕、大便变黑等。停药后上述症状可消失。

（四）对症护理

对于上腹部疼痛患者可遵医嘱给予局部热敷、针灸、按摩和止痛药物,同时护士应安慰、陪伴患者以使其精神放松,消除患者紧张、恐惧心理,保持情绪稳定,从而增强患者对疼痛的耐受性。

（五）心理护理

患者常因呕血、黑便或症状反复发作而产生紧张、焦虑、恐惧心理,护士应向患者说明呕血、黑便及病情反复发作的原因,给予解释和安慰,并告诉患者,通过有效的自我护理和保健,可减少复发。

（六）健康教育

（1）向患者和家属讲明病因,避免病因和诱因,并介绍出院后常用药物的名称、作用、用法和不良反应。

（2）向患者和家属强调饮食调理对预防慢性胃炎复发的重要性,教育患者养成良好的饮食习惯:细嚼慢咽,不食用过冷、过热、粗糙和刺激性食物。叮嘱家属为患者创造良好的进食环境。

（3）有烟酒嗜好者,护士应首先向患者讲明其危害,后与患者及家属共同制订戒烟、戒酒计划,并嘱家属监督该计划的实施。

（4）告知患者及家属急性胃炎应及时治疗,以免发展为慢性胃炎;慢性胃炎患者要坚持定期门诊复查,因极少数慢性多灶萎缩性胃炎经长期演变可发展为胃癌。

七、护理评价

腹痛是否减轻,食欲缺乏是否消失,营养状况是否改善,情绪是否平稳。

第三节 消化性溃疡的护理

消化性溃疡(peptic ulcer)是指发生于胃、十二指肠的慢性溃疡,因溃疡的形成与胃酸和胃蛋白酶的消化作用有关,故称消化性溃疡,其临床表现主要为慢性、周期性、节律性的上腹部疼痛。临床上十二指肠溃疡(duodenal ulcer,DU)较胃溃疡(gastric ulcer,GU)多见,两者之比为3∶1。本病可见于任何年龄,十二指肠溃疡多见于青壮年,胃溃疡多见于中老年,后者发病高峰较前者约晚10年。男性多于女性。秋冬和冬春之交为好发季节。

一、病因与发病机制

消化性溃疡的病因和发病机制尚未完全明了。目前认为,胃、十二指肠黏膜损害因素增强和(或)保护因素削弱是消化性溃疡发生的基本原理。黏膜的损害因素主要指胃酸、胃蛋白酶的消化作用,其他因素有幽门螺杆菌感染、药物(非甾体类抗炎药)、饮食失调(酒、浓茶、咖啡、刺激性食物等)、吸烟、精神紧张等。黏膜的保护因素,包括黏膜屏障、黏液-碳酸氢盐屏障、黏膜血流量、细胞更新、前列腺素和表皮生长因子等。

1.幽门螺杆菌感染 大量研究表明,幽门螺杆菌感染是消化性溃疡的主要病因。多数消化性溃疡黏膜可检出幽门螺杆菌,而杀灭幽门螺杆菌可促进溃疡愈合。一般认为,幽门螺杆菌可产生细胞毒素和尿素酶,尿素酶分解尿素产生氨,细胞毒素和氨均可破坏黏膜屏障,导致上皮细胞受损。

2.非甾体类抗炎药 该类药物有阿司匹林、吲哚美辛和布洛芬等,它们除具有直接损伤胃和十二指肠黏膜的作用外,主要通过抑制前列腺素合成,从而削弱后者对黏膜的保护作用。

3.胃酸和胃蛋白酶 消化性溃疡的最终原因是胃酸、胃蛋白酶对黏膜的自身消化作用。胃蛋白酶的活性与胃液 pH 有关,当胃液 pH>4 时便失去活性。因此胃酸的存在是溃疡发生的决定因素。而胃酸分泌过多在十二指肠溃疡的发病机制中起主要作用。

4.其他因素 应激和心理因素,如长期处于紧张环境中,工作负担太重,悲伤、沮丧、愤怒等可使胃酸和胃蛋白酶分泌增加;遗传因素,如消化性溃疡有家庭聚集现象,O 型血易得十二指肠溃疡;吸烟、饮食不节等因素也可诱发溃疡。

二、病理

十二指肠溃疡多发于十二指肠球部,胃溃疡多发于胃角和胃窦小弯。溃疡呈圆形或椭圆形,溃疡边缘光整、底部洁净,上面覆盖有灰白色渗出物,溃疡周围黏膜常有炎症水肿;溃疡浅者累及黏膜肌层,深者达肌层甚至浆膜层,溃破血管可引起出血,穿破浆膜层可引起穿孔;溃疡愈合常留有瘢痕,瘢痕收缩可使周围黏膜皱襞向瘢痕集中。

三、护理评估

(一)健康史

询问患者此次发病的时间,有无明确的诱因,如饮食不当、受凉、精神刺激等。患者生活习惯如何,有无饮食无规律、暴饮暴食、喜食辛辣等刺激性食物,有无吸烟、酗酒等不良嗜好,有无经常服用非甾体类抗炎药,有无糖皮质激素等药物使用史。家庭中有无类似患者。

(二)身体状况

1.临床表现

(1)上腹痛:上腹痛是消化性溃疡的主要症状,多为灼热痛,也可为钝痛、胀痛或剧痛。胃溃疡疼痛在中上腹或偏左,十二指肠溃疡疼痛在中上腹或偏右。上腹痛的特点如下:①慢性过程:本病病程可达几年、十几年或更长时间。②周期性发作:即发作与缓解相交替,发作时间长短不一,气候寒冷、饮食失调、精神刺激、过度疲劳等均可诱发。③节律性:胃溃疡疼痛多在餐后 0.5～1h 出现,至下一餐前消失,即进食→疼痛→缓解,称为餐后痛;十二指肠溃疡多在餐后 3～4h 出现,进餐后可缓解,即疼痛→进食→缓解,故又称为空腹痛;有些患者出现夜间痛,且常常痛醒;如出现并发症,疼痛的节律性可不典型,或节律性消失。

(2)其他症状:常有上腹胀满、胃灼热、嗳气、恶心、呕吐等。

(3)体征:发作期上腹正中偏右或偏左有轻度压痛,缓解期无明显体征。

2.并发症

(1)出血:出血是消化性溃疡最常见的并发症,主要表现为呕血与黑便。十二指肠溃疡比胃溃疡容易发生。大量出血常引起周围循环衰竭,甚至失血性休克。

(2)穿孔:穿孔是最严重的并发症,常因饮酒、劳累或服用非甾体类抗炎药诱发。急性穿孔时突发上腹剧烈疼痛,迅速蔓延至全腹,并伴恶心、呕吐,体格检查可发现腹肌紧张呈板状腹、腹部压痛及反跳痛等急性弥漫性腹膜炎的体征,肝浊音界消失,部分患者出现休克。如腹痛的节律性发生改变,出现持续性疼痛,程度也较前为重或向背部放射,可考虑为慢性穿孔。

(3)幽门梗阻:幽门梗阻主要由十二指肠溃疡或幽门管溃疡引起。溃疡活动期可因溃疡处充血、水肿、痉挛致暂时性梗阻,一旦炎症消退梗阻可解除。溃疡愈合瘢痕收缩可致持久性梗阻。由于胃排空延迟或胃潴留,出现上腹胀痛,餐后加重,大量呕吐有酸腐味的宿食。严重呕吐可导致失水、低氯低钾性碱中毒、营养不良。

(4)癌变:少数胃溃疡可发生癌变。长期胃溃疡病史,年龄在 45 岁以上,上腹痛失去规律性,症状顽固,体重明显减轻,大便隐血试验持续阳性,应怀疑是否癌变,需进一步检查。

(三)心理及社会资料

本病好发于青壮年,病程长,如不注意预防和坚持治疗,常反复发作,影响工作与生活。评估时应了解患者对本病的认识,有无焦虑、恐惧心理,患者是否有信心改变不良的饮食习惯,建立新的生活方式,家庭成员能否提供有规律的生活条件及满足患者对饮食的要求。

(四)辅助检查

1.胃液分析　胃溃疡患者胃酸分泌正常或低于正常,十二指肠溃疡患者胃酸分泌增加。

2.大便隐血试验　阳性提示溃疡有活动性。胃溃疡若持续阳性,则有癌变的可能。

3.X线钡餐检查　龛影是钡剂填充溃疡凹陷部分而显示的阴影,是溃疡的 X 线直接征象。

4.胃镜检查　此项检查对消化性溃疡有确诊价值,可直接观察溃疡的部位、大小、性质,并可取活组织做病理检查和行幽门螺杆菌检查。

5.幽门螺杆菌检查　可做^{13}C-尿素呼气试验,测量血中抗幽门螺杆菌抗体,或检测活检标本确定有无幽门螺杆菌感染。

四、治疗要点

消化性溃疡的治疗原则是消除病因、控制症状、促进愈合、预防复发和避免并发症。

1.药物治疗　消化性溃疡的药物治疗主要包括抑制胃酸分泌和保护胃黏膜两种。

(1)抑制胃酸的药物:①制酸剂:常用氢氧化铝-镁乳合剂15~30mL,饭后1h及睡前各服1次。②H_2受体拮抗剂:能阻止组胺与其H_2受体相结合,使壁细胞分泌胃酸减少;常用西咪替丁200mg,每日3次,饭后服用,睡前加服400mg;4~6周为1个疗程;其他药物还有雷尼替丁、法莫替丁。③质子泵抑制剂(PPI):抑制壁细胞胃酸分泌最后步骤中的关键酶H^+-K^+-ATP酶(质子泵),从而抑制胃酸分泌,是目前作用最强的抑酸剂;常用奥美拉唑20mg,每日1~2次,疗程一般为6~8周;其他药物还有兰索拉唑、泮托拉唑等。

(2)保护胃黏膜的药物:①硫糖铝1.0g,每日3~4次,饭前服,4~6周为1个疗程。②枸橼酸铋钾120mg,每日3~4次,餐前半小时服用,睡前加服1次,8周为1个疗程。

(3)根除幽门螺杆菌的药物:根除幽门螺杆菌不仅可促进溃疡愈合,而且可预防溃疡复发。现多采用一种胶体铋剂或一种质子泵抑制剂(PPI)加两种抗生素的三联治疗方案,一种PPI或一种铋剂加克拉霉素、阿莫西林、甲硝唑(或替硝唑)3种抗菌药物中的两种,组成三联疗法,疗程1~2周。

2.手术治疗　消化性溃疡并发急性穿孔、器质性幽门梗阻、癌变、经内科紧急处理无效的大出血和慢性穿孔,可行手术治疗。

五、护理诊断及合作性问题

1.疼痛　腹痛与胃和十二指肠黏膜受侵蚀、刺激有关。

2.营养失调(低于机体需要量)　与疼痛导致摄食减少及消化、吸收障碍有关。

3.焦虑　与病情反复发作有关。

4.知识缺乏　即缺乏有关本病的病因及预防知识。

5.潜在并发症　上消化道出血、穿孔、幽门梗阻、癌变等。

六、护理目标

疼痛缓解或消失;能按机体需要摄取营养物质;焦虑消除;对疾病有正确认识,能够正确进食和用药;无并发症出现,如出现能及早发现并配合处理。

七、护理措施

(一)一般护理

1.溃疡活动期应注意休息,睡眠要充足。

2.调理饮食

(1)饮食应富营养、易消化,以面食为主,并需适量蛋白质。因面食较软、含碱性物质且易于消化,并能中和胃酸,不习惯面食者可用米粥代替。两餐间可摄取适量牛奶。脂肪可引起胃排空减慢,胃窦部扩张而胃酸分泌增多,故应低脂饮食。

(2)少量多餐,定时进餐。进餐时应细嚼慢咽。少量是指每餐不宜过饱,以免胃窦部扩张而刺激胃酸分泌。多餐可使胃内经常保持适量食物以中和胃酸。定时进餐可使胃液分泌有规律。

(3)避免辛辣、过酸、粗糙、煎炸、过冷、过热的食物及酒类、咖啡、浓茶等刺激性饮料。消化道出血者可进流质饮食,以牛奶、豆浆、米汤为宜。

(二)病情观察

观察患者腹痛的部位、性质、规律、程度及生命体征的改变,重点观察有无上消化道出血、急性穿孔、幽门梗阻和癌变等并发症,一旦发现应及时通知医生。

(三)用药护理

遵医嘱给予药物,注意定时服药,坚持用药疗程,不可过早停药。注意观察药物不良反应。

1.制酸剂 服用片剂时宜嚼碎,乳剂宜摇匀。氢氧化铝凝胶可阻碍磷的吸收,老年人服用应警惕骨质疏松。

2.H_2受体拮抗剂 常见不良反应有乏力、头痛、嗜睡、腹泻、中性粒细胞减少、皮疹等。如静脉给药,应缓慢注射,以防发生心律失常。用药期间,注意检测肝、肾功能并做血常规检查。

3.奥美拉唑 不良反应少,主要是腹泻、头痛、恶心及皮疹等。

4.硫糖铝 不良反应少,可有口干、便秘、皮疹、头晕及嗜睡等。

5.枸橼酸铋钾 少数患者可有恶心、便秘及一过性转氨酶升高。服药期间大便可呈黑色,应向患者说明原因。

(四)疼痛护理

疼痛剧烈者应卧床休息。帮助患者去除诱发或加重疼痛的因素,了解上腹痛的规律及缓解因素,按其特点介绍缓解方法。如十二指肠溃疡呈空腹痛或夜间痛,可让患者准备制酸食物如饼干、蛋糕在疼痛时食用。可服用制酸剂预防疼痛发生,亦可用热敷或针灸止痛。

(五)并发症护理

1.上消化道出血 一旦发现上消化道出血,应立即通知医生,安置患者平卧位,迅速建立静脉通路,做好输液、输血准备工作。呕血后立即清除血迹和呕吐物,以免引起患者恐惧。严密观察病情变化,迅速执行医嘱。

2.急性穿孔 应立即卧床,禁食并胃肠减压,迅速建立静脉通路,输液,备血,做好术前准备。

3.幽门梗阻 轻者可进流质饮食,重者需禁食、胃肠减压、静脉补液,准确记录液体出入量并定期复查血电解质;对内科治疗无效者,做好手术准备。

4.癌变 应做好术前准备。

(六)心理护理

消化性溃疡的发生与心理因素关系密切,故心理护理十分重要。耐心讲解本病有关知识及治疗效果,告诉患者本病是可治愈的,增强患者对治疗的信心。教会患者放松的技巧,如转移注意力、听轻音乐等。保持乐观的情绪,以消除焦虑、减轻症状、预防复发。

(七)健康指导

(1)向患者及家属讲解有关消化性溃疡的知识以及复发与加重的诱因,以避免这些诱因。

（2）合理安排患者休息与工作，保证足够睡眠。生活要有规律，劳逸结合，避免过度劳累、紧张，精神放松，心态良好。

（3）合理饮食，戒烟、忌酒。

（4）慎用或不用致溃疡药物，如阿司匹林、泼尼松等。

（5）按医嘱服药，学会观察药物疗效及不良反应。不随便停药，以减少复发，坚持长期、全面治疗。

（6）定期复查。

八、护理评价

腹痛是否减轻或消失；营养状况是否改善，体重是否增加；焦虑是否消除；是否掌握服药的剂量、方法和时间，能否描述饮食计划及禁忌，能否了解复发的诱因和症状；是否出现并发症。

第四节　溃疡性结肠炎的护理

溃疡性结肠炎（ulcerative colitis，UC）是一种病因不明的慢性直肠和结肠非特异性炎症性疾病。病变主要限于大肠黏膜和黏膜下层，主要临床表现是腹泻、黏液脓血便和腹痛。病情轻重不等，病程漫长，常反复发作。本病好发于青壮年，男、女发病率无明显差别。

一、病因与发病机制

病因尚未完全明确，目前认为本病是由多因素共同作用所致，主要与环境、遗传、感染和免疫因素有关。患者直系亲属发病率明显高于普通人群，提示本病的发生与遗传有一定关系。发病机制多为在肠道菌从参与下，环境因素作用于遗传易感者，启动了肠道免疫和非免疫系统启动，最终导致免疫反应和炎症过程。此外，精神因素也与本病的发生有关。

本病的病理改变多在直肠、乙状结肠，从远端向近端发展，可扩展至降结肠、横结肠。早期常为黏膜弥漫性炎症，可有水肿、充血与灶性出血，黏膜可出现小溃疡和大片溃疡。病变一般限于黏膜和黏膜下层，少数重症者可累及肌层。结肠炎症在反复发作、不断破坏和修复的慢性过程中，丧失正常结构，大量新生肉芽组织增生，常出现炎性息肉，并且由于溃疡愈合形成瘢痕，黏膜肌层与肌层增厚，使结肠变形缩短，结肠袋消失，甚至出现肠腔狭窄。少数患者有结肠癌变。

二、护理评估

（一）健康史

评估患者有无溃疡性结肠炎家族史，有无感染、过度劳累、精神紧张、饮食失调等诱因。

（二）身体状况

起病多数缓慢，病程长，呈慢性经过，多表现为发作期与缓解期交替，少数症状持续并逐渐加重。

1.症状

（1）消化系统表现：腹泻，粪便呈黏液脓血便甚至血便，排便次数和便血的程度可反映病情轻重程度，轻者每日排便2～4次，便血轻或无；重者每日可达10次以上，大量脓血，甚至大量便血。病变累及直肠常伴里急后重感。轻、中度腹痛,多位于左下腹或下腹,有疼痛-便意-便后缓解的规律。如并发中毒性巨结肠导致肠穿孔或腹膜炎,可出现全腹持续性剧烈疼痛。还可有腹胀、食欲下降,恶心、呕吐等。

(2)全身表现:常见于中、重型患者。活动期常有低热或中等度热,急性暴发型或合并并发症时出现高热。重症患者可出现消瘦、贫血、衰弱、低蛋白血症、水与电解质平衡紊乱等表现。

(3)肠外表现:包括外周关节炎、口腔复发性溃疡、结节性红斑、坏疽性脓皮病、前葡萄膜炎等。

2.体征 患者呈慢性病容,精神差,消瘦、贫血貌。轻者可有左下腹轻度压痛;重者常有明显腹部压痛和鼓肠,如出现反跳痛、腹肌紧张、肠鸣音减弱等应注意中毒性巨结肠和肠穿孔等并发症。

3.并发症

(1)中毒性巨结肠:最严重的并发症,预后差,多发生于暴发型或重症患者。表现为病情急剧恶化,中毒症状明显,有脱水和电解质平衡紊乱,出现鼓肠、腹部压痛、肠鸣音消失。易并发急性肠穿孔。

(2)直肠结肠癌变:多见于广泛结肠炎症、年幼起病而病程较长者。

(3)其他:直肠、结肠大出血,肠穿孔,肠梗阻。

(三)心理及社会资料

本病病程漫长、反复发作,排便次数的增多给患者的日常生活带来不便,患者易产生自卑、焦虑甚至抑郁情绪。

(四)辅助检查

1.血液检查 红细胞、血红蛋白减少。活动期白细胞计数增高。血沉增快、C反应蛋白增高是活动期的标志;重症患者可有血清清蛋白下降及电解质紊乱。

2.粪便检查 肉眼观可见黏液脓血,镜下可见红细胞、白细胞或脓细胞,急性发作期可见巨噬细胞。

3.结肠镜检查 诊断本病最重要的手段之一,可直接观察病变肠黏膜,确定病变部位、范围及程度,还可取活组织检查以明确病变性质。内镜下可见病变黏膜充血、水肿,粗糙呈颗粒状,组织变脆易出血。黏膜上有多发性浅溃疡,表面附有脓性分泌物。晚期可见假性息肉形成。

4.X线钡剂灌肠检查 可见黏膜皱襞粗乱或有细颗粒改变;也可呈多发性浅龛影或小的充盈缺损;有时病变肠管缩短、肠腔变窄,结肠袋消失,肠壁变硬,可呈铅管状。重型或暴发型病例一般不做此检查,以免加重病情或诱发中毒性巨结肠。

三、治疗要点

本病治疗目的是控制急性发作,缓解病情,减少复发,防治并发症。治疗措施如下。

1.一般治疗 急性期卧床休息,减少精神负担,病情严重者禁食,并予完全胃肠外营养治疗,轻中度患者可进食流质或半流质饮食。

2.药物治疗 氨基水杨酸制剂适用于轻、中型患者或重型经糖皮质激素治疗已有缓解者,首选柳氮磺吡啶(SASP),对于SASP不能耐受者也可选用近年研制的新型5-氨基水杨酸,如美沙拉嗪、奥沙拉嗪、巴柳氮等;糖皮质激素适用于对氨基水杨酸制剂疗效不佳的轻、中型患者,特别适用于重型活动期及急性暴发型患者;对于糖皮质激素疗效不佳或产生激素依赖的慢性持续性病例可用免疫抑制剂,如硫唑嘌呤或巯嘌呤。

四、护理诊断及合作性问题

1. 腹泻　与炎症导致大肠黏膜对水钠吸收障碍,肠蠕动增加有关。
2. 疼痛(腹痛)　与肠道炎症、溃疡有关。
3. 营养失调(低于机体需要量)　与长期腹泻、肠道吸收功能障碍有关。
4. 潜在并发症　中毒性巨结肠、癌变、大出血、肠梗阻。

五、护理目标

(1)排便次数减少,粪便性状恢复正常。
(2)腹痛缓解或消失。
(3)营养状况明显改善,贫血减轻。

六、护理措施

(一)一般护理

1. 休息　休息可减少肠蠕动,减轻症状,患者应加强休息,避免劳累。病室环境安静、舒适,告知患者精神紧张可加重症状,帮助患者稳定情绪,多安慰患者,树立战胜疾病的信心。

2. 饮食　提供高热量、高蛋白、富含维生素、少纤维素、清淡、易消化的软食。避免食用生冷、辛辣等刺激性大的食物,忌食牛奶和乳制品。急性发作期期间可进食无渣流质或半流质饮食,病情严重者禁食,按医嘱给予静脉营养支持,以改善全身营养状况。

(二)病情观察

观察排便次数、粪便的量及性状。观察皮肤弹性,有无脱水、电解质紊乱。观察腹痛的部位、性质、程度和生命体征的变化,以便及时发现是否出现中毒性巨结肠、肠穿孔等并发症,一旦发现腹痛性质改变,应及时通知医生并积极配合抢救。观察患者进食情况,监测体重,定期复查血红蛋白、清蛋白等,了解患者的营养状况。

(三)用药护理

遵医嘱予 SASP、糖皮质激素、免疫抑制剂,注意药物的疗效和不良反应。服用 SASP 后可出现恶心、呕吐、食欲缺乏、皮疹、粒细胞减少及再生障碍性贫血等,嘱患者饭后服用,并定期复查血常规;使用糖皮质激素时,要注意药物的不良反应,不可随意减量或停药,防止出现反跳现象。

(四)心理护理

本病病程较长,反复发作,迁延不愈,患者容易焦虑烦躁,医护人员应耐心倾听患者诉说,帮助患者克服不良心理,积极配合治疗。

(五)健康指导

(1)合理安排休息与活动,劳逸结合。告知患者疾病的相关知识,鼓励患者保持良好的心态,积极配合治疗,树立战胜疾病的信心。

(2)合理饮食,保证营养需要,避免摄入刺激性、多纤维食物。

(3)教会患者和家属识别有关诱因,如饮食失调、过度劳累、精神紧张等,并尽量避免。

(4)指导患者坚持治疗,遵医嘱用药,不随意增减或更换药物,一旦出现不良反应,应及时就医。

七、护理评价

(1)腹泻次数是否减少,粪便是否成形,黏液脓血是否消失,里急后重感有无减轻。

(2)腹痛是否减轻或消失。

(3)能否正确选择食物,营养状况是否明显好转,体重有无增加,贫血是否恢复到正常水平。

参考文献

[1]赵爱平.手术室护理[M].北京:人民卫生出版社,2012.

[2]王欣然,杨莘,韩斌如.急危重症护理手册[M].北京:北京科学技术出版社,2012.

[3]邓秀珍.经椎间孔腰椎椎体间融合术治疗腰椎滑脱19例围术期护理[J].齐鲁护理杂志,2013(7):91-92.

[4]鄢淑清,毕红颖.内科护理[M].北京:人民卫生出版社,2013.

[5]徐茂凤.内科护理[M].北京:人民卫生出版社,2010.

[6]王立新,姜梅.实用产科护理及技术[M].北京:科学出版社,2008.

[7]郝云霞,朱俊,于丽天,等.心脏性猝死高危患者家庭成员心肺复苏培训方法的研究[J].护理研究,2013(7):659-661.

[8]章泾萍.临床护理技能标准操作规程[M].北京:军事医学科学出版社,2012.

[9]许蕊凤.实用骨科护理技术[M].北京:人民军医出版社,2009.

[10]刘桂华.胰腺癌17例围术期完全胃肠外营养护理[J].齐鲁护理杂志,2012(18):53-54.

[11]张波,桂莉.急危重症护理学[M].北京:人民卫生出版社,2012.

[12]耿爱芹.羊水栓塞5例急救护理[J].齐鲁护理杂志,2012(6):61-62.

[13]王晓军,许翠萍.临床急危重症护理[M].北京:中国医药科技出版社,2011.

[14]温贤秀.实用临床护理操作规范[M].成都:西南交通大学出版社,2012.

[15]付平,林国礼.新生儿及小儿护理技术改进[J].中国民族民间医药,2011(1):100.

[16]孙燕,易祖玲.骨科护理[M].北京:人民军医出版社,2010.

[17]吴荷玉,王萍.急性冠状动脉综合征早期冠状动脉血运重建术的手术配合[J].中华护理杂志,2011(12):1220-1221.

[18]李俊华,程忠义,郝金霞.外科护理[M].武汉:华中科技大学出版社,2013.

[19]王瑛,季艳玲,吴鹏.老年骨折患者危险因素分析与综合护理干预[J].齐鲁护理杂志,2013(16):49-50.

[20]袁丽,武仁华.内分泌科护理手册[M].北京:科学出版社,2011.

[21]赵东红,王健.羊水栓塞5例急救护理[J].中华护理杂志,2012(6):557-558.

[22]刘杰,吕云玲.内科护理[M].北京:人民卫生出版社,2010.

[23]岳晓红,闫翠云,张玢玢.妊娠期糖代谢异常筛查的临床研究[J].护理研究,2012(24):2271-2272.

[24]卢根娣,席淑华,叶志霞.急危重症护理学[M].上海:第二军医大学出版社,2013.

[25]王晓红,王国标,邱平.儿科护理[M].武汉:华中科技大学出版社,2013.

[26]王兴民.消化病诊疗护理手册[M].济南:山东大学出版社,2013.

[27]任辉,余珊.内科护理技术[M].北京:人民卫生出版社,2012.

[28]王丽娟,孙苗芳.非酒精性脂肪肝病运动疗法的研究进展[J].中华护理杂志,2014(5):588-592.

[29]石兰萍.临床内科护理基础与实践[M].北京:军事医学科学出版社,2013.

[30]王青尔,周婷婷,等.关键监测指标在腹膜透析患者容量管理中的应用效果[J].中华护理杂志,2014(06):661-666.

[31]邱丽清,蔡文智.内科护理学实验指导[M].北京:科学出版社,2013.

[32]李静.48例肝性脑病的护理体会[J].中国伤残医学,2013(04):314-315.

[33]黄行芝,刘庆,彭树兰.临床护理实用手册[M].北京:人民军医出版社,2011.

[34]李一杰,张孟,何敏.急救护理[M].武汉:华中科技大学出版社,2013.

[35]邓秀珍.经椎间孔腰椎椎体间融合术治疗腰椎滑脱19例围术期护理[J].齐鲁护理杂志,2013(7):91-92.